全国高职高专药学类专业规划教材

药物分析技术

（供药学类、中药学类专业使用）

主　编　金　虹　杨元娟

副主编　彭裕红　梁　可　彭　颐

编　者（以姓氏笔画为序）

王梦禅（重庆三峡医药高等专科学校）

左承学（四川绵阳食品药品检验所）

刘　洋（长春职业技术学院）

杨元娟（重庆医药高等专科学校）

陈素慧（福建省漳州卫生职业学院）

金　虹（四川中医药高等专科学校）

梁　可（惠州卫生职业技术学院）

彭　颐（湖北职业技术学院）

彭裕红（雅安职业技术学院）

董月辉（济南护理职业学院）

曾　雪（重庆医药高等专科学校）

中国医药科技出版社

内容提要

　　本书是全国高职高专药学类专业规划教材之一，药物分析技术是高职高专药学类专业的核心课程。根据教育部高等职业院校《专业设置标准》药学专业教学大纲，以《中国药典》为指南，按照药品分析检验岗位的知识、能力和素质要求设置教材基本理论、基本知识和基本技能的内容，突出教材"工学结合"的特点，本书内容主要包括药物分析基本程序及方法，药物杂质检查、典型药物的分析，药物制剂分析、体内药物分析及生物检定技术简介、药品常规检验实训及药品检验综合实训等。

　　本书供高职高专药学专业教学使用，也可作为制药技术、药品检测技术、药物制剂等相关专业使用。

图书在版编目（CIP）数据

药物分析技术/金虹，杨元娟主编 . —北京：中国医药科技出版社，2015.8
全国高职高专药学类专业规划教材
ISBN 978-7-5067-7515-1

Ⅰ. ①药… 　Ⅱ. ①金… ②杨… 　Ⅲ. ①药物分析-高等职业教育-教材 　Ⅳ. ①R917

中国版本图书馆 CIP 数据核字（2015）第 186158 号

美术编辑 　陈君杞
版式设计 　郭小平

出版 　中国医药科技出版社
地址 　北京市海淀区文慧园北路甲 22 号
邮编 　100082
电话 　发行：010-62227427　邮购：010-62236938
网址 　www.cmstp.com
规格 　787×1092mm $\frac{1}{16}$
印张 　20 ¾
字数 　429 千字
版次 　2015 年 8 月第 1 版
印次 　2017 年 7 月第 2 次印刷
印刷 　北京市密东印刷有限公司
经销 　全国各地新华书店
书号 　ISBN 978-7-5067-7515-1
定价 　**48.00 元**

全国高职高专药学类专业规划教材
建设指导委员会

张　虹（长春医学高等专科学校）

张琳琳（山东中医药高等专科学校）

张　瑜（山东医药技师学院）

李广元（山东中医药高等专科学校）

李本俊（辽宁卫生职业技术学院）

李　淼（漳州卫生职业学院）

杜金蕊（天津医学高等专科学校）

杨元娟（重庆医药高等专科学校）

杨文章（山东医药技师学院）

杨守娟（山东中医药高等专科学校）

杨丽珠（漳州卫生职业学院）

沈　力（重庆三峡医药高等专科学校）

沈小美（漳州卫生职业学院）

陈　文（惠州卫生职业学院）

陈兰云（廊坊卫生职业学院）

陈育青（漳州卫生职业学院）

陈美燕（漳州卫生职业学院）

庞　津（天津医学高等专科学校）

易东阳（重庆三峡医药高等专科学校）

林美珍（漳州卫生职业学院）

林莉莉（山东中医药高等专科学校）

郑开梅（天津医学高等专科学校）

金秀英（四川中医药高等专科学校）

金　艳（长春医学高等专科学校）

贺　伟（长春医学高等专科学校）

徐传庚（山东中医药高等专科学校）

高立霞（山东医药技师学院）

黄金敏（荆州职业技术学院）

靳丹虹（长春医学高等专科学校）

谭　宏（雅安职业技术学院）

魏启玉（四川中医药高等专科学校）

秘　书　长　匡罗均（中国医药科技出版社）

办　公　室　赵燕宜（中国医药科技出版社）

黄艳梅（中国医药科技出版社）

王宇润（中国医药科技出版社）

出版说明

全国高职高专药学类专业规划教材，是在深入贯彻《国务院关于加快发展现代职业教育的决定》及《现代职业教育体系建设规划（2014~2020年）》等文件精神的新形势下，在教育部、国家卫生和计划生育委员会、国家食品药品监督管理总局的领导和指导下，在全国食品药品职业教育教学指导委员会相关专家指导下，中国医药科技出版社在广泛调研和充分论证的基础上，于2014年底组织全国30余所高职高专院校300余名教学经验丰富的专家教师以及企业人员历时半年余不辞辛劳、精心编撰而成。

教材编写，坚持以药学类专业人才培养目标为依据，以岗位需求为导向，以技能培养为核心，以职业能力培养为根本，体现高职高专教育特色，力求满足专业岗位需要、教学需要和社会需要，着力提高药学类专业学生的实践操作能力。在坚持"三基、五性"原则基础上，强调教材的针对性、实用性、先进性和条理性。坚持理论知识"必需、够用"为度，强调基本技能的培养；体现教考结合，密切联系药学卫生专业技术资格考试（药士、药师、主管药师）和执业药师资格考试的要求；重视吸收行业发展的新知识、新技术、新方法，体现学科发展前沿，并适当拓展知识面，为学生后续发展奠定必要的基础。

本套教材的主要特色如下：

1. 理论适度，强化技能　教材体现高等教育的属性，使学生需要有一定的理论基础和可持续发展能力。教材内容做到理论知识"必需、够用"，强化技能培养。给学生学习和掌握技能奠定必要的、足够的理论基础，不过分强调理论知识的系统性和完整性。教材中融入足够的实训内容，将实验实训类内容与主干教材贯穿一起，体现"理实"一体。

2. 对接岗位，教考融合　本套教材体现专业培养目标，同时吸取高职教育改革成果，满足岗位需求，内容对接岗位，注重实践技能的培养。充分结合学生考取相关职业（药士、药师）资格证书和参加国家执业药师资格考试的需要，教材内容和实训项目的选取涵盖了相关的考试内容，满足考试的要求，做到教考、课证融合。

3. 工学结合，突出案例　每门教材尤其是专业技能课教材，在由教学一线经验丰富的老师组成编写团队的基础上，吸纳了部分具有丰富实践经验的企业人员参与编写，确保工作岗位上先进技术和实际案例操作内容写入教材，更加体现职业教育的职业性、实践性和开放性。本套教材通过从药品生产到药品流通、使用等各环节引入的实际案例，使其内容更加贴近岗位，让学生了解实际岗位的知识和技能需求，做到学以致用。

4. 优化模块，易教易学 教材编写模块生动、活泼，在保持教材主体框架的基础上，通过模块设计增加教材的信息量和可读性、趣味性。其中，既包含有利于教学的互动内容，也有便于学生了解相关知识背景和应用的知识链接。适当介绍新技术、新设备以及科技发展新趋势，为学生后续发展奠定必要的基础。将现代职业发展相关知识，作为知识拓展内容。

5. 多媒融合，增值服务 为适应当前教育信息化发展的需要，加快推进"互联网+医药教育"，提升教学效率，在出版纸质教材的同时，免费为师生搭建与纸质教材配套的"中国医药科技出版社在线学习平台"（含数字教材、教学课件、图片、视频、动画及练习题等），从而使教学资源更加丰富和多样化、立体化，更好地实现教学信息发布、师生答疑交流、学生在线测试、教学资源拓展等功能，促进学生自主学习。

本套规划教材（27 种）及公共课程规划教材（6 种），适合全国高职高专药学类、中药学类及其相关专业使用（公共课程教材适合高职高专医药类所有专业教学使用），也可供医药行业从业人员继续教育和培训使用。

编写出版本套高质量的全国高职高专药学类专业规划教材，得到了药学专家的精心指导，以及全国各有关院校领导和编者的大力支持，在此一并表示衷心感谢。希望本套教材的出版，将会受到全国高职高专院校药学类专业广大师生的欢迎，对促进我国高职高专药学类专业教育教学改革和药学类专业人才培养做出积极贡献。希望广大师生在教学中积极使用本套教材，并提出宝贵意见，以便修订完善，共同打造精品教材。

全国高职高专药学类专业规划教材建设指导委员会

中国医药科技出版社

2015 年 7 月

全国高职高专公共课程规划教材目录

（供医药类各专业使用）

序号	名　称	主　编	书　号
1	大学生心理健康教育*	郑开梅	978-7-5067-7531-1
2	应用文写作	金秀英	978-7-5067-7529-8
3	医药信息技术基础*	金　艳　庞　津	978-7-5067-7534-2
4	体育与健康	杜金蕊　尹　航	978-7-5067-7533-5
5	大学生就业指导	陈兰云　王　凯	978-7-5067-7530-4
6	公共关系基础	沈小美　谭　宏	978-7-5067-7532-8

"＊"表示该教材配套有"中国医药科技出版社在线学习平台"。

全国高职高专药学类专业规划教材目录

（供药学类、中药学类专业使用）

序号	名　称	主　编	书　号
1	无机化学	刘洪波	978-7-5067-7511-3
2	有机化学*	王志江　刘建升	978-7-5067-7520-5
3	分析化学	靳丹虹	978-7-5067-7505-2
4	生物化学	付达华　张淑芳	978-7-5067-7508-3
5	药理学	杨丽珠	978-7-5067-7512-0
6	药物制剂技术*	张炳盛　王　峰	978-7-5067-7517-5
7	药物分析技术	金　虹　杨元娟	978-7-5067-7515-1
8	药物化学	黄金敏　方应权	978-7-5067-7516-8
9	GMP实务*	马丽虹　许一平	978-7-5067-7503-8
10	人体解剖生理学	贺　伟　魏启玉	978-7-5067-7507-6
11	静脉用药集中调配实用技术	王秋香	978-7-5067-7509-0
12	中药储存与养护	陈　文　刘　岩	978-7-5067-7521-2
13	天然药物化学*	冯彬彬	978-7-5067-7510-6
14	中药炮制技术*	李松涛　陈美燕	978-7-5067-7525-0
15	中药制剂技术	张利华　易东阳	978-7-5067-7527-4
16	中医药学概论*	张　虹　李本俊	978-7-5067-7502-1
17	中医学基础*	白正勇	978-7-5067-7528-1
18	中药学*	李　森	978-7-5067-7526-7
19	中药鉴定技术	陈育青　李建民	978-7-5067-7524-3
20	药用植物学*	林美珍　张建海	978-7-5067-7518-2
21	中药调剂*	杨守娟	978-7-5067-7522-9
22	中药化学实用技术	高立霞	978-7-5067-7523-6
23	药事管理与法规*	张琳琳　沈　力	978-7-5067-7514-4
24	临床医学概要*	李广元	978-7-5067-7506-9
25	药品营销心理学	徐传庚　刘　婕	978-7-5067-7519-9
26	GSP实务*	张　瑜	978-7-5067-7504-5
27	药品市场营销学*	杨文章　林莉莉	978-7-5067-7513-7

"＊"表示该教材配套有"中国医药科技出版社在线学习平台"。

前言 preface

　　本书是全国高职高专药学类专业规划教材之一，《药物分析技术》是高职高专药学类专业的核心课程。编写根据高等职业院校专业设置标准制定药学专业《药物分析教学大纲》，以《中国药典》为指南，按照药品分析检验岗位的知识、能力和素质要求设置教材基本理论、基本知识和基本技能的内容框架，突出教材"工学结合"的特点，贴近医药行业药品质量管理的要求和岗位职责。主要内容包括药物分析基本程序及方法，药物杂质检查、典型药物的分析，药物制剂分析、体内药物分析及生物检定技术简介、药品常规检验实训及药品检验综合实训等。在实践教学内容中设置了校外实训，包括法定检验机构（食品）药品检验所、制药厂药品生产企业和医药公司药品经营企业，有利于学生对国家实施 GLP、GMP 和 GSP 规范化管理的具体了解，增强全面质量管理的感性认识。通过本课程的学习，使学生树立全面的药品质量观念，强化临床用药安全有效责任意识，掌握药物分析方法的基本原理和基本操作技能，具备按照药品质量标准进行临床常见药物的分析及规程化操作的技能。

　　本书由来自全国 9 所高等职业院校的一线教师及国家药品检验机构的行业专家共同编写，供高职高专药学专业教学使用，也可供制药技术、药品检测技术、药物制剂等相关专业使用。

　　在编写过程中全体编写人员齐心协力，友好合作，辛勤工作，同时也得到了参编院校的大力支持和指导，在此一并表示感谢。由于药物分析技术发展更新较快，编者水平和能力有限，书中难免存在不足之处，希望广大师生和读者批评指正。

编者

2015 年夏

目录 contents

第一章 绪 论

🔍 学习目标

知识目标

1. 掌握《中国药典》基本结构及主要内容。

2. 熟悉药品质量标准的主要内容；药品检验工作的基本要求和程序。

3. 了解药物分析的性质与任务；制订药品质量标准的目的与意义。

能力目标

1. 树立药品质量观念和药品质量标准的法规意识。

2. 具备使用《中国药典》和药品检验报告的规范书写。

药物分析是高等教育中药学、制药类专业的一门重要的专业核心课程，是在前期开设有机化学、药物化学、分析化学和药物制剂课程的教学基础上进行。本章通过重点介绍药物分析的性质和任务，药品质量标准及《中国药典》主要内容，药品检验工作的依据和程序，引导学生明确学习目标，为学好该门课程奠定基础。

第一节 药物分析的性质与任务

一、药物分析的性质

药品是指用于预防、治疗、诊断疾病，有目的地调节人的生理功能并规定有适应证、用法和用量的物质，包括中药、化学药及生物制品三大类，涉及化学原料药、抗生素、生化药品及其制剂、放射性药品、血清疫苗、血液制品、诊断药品、中药材和中成药等。

药物分析是一门是运用物理、化学、物理化学或生物学的方法和技术，研究与发展药品全面质量控制的方法学科，主要以化学和仪器分析方法解决药物研发、生产及临床使用中的质量问题，保证药品安全有效，是药学领域的重要组成部分。随着现代科学技术的发展，药物分析的研究范围已涉及药品检验、临床药学、中药与天然药物分析、药物制剂分析、体内药物代谢分析和毒物分析等学科领域。

二、药物分析的任务

1. 加强药品全面质量管理，保证用药安全、合理和有效性是药物分析的首要任务
药品是一种特殊商品，直接关系人体健康和生命安危，必须对药品生产、经营和使用的各环节实施全面质量控制。药物质量内涵包括真伪、纯度和品质优良度。

（1）制药企业在药物的生产过程中需要对原料、辅料、包装材料、中间体、副产物、成品药等进行分析检测以保证药品质量；医院制剂调剂的快速分析检验以保证其制剂的质量。

（2）药品经营企业对储存过程中的药品定期进行质量考察，采用合理的储存方式和管理方法，保证药品在储存和使用过程中的质量稳定。

（3）在药品临床使用过程中的质量检测，临床血药浓度监测以研究药物的作用特性和作用机制，减少药物毒性及不良反应，达到指导临床合理用药目的。

2. 新药研制开发和质量标准的研究制订

（1）以药物分析的方法和手段对新药的合成路线、制剂处方及工艺等进行优化，实现制备过程科学合理化；通过药物代谢动力学、药物制剂生物利用度、药理毒理试验研究，了解药物在体内的吸收、分布、代谢、排泄等一系列变化过程，发现药物先导化合物和活性代谢物，提供药物定向合成依据。

（2）根据药品质量标准关于药物来源、处方、生产工艺、储藏运输条件等的要求，针对药物的化学结构、理化性质和可能影响质量的因素，制订药品真伪鉴别、纯度检查和含量测定的方法。

3. 现代药物分析技术的发展 根据药物释药系统（drug delivery system，DDS）发展趋势和质量标准的不断提高，随着仪器分析和计算机先进技术的不断更新发展，使药物分析方法及手段朝着连续化、自动化、最优化和智能化方向发展，特别是对复杂药物组分的分析，采用更加准确、专属、灵敏、快速的多种分析方法联用，如气相-质谱联用、液相-质谱联用将分离、定性和定量分析结合，提高对未知物的分辨率，实现药品质量真伪优劣的内涵控制以及从静态常规检验到动态分析的研究。

知识链接

药品质量管理规范

国家食品药品监督管理总局（CFDA）是国务院药品监督管理部门，根据《中华人民共和国药品管理法》、《中华人民共和国药品管理法实施条例》，制定了一套涉及药品的研制、生产、经营、使用等方面的技术法规文件，起到从质量设计、过程控制和终端检验三个方面来实施药品的规范化管理的重要保障。

《药品非临床研究质量管理规范》（GLP）：是为申请药品注册而进行的非临床研究必须遵守的规范。

《药品临床试验质量管理规范》（GCP）：是进行各期临床试验、人体生物利用度或生物等效性试验必须遵守的规范。

《药品生产质量管理规范》（GMP）：是药品生产管理和质量控制的基本要求，是指导药品生产企业规范化生产和保证生产合格产品。

《药品经营质量管理规范》（GSP）：是药品经营质量管理的基本准则。

《中药材生产质量管理规范》（GAP）：是中药材生产和质量管理的基本准则。

第二节 药品质量标准

一、制订药品质量标准的目的与意义

《中华人民共和国药品管理法》规定："药品必须符合国家药品标准"，药品标准（药品质量标准）系指对药品质量、规格及检验方法所作出的技术规定，是检测判定药品质量是否达到用药安全有效，并衡量其质量稳定性的技术标准，主要包括：真伪鉴别、纯度检查和含量测定三方面内容。

《药品注册管理办法》指出"国家药品标准是指国家食品药品监督管理总局颁布的《中华人民共和国药典》、药品注册标准和其他标准，其内容包括质量标准、检验方法论以及生产工艺等技术要求"，因此药品质量标准具有法律效应，是药品生产、经营、使用、检验和监管部门共同遵循的法定依据，是对药品质量的根本保障。凡属药品标准收载的药品，其质量不符合标准规定的一律不得出厂、销售和使用，否则属于违法行为。

二、药品质量标准及主要内容

1. 国家药品标准 现行的《中华人民共和国药典》和《中华人民共和国食品药品监督管理总局药品标准》与其他法令具有同等约束力，称为国标。

《中华人民共和国药典》（Chinese Pharmacopoeia，缩写为 ChP），简称《中国药典》，由国家药典委员会组织编纂，经国务院批准后，国家食品药品监督管理总局颁布执行。1953 年发行了第一版《中国药典》，迄今为止已发行了九版，根据国家《标准化法》的规定，《中国药典》目前每 5 年修订一次，现行版为 2015 年版。药典收载的品种为疗效确切、应用广泛、批量生产、质量可靠并有科学的质量控制方法的药品。

《中华人民共和国食品药品监督管理总局药品标准》，简称局颁标准，也是由国家药典委员会编纂，国家食品药品监督管理总局颁布执行。局颁标准一般作为疗效较好、在国内广泛应用、准备过渡到药典标准的品种质量控制标准。也有虽不具备收载到药典标准，但因国内有多个厂家生产的品种，为了统一质量标准而收入局标准；此外，局颁标准中还有少数上一版药典收载而新版药典未收载的品种。

2. 其他药品标准 临床研究用药品质量标准，是针对研制的新药在进行临床试验或使用之前，为了保证临床用药的安全性和使临床试验结论的可靠性，得到国家食品药品监督管理总局批准的一个临时性的质量标准。国家食品药品监督管理总局需要新药研制单位根据药品临床前的研究结果制订一个临时性的质量标准，临床研究用药品质量标准仅在临床试验期间有效，并且仅供研制单位与临床试验单位使用。

暂行或试行药品标准，暂行药品标准指新药经临床试验或使用后，报试生产时所制订的药品质量标准；暂行药品标准执行两年后，如果药品质量稳定，则药品可转为正式生产，即为试行药品质量标准。如试行药品标准执行两年后，药品质量稳定可靠，则经国家食品药品监督管理总局批准可成为局颁标准。

3. 企业标准 企业标准是由药品生产企业研究制订并用于其药品质量控制的标准，

又称为或内部标准，属于非法定标准。企业标准使用范围仅限于本企业的药品生产质量管理，为保障其产品的安全性、有效性和质量可控，企业标准通常高于法定标准的要求。因此企业标准在企业竞争创优、提高产品竞争力，特别是品种保护和严防假冒等方面均起到了重要的作用。国内外很多医药企业在药品生产和管理中均有企业药品标准，而对外通常是严格保密的。

三、《中国药典》概述

（一）历史沿革

新中国成立以来《中国药典》已发行的版本分别为：1953 年版、1963 年版、1977 年版、1985 年版、1990 年版、1995 年版、2000 年版、2005 年版、2010 年版和2015 年版。其中 1953 年版仅为一册，收载各类药品共 531 种；1963—2000 年版分为一部、二部两册，其中一部收载中药材及饮片、制剂、天然产物提取物和植物油脂，二部收载化学药品、抗生素、生化药品、放射性药品、药用辅料和血清疫苗；2005 年版开始分为三部，一部收载中药材及饮片、植物油脂和提取物、成方制剂和单味制剂等；二部收载化学药品、抗生素、生化药品、放射性药品及药用辅料；三部收载生物制品。

《中国药典》2015 年版由一部、二部、三部和四部构成，收载品种总计 5608 种，其中新增 1082 种。为解决长期以来各部药典检测方法重复收录，方法间不协调、不统一、不规范的问题，本版药典对各部药典共性附录进行整合，将原附录更名为通则，包括制剂通则、检定方法、标准物质、试剂试药和指导原则。重新建立规范的编码体系，并首次将通则、药用辅料单独作为《中国药典》四部。

知识链接

生物制品

生物制品包括疫苗、抗毒素及抗血清、血液制品、生物技术制品、微生态活菌制品和体内诊断制品。

（二）《中国药典》的基本结构和主要内容

《中国药典》（2015 年版）由一部、二部、三部、四部组成，前三部内容包括凡例、正文、索引三部分。第四部包括通则（各部药典共性附录进行整合，将原附录更名为通则）与药用辅料。

1. 凡例　凡例是对药典总的说明，对正文品种、通则及质量检定有关的共性问题作出的统一规定，是解释和正确使用《中国药典》进行药品质量检定的基本原则，具有法定的约束力。

《中国药典》将凡例中有关药品质量检定的项目规定进行归类，其内容包括：名称与编排，项目与要求，标准品与对照品，检验方法和限度，计量，精确度，试药、试液、指示剂，动物试验，说明书、包装与标签等。各部药典所规定的项目类别和条目数有一定的差异，只有逐条阅读理解准确，才能正确使用。

（1）关于标准品、对照品　指用于鉴别、检查、含量测定的标准物质。药典使用的标准品与对照品应由国家食品药品监督管理部门指定的单位制备、标定和供应，并附有使用说明、质量要求、使用期效和装量等标识。"标准品"是指用于生物检定、抗生素或生化药品中含量或效价测定的标准物质，以国际标准品进行标定，按效价单位（或 μg）计；"对照品"除另有规定外，均为按干燥品（或无水物）进行计算后使用的标准物质。

（2）关于试药　指符合国家标准或国家相关规定标准的不同等级的化学试剂。如化学纯（CP）、分析纯（AR）、色谱纯。

（3）关于药品的溶解度"溶解"指当 1g 或 1ml 溶质能在溶剂 10~30ml 中溶解；"易溶"指当 1g 或 1ml 溶质能在 1~10ml 溶剂中溶解时；"微溶"指当 1g 或 1ml 溶质在 100~1000ml 溶剂中溶解时。

（4）关于实验温度"水浴温度"除另有规定外，均指 98~100℃；"室温"是指 10~30℃；"冷水"是指 2~10℃。

（5）关于取样量　试验中的供试品与试液等"称重"或"量取"的量，均以阿拉伯数字表示，其精确度可根据数值的有效数字来确定。"称定"是指称取重量应准确至所取重量的百分之一；"精密称定"是指称取重量应准确至所取重量的千分之一；"精密量取"是指量取体积的准确度应符合国家标准中对该体积移液管的精确度要求。取用量为"约"若干时，系指取用量不得超过规定量的±10%。如称取"0.1g"，系指称取重量可为 0.06~0.14g；称取"2g"，系指称取重量可为 1.5~2.5g；称取"2.0g"，系指称取重量可为 1.95~2.05g；称取"2.00g"，系指称取重量可为 1.995~2.005g。

（6）关于试液的浓度"滴定液"（mol/L）　要求精密标定的滴定液浓度用"XXX滴定液（YYY mol/L）"表示，其他用不需精密标定其浓度用"YYY mol/L XXX 溶液"表示，以示区别；"（1→10）"的是指固体溶质 1.0g 或液体溶质 1.0ml 加溶剂使成 10ml 的溶液；"溶液的滴"是指 20℃时，1.0ml 的水相当于 20 滴。

（7）关于乙醇浓度　未指明浓度时，均系指 95%（ml/ml）的乙醇。

（8）关于溶液、混合物液　未指明用何种溶剂时，均指水溶液；两种或两种以上液体的混合液，名称间用半字线"-"隔开，后面括号内的"："符号，系指各液体混合时的体积（重量）比例。

（9）关于空白试验　系指在不加供试品或以等量溶剂替代供试液的情况下，按同法操作所得的结果；含量测定中的"并将滴定的结果用空白试验校正"，系指按供试品所耗滴定液的量（ml）与空白试验中所耗滴定液量（ml）之差进行计算。

（10）关于制剂规格　系指每 1 支（片）或其他每一个单位制剂中含有主药的重量（或效价）、含量（%）或装量。如注射液标识为"1ml：10mg"，系指 1ml 中含有主药 10mg。

试验用水，除另有规定外，均系指纯化水；酸碱度检查所用的水，均系指新沸并放冷至室温的水；酸碱性试验时，如未指明用何种指示剂，均系指石蕊试纸。

2. 正文　正文是药典的主要内容，记载药品或制剂的质量标准。根据品种和剂型的不同，化学药品的正文内容主要包括品名（中文名、汉语拼音名与英文名）、有机药物的结构式、分子式与分子量、来源或有机药物的化学名称、含量或效价规定、处方、制法、性状、鉴别、检查、含量或效价测定、类别、规格、储藏及制剂、杂质信息等；

中药品种还包括炮制、性味与归经、功能与主治等项；生物制品还包括制造、检定、使用说明等项。

3. 索引（Index） 《中国药典》（2015 年版）一部采用中文索引、汉语拼音索引、拉丁名索引和拉丁学名索引，二部和三部采用中文索引（按汉语拼音顺序排列）和英文索引（按英文名称首字母顺序排列），可根据需要快速查阅有关药物品种的质量标准。

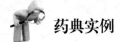 **药典实例**

氟康唑

Fukangzuo

Fluconazole

本品为 α-（2，4-二氟苯基）-α-（1H-1，2，4-三唑-1-基甲基）-1H-1，2，4-三唑-1-基乙醇。按干燥品计算，含 $C_{13}H_{12}F_2N_6O$ 不得少于 98.5%。

【性状】 本品为白色或类白色结晶或结晶性粉末；无臭或微带特异臭，味苦。

本品在甲醇中易溶，在乙醇中溶解，在二氯甲烷、水或醋酸中微溶，在乙醚中不溶。

熔点 本品的熔点（通则 0612）为 137~141℃。

【鉴别】（1）取本品，加乙醇溶解并稀释制成每 1ml 中约含 0.2mg 的溶液，照紫外-可见分光光度法（通则 0401）测定，在 261nm 与 267nm 的波长处有最大吸收，在 264nm 的波长处有最小吸收。

（2）本品的红外光吸收图谱应与对照品的图谱（《药品红外光谱集》893 图）一致。

（3）本品显有机氟化物的鉴别反应（通则 0301）。

【检查】 溶液的澄清度取本品 20mg，加水 10ml 使溶解，溶液应澄清；如显浑浊，与 1 号浊度标准液（通则 0902）比较，不得更浓（供注射用）。

氟 取本品约 15mg，精密称定，照氟检查法（通则 0805）测定，含氟量应为 11.1%~12.4%。

有关物质 取本品，加流动相溶解并稀释制成每 1ml 中约含 1mg 的溶液，作为供试品溶液；精密量取 1ml，置 100ml 量瓶中，加流动相稀释至刻度，摇匀，作为对照溶液。照高效液相色谱法（通则 0512）试验，用十八烷基硅烷键合硅胶为填充剂，以甲醇-磷酸盐缓冲液（pH 7.0）（45:55）为流动相，检测波长为 260nm，理论板数按氟康唑峰计算不低于 2000。取对照溶液 10μl 注入液相色谱仪，调节检测灵敏度，使主成分色谱峰的峰高约为满量程的 20%。精密量取供试品溶液与对照溶液各 20μl，分别注入液相色谱仪，记录色谱图至主成分峰保留时间的 2 倍。供试品溶液的色谱图中如有杂质峰，各杂质峰面积的和不得大于对照溶液主峰面积（1.0%）。

氯化合物 取本品约 20mg，精密称定，照氧瓶燃烧法（通则 0612）进行有机破坏，以 0.4% 氢氧化钠溶液 20ml 为吸收液，待吸收完全后，强力振摇 5min，加稀硝酸 10ml，移至 50ml 纳氏比色管中，照氯化物检查法（通则 0701）检查，与对照溶液（与供试品同法操作，但燃烧时滤纸中不含供试品，并加标准氯化钠溶液 6.0ml）比较，不得更浓（0.3%）。

干燥失重　取本品，在 105℃ 干燥至恒重，减失重量不得过 0.5%（通则 0831）。

炽灼残渣取本品 1.0g，依法检查（通则 0841），遗留残渣不得过 0.1%。

重金属　取炽灼残渣项下遗留的残渣，依法检查（通则 0821 第二法），含重金属不得过百万分之二十。

【含量测定】取本品约 0.1g，精密称定，加冰醋酸 50ml 溶解后，照电位滴定法（通则 0701），用高氯酸滴定液（0.1mol/L）滴定，并将滴定的结果用空白试验校正。每 1ml 高氯酸滴定液（0.1mol/L）相当于 15.31mg 的 $C_{13}H_{12}F_2N_6O$。

【类别】抗真菌药。

【储藏】密封，在干燥处保存。

【制剂】①氟康唑片；②氟康唑胶囊；③氟康唑氯化钠注射液。

知识拓展

国外药典简介

《美国药典》（The Pharmacopoeia of United States of America，USP）与美国国家处方集（NF）合并出版，2011 年版本为 USP34-NF29，共包括 4500 多个药品标准和 230 多个附录章，药用辅料标准收载于 NF 中。配套资料有《美国采用药名》（USN）、《美国药典药品信息》（USPDI）、《药典论坛》（PF）和《药品信息评论》（DI Review）

《英国药典》（British Pharmacopoeia，BP）现行版本为 2011 年版，分为 6 部分，共收载 3000 多个药品标准。配套资料有《马丁代尔药典》（Martindale the Extra Pharmacopoeia）、《英国国家处方集》（BNF）、《药物分离与鉴定》（IID）及《英国草药药典》（BHP）。

《日本药局方》（日本药典，JP）由一部和二部组成共 1 册，有日、英两种文本，索引有日文、英文、拉丁名（生药）三种，现行版本为 16 改正版（JP15）。

《欧洲药典》（缩写为 Ph. Eur 或 EP）由欧洲药品质量委员会编制出版，为欧盟 27 个成员国使用，有英、法两种文本，现行版为《欧洲药典》第Ⅵ版。

《国际药典》（缩写为 Ph. Int）世界卫生组织（WHO）编订，为 WHO 成员国中发展中国家使用。现行版本为第 4 版。

第三节　药品检验工作的基本程序

一、药品检验工作的基本要求

1. 药品检验机构　《中华人民共和国药品管理法》规定：药品监督管理部门设置或者确定的药品检验机构，承担依法实施药品审批和药品质量监督检查所需的药品检验工作。

各级食品药品检验所是国家药品监督管理体系的重要组成部分，是国家对药品质量实施技术监控的法定机构。国家药品检验机构设置分为四级：中国食品药品检定研究院（原"中国药品生物制品检定所"，简称中检所）；省、自治区、直辖市药品检验所；市（地）、自治州、盟药品检验所；县、市、旗药品检验所。中国食品药品检定研究院是全国药品检验的最高技术仲裁机构，负责全国药品检验所业务技术指导，其他各级药品检验所接受上一级药品检验所业务技术指导。

2. 药品检验工作　药品检验就是按照药品质量标准对药品质量做出科学、准确和公正的评判结论，维护消费者、企业和国家的利益，确保用药安全有效。因此，依法执法是药品检验工作最基本的要求，对药品检验工作人员而言，依据药品质量标准进行检验并做出客观公正的判定是必须具备的职业道德规范；药品检验员还应具备高度的责任感和严谨的科学态度，履行岗位职责，遵守检验操作规程，保证检验数据的真实、可信和准确；不断更新提高业务知识水平，与时俱进，适应药品检验工作的新要求。

各省、市、自治区、直辖市食品药品检验所分别承担本辖区的食品药品检验工作。其他设立的药品生产企业的质管部、经营企业的检验室以及医院药学部的药剂科室负责承担本单位药品质量检测工作。

二、药品检验工作的程序

（一）药品检验工作的依据

国内生产上市的药品一律以现行版国家药品标准为依据进行检验。药品生产企业的药品往往以高于国家标准的自订内控质量标准为依据进行检验；医疗单位的自制制剂按药品监督管理部门批准的质量标准进行检验；进出口药品由口岸药检所按有关质量标准或合同规定进行检验。

（二）药品检验工作的程序

药品检验是药品质量控制的重要环节，其程序一般分为取样、检验（性状、鉴别、检查、含量测定）、填写检验记录及检验结果、结果判定及复检、检验报告。

1. 取样　取样是药品检验工作的第一步，是从一批产品中抽取一定数量具有代表性的样品。因此取样应具有科学性、真实性和代表性，才能保证样品分析结果才有意义。取样的原则是均匀、合理，按照《中国药品检验标准操作规程》中有关规定。

如：固体原料药须采用取样探子，在每个包装容器的不同部位分别取样后混合；取样时对取样的件数要求：批总件数（桶、袋、箱）为 n，$n \leqslant 3$ 时，逐件取样，$3 < n \leqslant 300$，按 $\sqrt{n+1}$ 取样件数随机取样，$n > 300$，按 $\sqrt{n/2+1}$ 取样件数随机取样；取样时为使样品具有代表性，应该全批取样、分部位取样，一般取样量至少为一次全检量的 3 倍；取样时应先检查品名、批号、数量及包装情况等，确认无误后方可取样，并填写取样记录（包括品名、规格、批号、数量、来源、编号、取样日期），必要的取样说明和取样人签名等。

2. 检验　检验是药品检验工作的最主要的环节，就是按照药品质量标准进行质量分析，判断药品假冒伪劣的全过程。

（1）性状　性状不仅对药品具有鉴别意义，也是评价药品纯度主要指标之一。根据药品质量标准中有关规定，观察记录供试品的外观、颜色、臭、味、溶解度以及有关物理常数（如熔点、沸点、相对密度、比旋度、折光率、吸收系数等）。

（2）鉴别　是利用药物的化学结构、理化性质以及化学结构差异所表现出的化学行为、光谱和色谱特征，判断药品真伪的重要环节。根据药品质量标准中有关规定逐项进行检验，再结合性状项的结果可对药品的真伪做出结论。只有在鉴别符合规定的情况下，才进行后续杂质检查和含量测定等分析。

（3）检查　包括有效性、安全性、均一性和纯度要求（杂质检查）四个方面，其中杂质检查是通过杂质限量反映药物的纯度，也称纯度检查。

（4）含量测定　是判断药品内在质量的重要指标。供试品经性状观测、鉴别、检查均符合规定后，再按照质量标准中有关项下规定的方法进行，通常采用化学分析法和仪器分析法测定药物主要有效成分的含量。

3. 检验记录及检验结果　检验记录和检验结果都是出具检验报告的原始依据，必须做到真实、清晰和完整。在进行供试品检验时，要及时认真做好检验原始记录。检验原始整洁，有依据、有结论。

（1）检验记录　检验过程中所有实验相关的原始记录。要求记录必须用蓝黑墨水或碳素笔书写，按页编号，做到及时记录、数据资料完整、无漏项、无缺页，书写正确、字迹清晰、无涂改。记录内容及要求：①供试品名称、批号、规格、数量、来源、外观、包装、编号等；②取样日期、检验日期、室温、仪器型号等；③检验依据、项目、操作步骤、检测数据；④记录内容涂改，只可划线，重写后要签名，涂改以划单（双）斜线，在右上角改写正确内容，并签全名。检验记录应保存至药品有效期满后1年，无有效期的应保存3年。检验记录保存期满1个月，应按规定妥善处理。

（2）检验结果　根据检验记录的现象、图谱、曲线和数据等进行分析、计算和统计，出现限度边缘值及不合格指标的情况应进行复验后，再对照检验标准判断结果并做出结论。

4. 结果判定及复检

（1）检验人员的检验结果在进行检验结果判定时，还要经他人对检验记录与结果是否一致进行复核，包括平行试验结果的允许误差范围、复验情况、检验项目、异常数据、结果判断等内容。

（2）对抽样的药品质量做出结果判定，按照规定逐项填写检验报告书并经检验室主任或其指定委托人员审核签字。

5. 检验报告　每1份药品检验报告书只针对一个批号的样品，检验报告书必须格式及用语规范、数据完整、字迹清晰、文字简洁、结论明确。

（1）对原始记录和检验报告查出的差错，经复核人和审核人提出，告知检验员并由更正人签章。报告中的原始数据错误由检验员本人负责；检验计算错误应由复核人负责；检验结果判断错误由审核人负责。

（2）检验报告书由检验员、复核人和审核人三级签章，由审核人加盖检验专用章后生效。

本 章 小 结

药物分析是一门运用物理、化学、物理化学或生物学的方法和技术，研究与发展药品全面质量控制的方法学科。加强药品全面质量管理，保证用药安全、合理和有效性是药物分析的首要任务，同时还肩负新药研制开发和质量标准的研究制订、现代药物分析技术的发展任务。

药品质量标准是药品生产、经营、使用、检验和监管部门共同遵循的法定依据；药品质量标准分为国家标准（《中国药典》、《国家食品药品监督管理总局药品标准》）、其他药品标准（《临床研究用药品质量标准》、暂行或试行药品标准）和企业标准三类；《中国药典》分为一部、二部、三部、四部，一、二、三部内容包括凡例、正文及索引三部分，其中正文是药典记载药品或制剂的质量标准，主要有品名、有机药物的结构式、分子式与分子量、来源或有机药物的化学名称、含量或效价规定、处方、制法、性状、鉴别、检查、含量或效价测定、类别、规格、储藏、制剂及杂质信息等。

药品检验是按照药品质量标准对药品质量做出科学、准确和公正的评判结论；检验程序一般分为取样、检验、填写检验记录及检验结果、结果判定及复检、检验报告，其中检验是对供试品的性状、鉴别、检查、含量测定做出质量分析的过程。

目标检测

一、单项选择题

1. 关于《中国药典》最准确的描述是（　　）
   A. 医药人员的工具书
   B. 国家临床常用药品手册
   C. 国家药品质量标准的法典
   D. 国家药品技术规范
   E. 国家药品管理规范

2. 药物分析是一门研究与发展药品全面质量控制的（　　）
   A. 方法学科
   B. 理论学科
   C. 技术规范
   D. 管理规范
   E. 应用学科

3. 现行版《中国药典》是第（　　）版，分为（　　）部
   A. 8，2
   B. 9，2
   C. 9，4
   D. 10，4
   E. 10，3

4. 制剂的常规检查方法列在《中国药典》的（　　）
   A. 凡例
   B. 正文
   C. 通则
   D. 索引
   E. 品名目次

5. 药典规定"恒重"是指连续两次称量之差不超过（　　）
   A. 0.03g
   B. 0.3mg
   C. 0.03mg

D. 0.1mg   E. 0.01mg

6. JP 是（   ）的缩写
   A. 国际药典   B. 英国药典   C. 欧洲药典
   D. 日本药典   E. 亚洲药典

7. 某药品企业到了一批药品共 16 件，应随机抽样检验件数为（   ）
   A. 16   B. 10   C. 5
   D. 4   E. 3

8. 药典规定取用量为"约"若干时，系指取用量不得超过规定量的（   ）
   A. ±0.1%   B. ±1%   C. ±0.5%
   D. ±5%   E. ±10%

9. 药典规定"精密称定"是指称取重量应准确至所取重量的（   ）
   A. 百分之一   B. 千分之一   C. 十分之一
   D. 万分之一   E. 十万分之一

10. 进出口药品检验的依据是（   ）
    A. 有关质量标准或合同规定   B. 中国药典
    C. 内控质量标准   D. 国际药典
    E. 局颁标准

二、多项选择题

11. 下列属国家药品质量标准的是（   ）
    A. 局颁标准   B. 中国药典   C. 企业标准
    D. 进口药品标准   E. 医院制剂标准

12. 《中国药典》具有法律效力的部分是（   ）
    A. 凡例   B. 正文   C. 索引
    D. 通则   E. 品名目次

13. 药品检查项内容包括（   ）
    A. 安全性   B. 有效性   C. 均一性
    D. 纯度要求   E. 稳定性

14. 药品检验程序涉及的内容有（   ）
    A. 取样   B. 鉴别   C. 检验记录
    D. 含量测定   E. 检验报告

15. 凡例记载的内容是（   ）
    A. 标准品、对照品 B. 分子式与相对分子质量
    C. 制剂通则   D. 试验用水   E. 空白试验

三、简答题

1. 药物分析的主要任务是什么？
2. 什么是药品质量标准？我国质量标准体系是什么？
3. 《中国药典》的主要内容是哪部分？化学药品主要包括哪些项目？

实训— 《中国药典》的查阅和药品检验报告

【实训目的】

（1）掌握《中国药典》（2015 版）的查阅方法。

（2）熟悉《中国药典》（2015 版）的基本结构和应用。

（3）了解药品检验报告的内容与要求。

【实训条件】

（1）《中国药典》（2015 版）一部、二部、三部、四部。

（2）多媒体设备。

【操作方法】

（1）按要求依次查阅药典相关内容，完成查阅结果：对照品、标准品、易溶、略溶；避光、密闭、冷处、阴凉处、恒重；葡萄糖注射液规格、甘油的相对密度、阿司匹林的鉴别与检查；水分测定、重金属的检查法、高效液相色谱法；盐酸普鲁卡因注射液、青霉素 V 钾片、银黄口服液、板蓝根颗粒。

（2）药品检验报告书填写。介绍组成：表头栏目、检验项目、检验结论和签名；讲解表头栏目填写内容：报告书编号，检品名称、规格等信息，检验目的，检验项目，检验依据；表头之下的内容填写"检验项目"、"标准规定"和"检验结果"，其中检验项目，按质量标准列出【性状】、【鉴别】、【检查】与【含量测定】等大项，每一个大项下所包含的具体检验项目名称和排列顺序，按质量标准上的顺序书写。

药品检验报告书

报告书编号：

检品名称	布洛芬胶囊	代表量	50
批号	20130902	规格	2×10 粒/板/盒
生产单位或产地	×××制药有限公司	包装	铝塑
供样单位	××药房连锁有限公司	效期	20150902
检验目的	抽验	检品数量	10 盒
检验项目	全检	检验日期	2014-07-15
检验依据	《中国药典》2010 年版二部	报告日期	2014-07-22

检验项目	标准规定	检验结果
【性状】	应为硬胶囊剂，内容物为 白色结晶或粉末	为硬胶囊剂，内容物 为白色结晶性粉末
【鉴别】		
1. 紫外鉴别	应符合规定	符合规定
2. 红外鉴别	应与对照品图谱一致	与对照品图谱一致
3. 高效液相鉴别	供试品色谱图中主峰保留时间 应与对照品图谱一致	与对照品图谱一致
【检查】		
溶出度	应不低于标示量75%	80.3%　82.7%　80.4% 83.5%　76.9%　85.7%
【微生物限度】	应符合规定	符合规定
【含量测定】	本品含布洛芬（$C_{13}H_{18}O_2$） 应为标示量的93.0%~107.0%	97.1%

结论：本品按《中国药典》2010 年版二部检验，结果符合规定。

检验人：　　　　　　复核人：　　　　　　授权签字人：

【思考题】

（1）完成【操作方法】"（1）"每项查阅内容，记录查阅结果。

序号	项　目	药典位置		内　容
		部、部分	页	
1	对照品、标准品			
2	易溶、略溶			
3	避光、密闭、放冷、阴凉处			
4	葡萄糖注射液规格			
5	阿司匹林的鉴别与检查			
6	甘油的相对密度			
7	银黄口服液、板蓝根颗粒			
8	水分测定、重金属的检查			
9	盐酸普鲁卡因注射液			
10	青霉素 V 钾片			

（2）药品检验报告书栏目设置有哪些？主要填写的内容有哪些？

（3）按照《中国药典》查阅某种药物质量标准的检验项目，并根据药品说明书的内容模拟填写其全检的检验报告书相关内容。

（金　虹）

第二章 药物分析基本知识

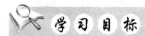

知识目标

1. 掌握常见定量分析方法的基本原理，以及在药物分析中的含量测定方法及结果的计算。
2. 熟悉药物鉴别试验方法和物理常数中相对密度、熔点、比旋度、折光率及 pH 的测定原理与方法。
3. 了解物理常数概念及其在药物质量分析中的应用，了解药物分析方法验证的主要内容。

能力目标

1. 学会相对密度、熔点、比旋度、折光率及 pH 的测定方法。
2. 运用药物鉴别的常用方法对药物进行鉴别。
3. 运用常用定量分析技术对药物进行定量分析并能对分析数据结果进行处理。

药物鉴别试验是根据药物的组成、分子结构和理化性质，采用化学的、物理化学的或生物学的方法来判断药物真伪的分析方法。中国药典和世界各国药典所收载的药品质量标准项下的鉴别试验，均是用于证实有标签的容器中的药物是否为其所表示药物，而不能对未知物进行鉴别。鉴别试验是药物质量分析中的首项任务，只有在药物真伪鉴别无误的情况下，进行药物的杂质检查、含量测定等分析才有意义。药物鉴别的内容主要包括性状、一般鉴别试验和专属鉴别试验等内容。《中国药典》（2015 版）中鉴别项下规定的鉴别方法，适用于鉴别药物的真伪，对于原料药还应结合性状项下的外观、溶解度和物理常数进行确认。

第一节　药物鉴别项目

一、性状

药物的性状主要反映药物特有的物理性质，一般包括外观、臭、味、溶解度和物理常数等。

（一）外观、臭、味

外观是对药物的色泽和外表的感观描述，包括药物的晶型、聚集状态、颜色等。

臭是药物本身固有的或应有的臭味。味是具有特殊味觉的药物。如《中国药典》（2015版）对苯甲酸的描述为"本品为白色的有丝光的鳞片或针状结晶或结晶性粉末；质轻；无臭或微臭；在热空气中微有挥发性；水溶液显酸性反应"。

（二）溶解度

溶解度是药物的一种物理性质，在一定程度上反映了药物的纯度。《中国药典》（2015版）采用极易溶解、易溶、溶解、略溶、微溶、极微溶解、几乎不溶或不溶等来描述药物在不同溶剂中的溶解性能。如《中国药典》（2015版）对苯甲酸溶解度的描述为"本品在乙醇、三氯甲烷或乙醚中易溶，在沸水中溶解，在水中微溶"。

（三）物理常数

物理常数是表示药物的物理性质的特征常数，是评价药物质量的重要指标之一。测定药物的物理常数，既可以判断药物的真伪，也可以反映药物的纯度，有些药物的物理常数还可以用于药物的含量测定。如相对密度、熔点、pH、比旋度、折光率等物理常数测定方法将在第二节进行介绍。

二、一般鉴别试验

一般鉴别试验是依据某一类药物的化学结构或理化性质的特征，通过化学反应来鉴别药物的真伪。其中无机药物成分是依据其组成的阴阳离子的特殊反应进行鉴别，有机药物成分则采用典型官能团反应进行鉴别。因此，一般鉴别试验只能证实是某一类药物，而不能证实是某一种药物。

《中国药典》（2015版）四部收载的一般鉴别试验包括：有机氟化物、丙二酰脲类、托烷生物碱类、芳香第一胺类、硫酸盐、氯化物等盐类。现以几种典型的有机官能团和无机离子的鉴别试验为例进行介绍。

1. 有机氟化物的鉴别 取供试品约 7mg，照氧瓶燃烧法进行有机破坏，用水 20ml 与 0.01mol/L 氢氧化钠溶液 6.5ml 为吸收液，燃烧完毕后，充分振摇；取吸收液 2ml，加茜素氟蓝试液 0.5ml，再加 12% 醋酸钠的稀醋酸溶液 0.2ml，用水稀释至 4ml，加硝酸亚铈试液 0.5ml，即显蓝紫色；同时做空白对照试验。其反应方程式为：

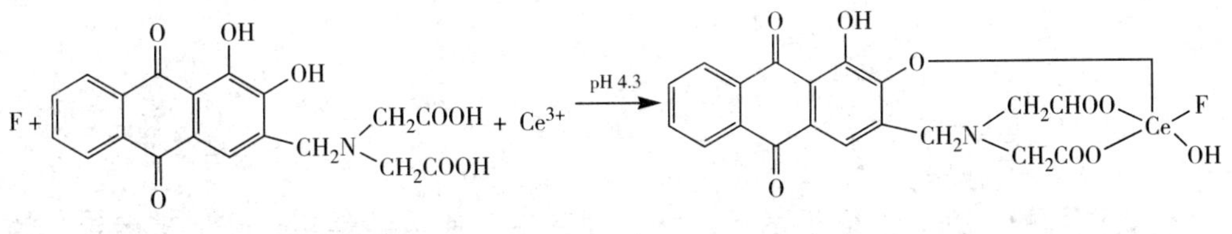

2. 水杨酸盐的鉴别

（1）取供试品的稀溶液，加三氯化铁试液 1 滴，即显紫色。其反应方程式为：

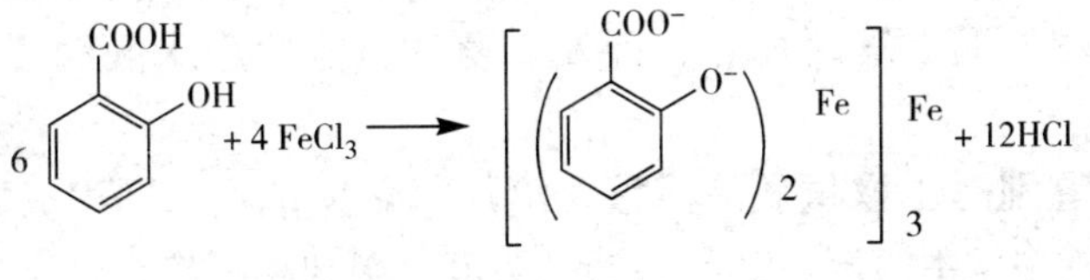

（2）取供试品溶液，加稀盐酸，即析出白色水杨酸沉淀；分离，沉淀在醋酸铵试液中溶解。

3. 芳香第一胺类的鉴别 取供试品约 50mg，加稀盐酸 1ml，必要时缓缓煮沸使溶解，放冷，加 0.1mol/L 亚硝酸钠溶液数滴，加与 0.1mol/L 亚硝酸钠溶液等体积的 1mol/L 脲溶液，振摇 1min，滴加碱性 β-萘酚试液数滴，视供试品不同，生成由粉红到猩红色沉淀。其反应方程式为：

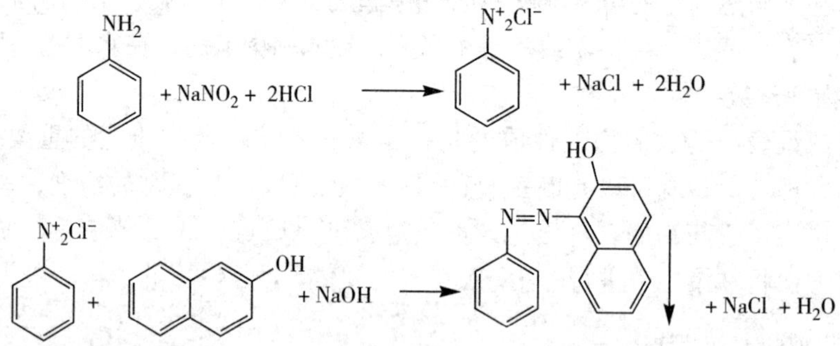

4. 托烷生物碱类的鉴别 取供试品约 10mg，加发烟硝酸 5 滴，置水浴上蒸干，得黄色残渣，放冷，加乙醇 2~3 滴湿润，加固体氢氧化钾一小粒，即显深紫色。其反应方程式为：

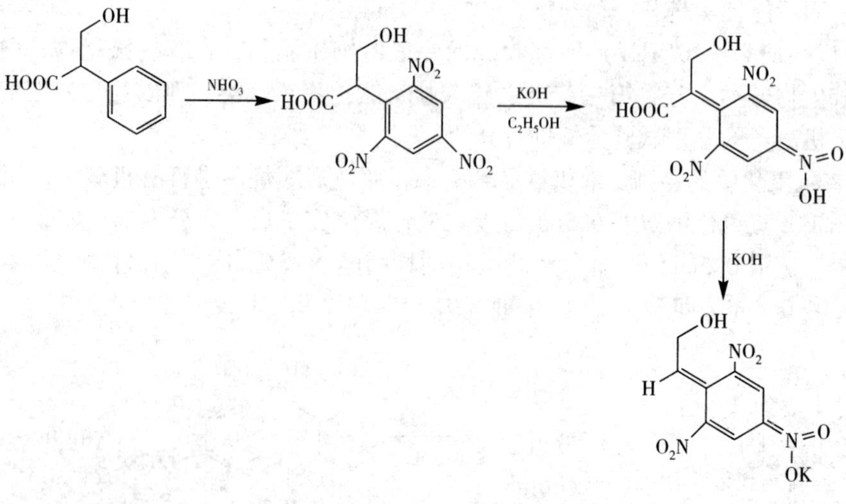

5. 氯化物的鉴别 ①取供试品溶液，加稀硝酸使成酸性后，滴加硝酸银试液，即生成白色凝乳状沉淀；分离，沉淀加氨试液即溶解，再加稀硝酸酸化后，沉淀复生成。如供试品为生物碱或其他有机碱的盐酸盐，须先加氨试液使成碱性，将析出的沉淀滤过除去，取滤液进行试验。②取供试品少量，置试管中，加等量的二氧化锰，混匀，加硫酸湿润，缓缓加热，即发生氯气，能使用水湿润的碘化钾淀粉试纸显蓝色。

6. 硫酸盐的鉴别 ①取供试品溶液，滴加氯化钡试液，即生成白色沉淀；分离，沉淀在盐酸或硝酸中均不溶解。②取供试品溶液，滴加醋酸铅试液，即生成白色沉淀；

分离，沉淀在醋酸铵试液或氢氧化钠试液中溶解。③取供试品溶液，加盐酸，不生成白色沉淀（与硫代硫酸盐区别）。

7. 钠盐的鉴别　①取铂丝，用盐酸湿润后，蘸取供试品，在无色火焰中燃烧，火焰即显鲜黄色。②取供试品约 100mg，置 10ml 试管中，加水 2ml 溶解，加 15% 碳酸钾溶液 2ml，加热至沸，应不得有沉淀生成；加焦锑酸钾试液 4ml，加热至沸；置冰水中冷却，必要时，用玻棒摩擦试管内壁，应有致密的沉淀生成。

8. 钾盐的鉴别　①取铂丝，用盐酸湿润后，蘸取供试品，在无色火焰中燃烧，火焰即显紫色；但有少量的钠盐混存时，须隔蓝色玻璃透视，方能辨认。②取供试品，加热炽灼除去可能杂有的铵盐，放冷后，加水溶解，再加 0.1% 四苯硼钠溶液与醋酸，即生成白色沉淀。

三、专属鉴别试验

药物的专属鉴别试验是证实某一种药物的依据，它是依据每一种药物化学结构上的差异所引起的物理化学性质的差异，选用某些特有的灵敏的反应来鉴别药物的真伪。如巴比妥类药物，具有环状丙二酰脲基本母核，可用丙二酰脲类的一般鉴别反应证实，进而可利用取代基的差异，采用特征反应进行区别。如司可巴比妥钠具有丙烯基不饱和双键，其水溶液加碘试液，所显棕黄色会消失。苯巴比妥具有苯环，可以利用甲醛-硫酸反应进行鉴别；硫喷妥钠具有硫取代基，可利用其与醋酸铅反应生成黑色沉淀进行鉴别。

第二节　药物鉴别方法

药物的鉴别是根据药物的性质和组成，采用化学鉴别法、光谱鉴别法、色谱鉴别法或生物学鉴别法等进行鉴别。药物的鉴别方法要求有专属性强、重现性好、灵敏度高、操作简便快速等特点。

（一）化学鉴别法

化学鉴别法是依据特定官能团或特定组成化合物与规定试剂发生化学反应所产生的颜色、沉淀、气体、荧光等明显现象进行鉴别的方法。该法现象明显、反应迅速，是药物分析中常用的定性方法。

1. 呈色反应法　系指供试品溶液中加入适当的试剂溶液，在一定条件下进行反应，生成易于观测的有色产物。如酚羟基的三氯化铁呈色反应；芳香第一胺的重氮化-偶合反应；托烷生物碱类的维他立反应；脂肪氨基结构药物的茚三酮反应；氨基醇结构的双缩脲反应等。

2. 沉淀生成反应法　系指供试品溶液中加入适当的试剂溶液，在一定的条件下进行反，生成有色的沉淀。如氯化物的银盐沉淀反应；还原性基团的银镜反应；丙二酰脲类的硝酸银反应；含氮有机药物的生物碱沉淀剂的反应等。

3. 荧光反应法　在适当溶剂中药物本身可在可见光下发射荧光，如硫酸奎宁的稀硫酸溶液显蓝色荧光；药物与适当试剂反应后发射出荧光，如地西泮加硫酸后，在紫外光（365nm）下显黄绿色荧光等。

4. 气体生成反应法　大多数的胺（铵）类药物、酰脲类药物以及某些酰胺类药物可经强碱处理后加热产生氨（胺）气；化学结构中含硫的药物可经强碱处理后加热产生硫化氢气体（如硫喷妥）；含碘有机药物经直火加热可生成紫色碘蒸气；含乙酸乙酯和乙酰胺类药物，经硫酸水解后，加乙醇可产生乙酸乙酯的香味。

（二）光谱鉴别法

1. 紫外-可见分光光度法

（1）基本原理　具有共轭体系的有机药物或有生色团、助色团的药物在紫外-可见光区（200~760nm）有吸收，产生的光谱称为紫外-可见吸收光谱，利用该光谱进行定性定量的分析方法称为紫外-可见分光光度法。根据药物吸收光谱特征，如吸收光谱形状、吸收峰数目、吸收峰位置、吸收系数、最大吸收波长等进行分析，其中吸收系数和最大吸收波长是定性分析中常用参数。

该法操作简便、快速、应用范围广，可用于药物的鉴别、检查和含量测定。但图谱反映的结构信息少，所以该法用作鉴别的专属性远不如红外分光光度法。

（2）鉴别方法　①比较吸收光谱的一致性：指供试品与对照品吸收曲线的峰型、峰位和相对强度均一致。②比较吸收系数（$E_{1cm}^{1\%}$）的一致性：$E_{1cm}^{1\%}$ 是药物的特征常数，不同的药物，可能有相同的 λ_{max} 值，但由于分子量不同，其 $E_{1cm}^{1\%}$ 值有明显差异。③比较最大吸收波长处相应吸光度的一致性。④比较几个特定吸收波长及其吸光度比值一致性。⑤比较最大吸收波长，最小吸收波长，肩峰波长的一致性。

示例 1：《中国药典》规定贝诺酯的吸收系数

取本品适量，精密称定，加无水乙醇溶解并稀释成每毫升约含 7.5μg 的溶液，在 240nm 波长处有最大吸收，测定吸光度，按干燥品计算，吸收系数 $E_{1cm}^{1\%}$ 为 730~760。

示例 2：《中国药典》规定氟尿嘧啶的鉴别

取本品适量，加盐酸溶液，溶解并定量稀释成每 1ml 中约含 12μg 的溶液，在 265nm 波长处测定吸光度，吸收系数（$E_{1cm}^{1\%}$）为 535~568。

示例 3：《中国药典》奋乃静的鉴别

取本品，加甲醇溶解并稀释制成每 1ml 中含 10μg 的溶液，在 258nm 与 313nm 处有最大吸收，在 313nm 与 258nm 的吸光度比值应为 0.12~0.13。

示例 4：《中国药典》规定布洛芬的鉴别

取本品处理过的残渣，加 0.4% 氢氧化钠溶液制成每 1ml 中含 0.25mg 的溶液，在 265nm 与 273nm 的波长处有最大吸收，在 245nm 与 271nm 的波长处有最小吸收，在 259nm 的波长处有一肩峰。

2. 红外分光光度法

（1）基本原理　红外吸收光谱是物质分子的振动、转动能级跃迁产生的吸收光谱（4000~400cm^{-1}）。利用红外吸收光谱进行分析的方法称为红外分光光度法，是一种专属性强、准确度高、应用较广（固体、液体、气体）的鉴别方法。主要用于结构明确，组分单一的原料药，尤其适用于其他方法不易区分的同类药物。

（2）鉴别方法　红外分光光度法用于药物鉴别时，《中国药典》均采用标准图谱和对照品对照法。除另有规定外，供试品应按《药品红外光谱集》收载的光谱图所规定的制备方法制备，一般采用溴化钾压片法，通过比较对照品图谱与供试品图谱的一致性，来判断供试品的真伪。如《中国药典》苯甲酸的鉴别试验：本品的红外吸收光谱图应与对照图谱（光谱集 233 图）一致。

红外光光度法还可用于未知化合物的结构鉴定。但一般情况下很少采用红外光谱法做定量分析，因分析组分有限，误差大，灵敏度低。

知识链接

国外药典中的红外光谱鉴别法

在用红外光谱进行鉴别试验时，《中国药典》和《英国药典》均采用标准图谱对照法。而《美国药典》采用对照品法，如阿莫西林的鉴别试验：取本品，经干燥后用溴酸钾压片法测定，所得图谱与 USP 阿莫西林参比标准品的图谱一致；《日本药局方》采用规定条件下测定一定波数处的特征吸收峰，如氯羟去甲安定的鉴别试验：取本品，经干燥后用溴酸钾压片法测定，其红外吸收光谱图中 $3440cm^{-1}$、$3220cm^{-1}$、$1695cm^{-1}$、$1614cm^{-1}$、$1324cm^{-1}$、$1132cm^{-1}$ 以及 $828cm^{-1}$ 波数附近处有吸收。

---

3. 近红外分光光度法 本法系通过测定被测物质在近红外光谱区（$12\,800 \sim 4000cm^{-1}$）的特征光谱并利用适宜的化学计量学方法提取相关信息后，对被测物质进行定性、定量分析的一种分析技术。近红外分光光度法具有快速、准确、对样品无破坏的检测特性，不仅可用于"离线"供试品的减压，还能直接对"在线"样品进行检测。可广泛地应用于药品的理化分析。应用近红外分光光度法对药物进行定性分析首先要建立参考谱库，然后进行数据预处理和数据库评估，最后对数据库的专属性和耐用性进行验证。张治军等利用近红外分光光度法建立三七的鉴别模型，经验证能很好地识别三七及其伪品。

4. 原子吸收分光光度法 利用原子蒸汽可以吸收由该元素作为阴极的空心阴极灯发出的特征谱线的特性，根据供试溶液在特征谱线处的最大吸收和特征谱线的强度减弱程度可以进行定性、定量分析。如《美国药典》中收载的氯化锌注射液的鉴别：按氯化锌注射液含量测定项下方法配制对照液和供试液，以水为空白进行原子吸收测定，在锌的发射波长 213.8nm 处应有最大吸收。

知识拓展

现代仪器在药物鉴别中的应用

1. 核磁共振技术 通过测定供试品指定基团上的质子峰的化学位移和耦合常数进行药物的鉴别。如北沙参提取物的 $^{13}CNMR$ 指纹图谱和特征数据能准确地反映其特征化学成分的存在，可以作为鉴定和质量评价以及鉴别的相对标准图谱和数据。

2. 质谱技术 是将被测物质离子化后，在高真空状态下按离子的质荷比大小分离而实现物质成分和结构分析的方法。质谱信息是物质的固有特性之一，不同的物质除了一些异构体外，均有不同的质谱信息，可用于进行定性分析。如《美国药典》已将该方法应用于大分子多肽和蛋白类药物的鉴别。

---

3. X 射线粉末衍射技术　X 射线是波长为 0.01~1nm 的电磁波，可以产生衍射，即绕过障碍物边缘向前传播的现象。化合物无论是单晶还是多晶，都有其特定的 X 射线衍射图，衍射极大点间（或线）的距离及其相对强度可用于进行结晶物质的定性或定量分析。如《美国药典》对卡马西平、盐酸普罗替林、盐酸金刚烷胺等药物采用了 X 射线衍射法进行鉴别。

（三）色谱鉴别法

色谱法是利用不同物种在不同相态中的选择性分配，以流动相对固定相中的混合物进行洗脱，混合物中不同的物质以不同的速度沿固定性移动，最终达到分离效果的分析方法。色谱鉴别法是利用药物在一定色谱条件下，产生特征色谱行为（比移值或保留时间）进行鉴别，比较其色谱行为和检测结果是否与药品质量标准一致来检验药物真伪的方法。色谱鉴别法有薄层色谱法、高效液相色谱法和气相色谱法等。

1. 薄层色谱法

（1）基本原理　薄层色谱法是将供试品溶液点样于薄层板上，经展开检视后所得色谱图与对照品按同法所得的色谱图进行对比，进行药物的鉴别。

（2）鉴别方法　采用供试品溶液与同浓度的对照品溶液在同一薄层板上点样、展开、检视，所显的颜色（或荧光）与位置（或 R_f 值）应一致来鉴别药物；或采用供试品溶液与对照品溶液等体积混合，应显单一、紧密的斑点；或选用与供试品化学结构相似的药物对照品溶液与供试品溶液的主斑点比较，两者 R_f 值应不同。或将上述方法下的两种溶液等体积混合，应显示两个清晰分离的斑点。

示例：《中国药典》硫酸庆大霉素鉴别

取本品与庆大霉素标准品，分别加水制成每 1ml 中含 2.5mg 的溶液，照薄层色谱法（通则 0502）试验，吸取上述两溶液各 2μl，分别点于同一硅胶 G 薄层板（临用前于 105℃ 活化 2h）上；另取三氯甲烷-甲醇-氨溶液（1∶1∶1）混合振摇，放置 1h，分取下层混合液为展开剂，展开，取出于 20~25℃ 晾干，置碘蒸气中显色，供试品溶液所显主斑点数、颜色、位置应与标准品溶液主斑点数、颜色与位置相同。

2. 高效液相色谱法　高效液相色谱法系采用高压输液泵将规定的流动相泵入装有填充剂（固定相）的色谱柱中，进行分离检测的色谱法。供试品注入后由流动相带入柱内，各组分在柱内被分离，并依次进入检测器，由数据处理系统记录色谱信号。一般在"检查"或"含量测定"项下采用高效液相色谱法的情况下，才采用此法鉴别。按高效液相色谱条件进行试验，要求供试品主峰与对照品主峰的保留时间应一致。

3. 气相色谱法　气相色谱法是采用气体为流动相（载气）流经装有填充剂（固定相）的色谱柱进行分离测定的色谱方法。物质或其衍生物经加热气化后，被载气带入色谱柱进行分离，各组分先后进入检测器，用数据处理系统记录色谱信号。

在气相色谱分析中，因在一定规定操作条件下，药物在色谱柱上的保留时间和保留体积是固定不变的，可进行药物的鉴别。

中药指纹图谱技术

中药指纹图谱是指某些中药材或中药制剂经适当处理后，采用一定的分析手段，得到能够标示其化学特征的色谱图或光谱图。中药指纹图谱建立的目的是通过对测定所得到的能够体现中药整体特性的图谱识别，提供一种能够比较全面的控制中药质量的方法，从化学物质基础的角度保证中药制剂的稳定和可靠。

目前，中药指纹图谱技术已涉及众多方法，包括薄层扫描（TLCS）、高效液相色谱法（HPLC）、气相色谱法（GC）和高效液相毛细管电泳法（HPCE）等色谱法，以及紫外光谱法（UV）、红外光谱法（IR）、质谱法（MS）、核磁共振法（NMR）和 X 射线衍射法等光谱法。

（四）生物学鉴别法

生物学鉴别法是利用微生物或实验动物进行鉴别的方法。某些有特殊生物效应的药物，可采用生物学方法进行鉴别。《中国药典》（2015 版）四部收载有抗生素微生物检定法、肝素生物测定法、胰岛素生物测定法、洋地黄生物测定法等。如《中国药典》中缩宫素的鉴别：均采用缩宫素生物鉴定法测定，规定应有子宫收缩反应。

第三节　物理常数测定法

物理常数是表示药物物理性质的重要特征常数，在一定条件下是不变的值。但是药物结构与聚集状态不同，物理常数也不同。测定药物物理常数，可用于药物鉴别、纯度检查，有些物理常数也可以用于含量测定。《中国药典》（2015 版）收载的物理常数包括相对密度、熔点、凝点、馏程、比旋度、折光率、黏度、酸值、pH 值、碘值、皂化值、吸收系数等。

一、相对密度

（一）基本原理

相对密度系指在相同温度、压力条件下，某物质的密度与水的密度之比。除另有规定外，温度均为 20℃。纯物质的相对密度在特定条件下为不变的常数，若药物纯度不够，则相对密度测定值会随药物纯度的变化而变化。因此测定液体药物的相对密度，可以鉴别药物，也可检查药物的纯度。

（二）测定方法

《中国药典》（2015 版）四部中收载的相对密度测定法有比重瓶法和韦氏比重秤法。一般的液体药物用比重瓶法测定，该法供试品用量少，较常用；韦氏比重秤法仅用于测定易挥发的液体，如麻醉乙醚。

1. 比重瓶法

（1）方法一：取洁净、干燥并精密称定质量的比重［图 2-1（a）］，装满供试品（温度低于 20℃或各药品项下规定的温度）后，装上温度计（瓶中应无气泡），置20℃

（或各药物项下规定的温度）的水浴中放置若干分子，使内容物的温度达到20℃（或各药品项下规定的温度），用滤纸擦去因受热而溢出侧管的液体，立即盖上罩。然后将比重瓶自水浴中取出，再用滤纸将比重瓶的外面擦净，精密称定，减去比重瓶的质量，求出供试品的质量后，将供试品倾去，洗净比重瓶，装满新沸过的冷水，再采用上法测得同一温度时水的质量，按下式计算，即得。

$$供试品的相对密度 = \frac{供试品质量}{水质量}$$

（2）方法二：取洁净、干燥并精密称定质量的比重瓶［图2-1（b）］，装满供试品（温度应低于20℃或各药物项下规定的温度）后，插入中心有毛细孔的瓶塞，用滤纸将从塞孔溢出的液体擦干，置20℃（或各药物项下规定的温度）恒温水浴中，放置若干分钟，随着供试液温度的上升，过多的液体将不断从塞孔溢出，随时用滤纸将瓶塞顶端擦干，待液体不再由塞孔溢出，说明瓶内液体温度与水浴温度相同，液体不再升温、膨胀，此时迅速将比重瓶自水浴中取出，采用方法一，自"再用滤纸将比重瓶的外面擦净"起，依法测定，即得。

2. 韦氏比重秤法 本法是依据一定体积的玻璃锤在液体中所受的浮力与该液体的相对密度成正比，利用浮力大小反映液体的相对密度值。

测定方法：取20℃时相对密度为1的韦氏比重秤（图2-2），用新沸过的冷水将玻璃圆筒装至八分满，置水浴中，搅动圆筒内的水使其达20℃，将秤端的玻璃锤浸入圆筒内水中，秤臂右端悬挂游码至1.000 0处，调节左秤臂的平衡螺丝至平衡状态。然后倾去玻璃圆筒内的水，将筒和玻璃锤擦干，装入供试液至相同高度，置水浴恒温至20℃，将玻璃锤浸入供试液中，调节秤臂上游码的位置和数量，平衡后读数即得。

如该比重称系在4℃时相对密度为1，则用水校正时，游码应悬挂于0.998 2处，并应将在20℃测得的供试品相对密度除以0.998 2。

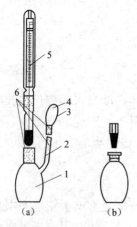

图2-1 比重瓶

1. 比重瓶主体；2. 侧管；3. 侧孔；4. 罩；
5. 温度计；6. 玻璃磨口

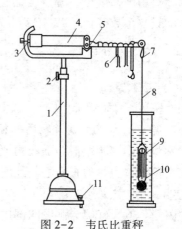

图2-2 韦氏比重秤

1. 支架；2. 调节器；3. 指针；4. 横梁；
5. 刀口；6. 游码；7. 小钩；8. 细白金丝；9. 玻璃锤；
10. 玻璃圆筒；11. 调整螺丝

（三）注意事项

（1）比重瓶装供试品或水时注意不要有气泡；装供试品前比重瓶必须洁净干燥；装过供试品的比重瓶在装水前必须冲洗干净。

（2）操作顺序　一定要先称量空比重瓶的重量，再装供试品称重，最后装水称重。称量时，可将比重瓶与一表面皿一起称重，防止液体溢出污染天平。

（3）采用新鲜沸过的冷水的目的是消除水中的空气对密度的影响。

（4）天平室温度不得高于20℃。

（5）韦氏比重称使用前，可用内附的等重游码（大游码）校正零点，即将等重游码悬挂在称端小钩处，调节调整螺丝，使指针与支架左上方另一指针对准，再以一定温度的水调平衡。这样可以确定比重称是否良好，玻璃锤应全部浸入液体内。

二、熔点测定法

（一）基本原理

熔点是指一种物质由固态熔化成液态时的温度、熔融同时分解（在一定温度下产生气体、变色、浑浊等现象）的温度、或熔化时初熔至全熔时的一段温度（熔距）。熔点是固体药物的一个物理常数，可用于药物鉴别。药物纯度越高，熔距越小；药物纯度变差，则熔点下降，熔距增长。所以熔点测定法可用于药物的纯度检查。如《中国药典》（2015版）中规定扑米酮的熔点为280~284℃，格列齐特的熔点为162~166℃。

（二）测定方法

依照待测药物的性质不同，《中国药典》（2015版）测定熔点的方法有三种：第一法用于测定易粉碎的固体药品，2015版《中国药典》第一法分为A传温液加热法和B电热块空气加热法，本书介绍常用的A法。第二法用于测定不易粉碎的固体药品，如脂肪、脂肪酸、石蜡、羊毛脂等；第三法用于测定凡士林或其他类似物质。三种方法中最常用的方法为第一法，一般未注明者均指第一法。

1. 第一法A法　取供试品适量，研成细粉，除另有规定外，应按照药物规定的干燥失重的条件进行干燥。若该品种为不检查干燥失重、熔点范围底限在135℃以上，受热不分解的供试品，可采用105℃干燥；熔点在135℃以下或受热分解的供试品，可在五氧化二磷干燥器中干燥过夜或用其他适宜的干燥方法干燥，如恒温减压干燥。

分取供试品适量，置熔点测定用毛细管中，轻击管壁或借助长短适宜的洁净玻璃管，垂直放在表面皿或其他适宜的硬物体上，将毛细管自上口放入使自由落下，反复数次，使粉末紧密集结在毛细管的熔封端。装入供试品的高度为3mm。另将温度计放入盛装传温液的容器中，使温度计汞球部的底端与容器的底部距离2.5cm以上（用内加热的容器，温度计汞球部与加热器上表面距离2.5cm以上）；加入传温液以使传温液受热后的液面适在温度计的分浸线处。将传温液加热，待温度上升至较规定的熔点低限约低10℃时，将装有供试品的毛细管浸入传温液，贴在温度计上（可用橡皮圈或毛细管夹固定），位置须使毛细管的内容物适在温度计汞球中部；继续加热，调节升温速率为每分钟上升1.0~1.5℃，加热时须不断搅拌使传温液温度保持均匀，记录供试品在初熔至全熔时的温度，重复测定3次，取其平均值，即得。

2. 第二法　取供试品，注意尽可能低的温度熔融后，吸入两端开口的毛细管（同第一法，但管端不熔封）中，使供试品高约 10mm。在 10℃ 或 10℃ 以下的冷处静置 24h，或置冰上放冷不少于 2h，凝固后用橡皮圈将毛细管紧缚在温度计（同第一法）上，使毛细管的内容物适在温度计汞球部中部。照第一法将毛细管连同温度计浸入传温液中，供试品的上端应适在传温液液面下约 10mm 处；小心加热，待温度上升至较规定的熔点低限低约 5℃ 时，调节升温速率使每分钟上升不超过 0.5℃，至供试品在毛细管中开始上升时，检读温度计上显示的温度，即得。

3. 第三法 取供试品适量，缓缓搅拌并加热至温度达 90~92℃ 时，放入一平底耐热容器中，使供试品厚度达到 12mm±1mm，放冷至较规定温度的熔点上限高 8~10℃；取刻度为 0.2℃、汞球长 18~28mm、直径 5~6mm 的温度计（其上部预先套上软木塞，在塞子边缘开一小槽），使冷至 5℃ 后，擦干并小心地将温度计汞球部垂直插入上述熔融的供试品中，直至碰到容器的底部（浸没 12mm），随即取出，直立悬置，待黏附在温度计汞球部的供试品表面浑浊，将温度计进入 16℃ 以下的水中 5min，取出，再将温度计出入一外径约 25mm \ 长 150mm 的试管中，塞紧，使温度计悬于其中，并使温度计汞球部的底端距试管底部约为 15mm；将试管浸入约 16℃ 的水浴中，通过软木塞在试管口处调节试管的高度使温度计的分浸线同水面相平；加热使水浴温度以每分钟 2℃ 的速率升至 38℃，再以每分钟 1℃ 的速率升温至供试品的第一滴脱离温度计为止；检读温度计上显示的温度，即可作为供试品的近似熔点。再取供试品，照前法反复测定数次，如前后 3 次测得的熔点相差不超过 1℃，可取 3 次的平均值作为供试品的熔点；如 3 次测得的熔点相差超过 1℃ 时，可再测定 2 次，并取 5 次的平均值作为供试品的熔点。

（三）注意事项

（1）"初熔"系指供试品在毛细管内开始局部液化出现明显液滴时的温度。

（2）"全熔"系指供试品全部液化时的温度。

（3）温度计必须经过标准品校正，常采用多种纯化学物质的熔点来进行校正。

（4）样品必须按要求烘干，在干燥和洁净的研钵中研细，用自由落体法敲击毛细管，使样品填装结实，样品填装高度为 3mm。同一批号样品高度应一致，以确保测量结果的一致性。

（5）不同传温液测定某些药品的熔点时，所得结果不一致，故传温液必须按规定选用，或选用明确对测定结果无影响的传温液。供试品熔点在 80℃ 以下者，传温液选用水；供试品熔点在 80℃ 以上者，传温液选用硅油或液状石蜡。

三、pH 值测定法

（一）基本原理

pH 值是水溶液中氢离子活度的方便表示方法。pH 值定义为水溶液中氢离子活度的负对数，但是氢离子活度却难以由实验准确测定，为实用方便，溶液的 pH 值规定由下式测定：

$$pH = pH_s - \frac{E - E_s}{k} \tag{2-1}$$

式中：E 是含有待测溶液 pH 的原电池电动势（V）；E_s 是含有标准缓冲液 pH_s 的原电池电动势（V）；k 是与温度（t，℃）有关的常数，$k = 0.059\,16 + 0.000\,198\,(t-25)$。

由于待测物的电离常数、介质的介电常数和液界电位等诸多因素均可以影响 pH 的准确测量，所以实验测定的数值只能是溶液的表观 pH 值。它不能作为溶液氢离子活度的严格表征。尽管如此，只要待测溶液与标准溶液的组成足够接近，由上式测得的 pH 值与溶液的真实 pH 值是颇为接近的。

（二）测定方法

溶液的 pH 使用酸度计测定。水溶液的 pH 值通常以玻璃电极为指示电极，饱和甘汞电极为参比电极进行测定。酸度计应定期进行计量检定，并符合国家有关规定。测定前采用标准缓冲液进行校正，也可采用国家标准物质管理部门发放的标示 pH 准确到 0.01pH 单位的各种标准缓冲液校正。不同温度时标准缓冲液的 pH 见表 2-1。

表 2-1　不同温度时标准缓冲液的 pH 值

温度（℃）	草酸盐标准缓冲液	邻苯二甲酸氢钾标准缓冲液	磷酸盐标准缓冲液	硼砂标准缓冲液	氢氧化钙标准缓冲液（25℃饱和溶液）
0	1.67	4.01	6.98	9.64	13.43
5	1.67	4.00	6.95	9.40	13.21
10	1.67	4.00	6.92	9.33	13.00
15	1.67	4.00	6.90	9.28	12.81
20	1.68	4.00	6.88	9.23	12.63
25	1.68	4.01	6.86	9.18	12.45
30	1.68	4.02	6.85	9.14	12.29
35	1.69	4.02	6.84	9.10	12.13
40	1.69	4.04	6.84	9.07	11.98
45	1.70	4.05	6.83	9.04	11.84
50	1.71	4.06	6.83	9.01	11.71
55	1.72	4.08	6.83	8.99	11.57
60	1.72	4.09	6.84	8.96	11.45

（三）注意事项

（1）测定前，按各品种项下的规定，选择两种 pH 值约相差 3 各 pH 单位的标准缓冲液，并使供试品溶液的 pH 值处于两者之间。

（2）取与供试品溶液 pH 值较接近的第一种标准缓冲液对仪器进行校正，使仪器示值与规定数值一致。

（3）仪器定位后，再用第二种标准缓冲液核对仪器示值，误差不大于 ±0.02pH 单位。

（4）在测定高 pH 值的供试品和标准缓冲液时，应注意碱误差的问题，必要时选用适当的玻璃电极测定。

（5）配制标准缓冲液与溶解供试品的水，应是新沸过并放冷的纯化水，其 pH 为 5.5~7.0。

pH 计校正用标准缓冲液的配制

（1）草酸盐标准缓冲液　精密称取在 54℃±3℃ 干燥 4~5h 的草酸三氢钾 12.71g，加水溶解并稀释至 1000ml。

（2）苯二甲酸盐标准缓冲液　精密称取在 115℃±5℃ 干燥 2~3h 的邻苯二甲酸氢钾 10.21g，加水使溶解并稀释至 1000ml。

（3）磷酸盐标准缓冲液　精密称取在 115℃±5℃ 干燥 2~3h 的无水磷酸氢二钠 3.55g 和磷酸二氢钾 3.40g，加水使溶解并稀释至 1000ml。

（4）硼砂标准缓冲液　精密称取硼砂 3.81g（注意避免风化），加水使溶解并稀释至 1000ml，置聚乙烯塑料瓶中，密塞，避免空气中二氧化碳进入。

（5）氢氧化钙标准缓冲液　于 25℃，用无二氧化碳的水和过量的氢氧化钙经充分振摇制成饱和溶液，取上清液使用。因本缓冲液是 25℃ 时的氢氧化钙饱和溶液，所以临用前需核对溶液的温度是都在 25℃，否则需调温至 25℃ 再经溶解平衡后，方可取上清液使用。存放时应防止二氧化碳进入，一旦出现浑浊，应弃去重配。

四、旋光度测定法

（一）基本原理

具有手性碳原子的有机化合物具有旋光性。当平面偏振光通过含有旋光性化合物的溶液时，使偏振光的平面发生向左或向右旋转的现象，称为旋光现象，旋转的度数称为旋光度，用符号 α 表示。偏振光向左旋转（反时针方向）为左旋，用"−"表示；偏振光向右旋转（顺时针方向）为右旋，用"+"表示。

当偏振光透过长 1dm 且每 1ml 中含有旋光物质 1g 的溶液，在一定波长与温度下测得的旋光度称为比旋度，用 $[\alpha]_D^t$ 表示。比旋度为旋光物质的特征常数，因此，测定比旋度可以鉴别药物或检查某些药物的纯度，由于旋光度还和溶液的浓度有关，所以还可采用旋光度法测定药物的含量。

（二）测定方法

除另有规定外，《中国药典》（2015 版）中采用波长为 589.3nm 钠光谱 D 线，测定管长度为 1dm（如使用其他管长，应进行换算），测定温度为 20℃，使用读数至 0.01°并经过检定的旋光计（图 2-3）。

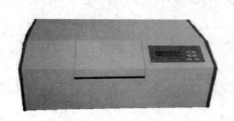

图 2-3　自动旋光计

测定旋光度时，将测定管用供试液冲洗数次，缓缓注入供试液（注意勿产生气泡），置于旋光计内检测读数，即得供试液的旋光度。使偏振光向右旋转者（顺时针方向）为右，以"+"符号表示；使偏振光向左旋转者（反时针方向）为左旋，以"−"符号表示。用同法读取旋光度 3 次，取 3 次的平均值，照下列公式计算，即得供试品的比旋度。

对固体（配制成溶液）供试品 $\qquad [\alpha]_D^t = \dfrac{100\alpha}{lc}$ $\qquad\qquad$ (2-2)

对液体供试品 $\qquad\qquad\qquad [\alpha]_D^t = \dfrac{\alpha}{ld}$ $\qquad\qquad$ (2-3)

式中，$[\alpha]_D^t$ 为比旋度；D 为钠广谱的 D 线；t 为测定时的温度（℃）；α 为实验测得的旋光度值；l 为测定管的长度（dm）；c 为供试品溶液的浓度（g/100ml）；d 为液体的相对密度。

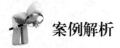 **案例解析**

葡萄糖比旋度的测定

精密称取葡萄糖 10.00g，置 100ml 量瓶中，加水适量和氨试液 0.2ml 溶解，并用水稀释至刻度，摇匀放置 10min，用 2dm 长的测定管，依法测得溶液的旋光度为 +10.6°。该葡萄糖的比旋度是否符合规定？

解析： 已知 $\alpha = +10.6°$；$c = 10.00$（g/100ml）；$l = 2dm$

则：$[\alpha]_D^t = \dfrac{100\alpha}{lc} = \dfrac{100 \times 10.6}{2 \times 10.00} = 53.0°$

《中国药典》（2015 版）规定葡萄糖的比旋度为 +52.6° ~ +53.2°，符合规定。

（三）注意事项

（1）每次测定前均应以溶剂作空白校正，以确定在测定时零点有无变动。若第二次校正时发现零点有变动，则应重新测定旋光度。

（2）配制供试品溶液及测定时，均应调节温度至 20℃±0.5℃（或各品种项下规定的温度）。

（3）供试品溶液不澄清时，应预先滤过再测定，并弃去初滤液。

（4）在装液和放置测定管时应注意测定管内不应有气泡，以免影响测定的准确度。

（5）测定供试品与空白校正，应按相同的位置和方向放置测定管于仪器样品室。

（6）测定管使用后，用纯化水洗净，晾干（不可置烘箱干燥，以免变形），防尘保存。

（7）钠灯连续使用时间不宜过长，在 2h 以下，且关闭后，若要继续使用，则应等钠灯冷却后再开。

五、折光率测定法

（一）基本原理

当光线从一种透明介质进入另一透明介质时，由于光线在两种介质中的传播速度不同，使光线在两种介质的平滑界面发生折射，折射角的大小与温度、介质密度、光的波长等因素有关。常用的折光率是指光线在空气中进行的速度与在供试品中进行速度的比值。根据折射定律，折光率是光线入射角的正弦与光线折射角的正弦的比值，即如图 2-3 和式（3-3）所示。

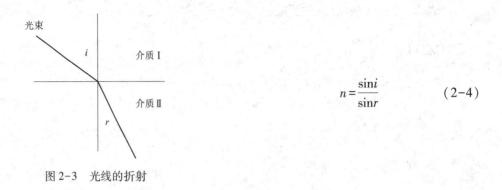

图 2-3　光线的折射

$$n = \frac{\sin i}{\sin r} \qquad (2-4)$$

式中：n 为折光率；$\sin i$ 为光线入射角的正弦；$\sin r$ 为光线折射角的正弦。

折光率是某些液体药物，尤其是油类的物理常数，在一定条件（介质、温度、光的波长）下是一常数，但当有其他物质混在里面时，折光率会改变。因此测定折光率可用于药物的真伪鉴别，也可用于检查药品的纯杂程度或测定含量。如 2015 版《中国药典》规定维生素 E 的折光率为 $1.494 \sim 1.499$；维生素 K_1 的折光率为 $1.525 \sim 1.528$。

（二）测定方法

折光率常用阿贝折光计（图 2-4）进行测定。

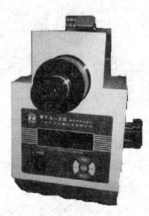

图 2-4　阿贝折光计

方法：将仪器置于有充足光线的水平台上，但不可日光直接照射，并装上温度计，置于 20℃ 环境下，然后使折射棱镜上透光处朝向光源，对准反光镜，使视野内最明亮。打开棱镜，用棉花蘸取乙醚擦拭上下棱镜，待乙醚挥发干后，用玻璃棒或胶头滴管蘸取供试品约 $1 \sim 2$ 滴，低于下棱镜面上，合拢棱镜。转动刻度尺调节钮，使读数在供试品折光率附近，旋转补偿调节钮，使视野内虹彩消失，并有清晰的明暗分界线，再转动刻度尺的调节钮，使视野的明暗分界线恰位于视野内十字交叉处，记下刻度尺上的读数，测量后重复测量 2 次，取 3 次平均值，即为供试品的折光率。

测定前，折光计读数应使用校正用棱镜和水进行校正，水的折光率 20℃ 时为 1.3330，25℃ 时为 1.3325，40℃ 时为 1.3305。

（三）注意事项

（1）《中国药典》（2015 版）规定，采用 589.3nm 的钠广谱 D 线测定供试品相对于空气的折射率。除另有规定外，供试品的温度为 20℃。

（2）测定前，应用纯化水校正折光仪。20℃ 时，水的折光率为 1.3330；25℃ 时为 1.3325；40℃ 时为 1.3305。

（3）滴加供试品时，滴管尖端不能接触镜面，防止造成划痕；滴加待测液应分布均匀。

（4）测定时，先缓慢转动左边刻度手轮，在镜筒内找到明暗外界线。如果出现彩色带，需调节消色散镜，使明暗界线清晰。

（5）测定结束，必须用水、乙醇或者乙醚将上下棱镜擦干净，晾干。

第四节 药物含量测定方法

药物的含量测定是指测定药物中的有效成分或指标成分的含量，是评价药物质量的重要指标。药物的含量测定可以采用化学、物理化学或生物学的方法进行。因此，药物的含量测定方法可分为两大类，即基于化学或物理化学原理的"含量测定"和基于生物学原理的"效价测定"。下面将介绍的是基于化学或物理化学原理的"含量测定"。

药物含量测定方法主要有包括容量分析法、光谱分析法和色谱分析法。计算方法因测定方法不同而异，原料药与制剂的表示方法也不一样，原料药的含量用百分含量表示，制剂的含量用标示量的百分含量表示。

原料药的百分含量按下式计算：

$$含量(\%) = \frac{m_x}{m} \times 100\% \qquad (2-5)$$

式中：m_x 为实际测得量；m 为供试品取样量。

制剂标示量的百分含量按下式计算：

$$标示量(\%) = \frac{每片(每支)实测量}{标示量} \times 100\%$$

固体制剂：

$$标示量(\%) = \frac{m_x \times \overline{w}}{m \times S} \times 100\% \qquad (2-6)$$

式中：m_x 为实际测得量；$\overline{w}$ 为单位制剂的平均重量（或装量）（g）；m 为供试品取样量（g）；S 为标示量。

液体制剂：

$$标示量(\%) = \frac{m_x \times 单位制剂容量(ml)}{m \times S} \times 100\% \qquad (2-7)$$

式中：m_x 为实际测得量；m 为供试品取样量；S 为标示量。

一、容量分析法

（一）基本原理

容量分析法也称滴定分析法，是将已知准确浓度的滴定液由滴定管滴加到被测药物的溶液中，直至滴定液与被测药物按化学计量关系完全反应，然后根据消耗滴定液的体积、滴定液的浓度，计算被测药物的含量。

容量分析法所用仪器设备简单，操作简便快速，测定结果准确度较高，但方法专属性较差，故一般用于化学原料药的含量测定，而较少用于制剂的含量测定。

（二）容量分析法的有关计算

1. 滴定度 滴定度系（T）指每 1ml 规定浓度的滴定液相当于被测药物的质量（mg）。

在容量分析中，被测物 A 与滴定液 B 按一定的化学计量关系进行反应，反应可表示为：

$$aA+bB \longrightarrow cC+dD$$

当反应完全时，被测物的量（m_A）与滴定剂的量（m_B）之间的关系为

$$\frac{m_A}{M_A} : \frac{m_B}{M_B} = a : b$$

则
$$m_A = \frac{a}{b} \cdot \frac{m_B}{M_B} \cdot M_A$$

$$T = c \cdot \frac{a}{b} \cdot M_A \qquad (2-8)$$

式中：c 为滴定液的摩尔浓度（mol/L）；a 为被测药物的摩尔系数；b 为滴定剂的摩尔数；M 为被测物的毫摩尔质量（相对分子质量，以 mg 表示）。

2. 含量的计算方法 容量分析法测定药物的含量时，常用的滴定方式有两种，即直接滴定和剩余滴定。

（1）直接滴定法 本法是用滴定液直接滴定被测药物，则被测药物的实际测得质量为 V.T。在实际工作中，所用的滴定液的摩尔浓度与《中国药典》中规定的摩尔浓度不一定完全一致，而《中国药典》中给出的滴定度是在规定浓度下的滴定度。因此，应将规定的滴定度（T）乘以滴定液的浓度校正系数（F），换算成实际的滴定度（$T' = T \times F$），其中 $F = \dfrac{滴定液浓度}{规定浓度}$，则药物的实际测得量为：$m_x = VTF$。则被测药物的百分含量计算式为：

原料药：
$$含量(\%) = \frac{VTF}{m} \times 100\% \qquad (2-9)$$

固体制剂：
$$标示量(\%) = \frac{VTF \times \bar{w}}{m \times S} \times 100\% \qquad (2-10)$$

液体制剂：
$$标示量(\%) = \frac{VTF \times 单位制剂容量}{m \times S} \times 100\% \qquad (2-11)$$

式中：V 为供试品消耗滴定液体积；T 为滴定度；F 为滴定液的浓度校正系数；m 为供试品取样量；$\bar{w}$ 为平均片重；m 为供试品取样量；S 为标示量。

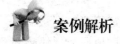 **案例解析**

阿司匹林的含量测定

精密称取阿司匹林 0.401 2g，加中性乙醇 20ml 溶解后，加酚酞指示剂 3 滴，用 NaOH 滴定液（0.101 2mol/L）滴定，消耗 NaOH 滴定液（0.101 2mol/L）21.76ml，每 1mlNaOH 滴定液（0.1mol/L）相当于 18.02mg 的 $C_9H_8O_4$。试计算本品含量是否符合规定。

解析：
$$含量(\%) = \frac{VTF}{m} \times 100\%$$

$$= \frac{20.20 \times 18.02 \times 10^{-3} \times \dfrac{0.1012}{0.1}}{0.4012} \times 100\%$$

$$= 98.7\%$$

《中国药典》（2015 版）规定本品含 C_9H_8O 不得少于 99.5%，故不符合规定。

（2）剩余滴定法　本法是精密量取适量被测物，置锥形瓶中，加入适当溶剂使溶解，先加入定量过量的滴定液使其与被测药物完全反应后，再用另一滴定液回滴定反应后剩余的滴定液至终点。则药物的实际测得量为：$m_x = (V_0 - V)TF$。被测药物含量计算式为：

$$\text{原料药：} \qquad \text{含量}(\%) = \frac{(V_0 - V)TF}{m} \times 100\% \qquad\qquad (2\text{-}12)$$

$$\text{固体制剂：} \qquad \text{标示量}(\%) = \frac{(V_0 - V)TF \cdot \overline{w}}{m \times S} \times 100\% \qquad\qquad (2\text{-}13)$$

$$\text{液体制剂：} \qquad \text{标示量}(\%) = \frac{(V_0 - V)TF \times \text{单位制剂容量}}{m \times S} \times 100(\%) \qquad (2\text{-}14)$$

式中：V_0 为空白试验消耗滴定液体积；其他符号同前。

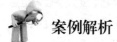 **案例解析**

司可巴比妥钠的含量测定

精密称取司可巴比妥钠 0.105 3g，置 250ml 碘瓶中，加水 10ml，振摇使溶解，精密加溴滴定液（0.1mol/L）25ml，再加盐酸 5ml，立即密塞并振摇 1min，在暗处静置 15min 后，注意微开瓶塞，加碘化钾试液 10ml，摇匀后，用硫代硫酸钠滴定液（0.100 3mol/L）滴定，同时用空白试验校正。每 1ml 硫代硫酸钠滴定液（0.1mol/L）相当于 13.01mg 的 $C_{12}H_{17}N_2NaO_3$。已知样品消耗硫代硫酸钠滴定液（0.100 3mol/L）17.10ml，空白试验消耗硫代硫酸钠滴定液（0.100 3mol/L）25.12ml。试计算本品含量是否符合规定。

解析： $\qquad \text{含量}(\%) = \dfrac{(V_0 - V)TF}{m} \times 100\%$

$$= \frac{(25.12 - 17.10) \times 13.01 \times 10^{-3} \times \dfrac{0.100\ 3}{0.1}}{0.105\ 3} \times 100\%$$

$$= 99.4\%$$

《中国药典》（2015 版）规定本品含 $C_{12}H_{17}N_2ONa$ 不得少于 98.5%，本品含量符合规定。

二、分光光度法

分光光度法是通过测定被测物质在特定波长处或一定波长范围内的吸光度或发光

强度对该物质进行定性定量的分析方法。《中国药典》（2015版）收载的方法有紫外-可见分光光度法、红外分光光度法、原子吸收光度法、荧光分析法和火焰光度法。下面介绍在定量分析中广泛应用的紫外-可见分光光度法。

1. 基本原理 紫外-可见分光光度法是基于物质分子对紫外光区（波长为200~400nm）和可见光区（波长为400~760nm）的单色光辐射的吸收特性建立的分析方法。

单色光辐射穿过被测物质溶液时，在一定的浓度范围内被该物质吸收的量与该物质的浓度和液层的厚度成正比。其关系如下式：

$$A = \lg \frac{1}{T} = Ecl \tag{2-15}$$

式中：A 为吸光度；T 为透光率；E 为吸收系数，常用的标示方法是 $E_{1cm}^{1\%}$，其物理意义为当溶液浓度为1%（g/ml），液层厚度为1cm时的吸光度数值；c 为100ml溶液中所含有被测物质的重量（按干燥品或无水物计算）（g）；l 为液层厚度（cm）。

物质对光的选择性吸收波长以及相应的吸收系数是该物质的物理常数。当已知某纯物质在一定条件下的吸收系数后，可采用同样条件将该供试品配成溶液，测定其吸光度，即可由上式计算出供试品中该物质的含量。

2. 测定法 除另有规定外，测定时应配制供试品溶液的同批溶剂为空白对照，采用1cm的石英吸收池，在规定的吸收峰波长±2nm以内测试几个点的吸光度，或由仪器在规定波长附近自动扫描测定，吸收峰波长应在该品种项下规定的波长±2nm以内，并以吸光度最大的波长作为测定波长。一般供试品溶液的吸光度以在0.3~0.7为宜。仪器的狭缝波带宽度宜小于供试品吸收带的半高宽度的十分之一，否则测得的吸光度会偏低。狭缝宽度的选择，应以减少狭缝宽度时供试品溶液的吸光度不再增大为准。由于吸收池和溶剂本身可能有空白吸收，因此测得供试品的吸光度后应减去空白度数或由仪器自动扣除空白读数后再计算含量。

当溶液的pH值对测定结果有影响时，应将供试品溶液的pH值和对照品溶液的pH值调成一致。

（1）对照品比较法 按品种项下的方法，分别配制供试品溶液和对照溶液，对照品溶液中所含被测成分的量应为供试品溶液中被测成分规定量100%±10%，所用溶剂应完全一致，在规定的波长处测定供试品溶液和对照品溶液的吸光度后，按下式计算供试品溶液的浓度：

$$C_x = \frac{A_x \cdot C_R}{A_R} \tag{2-16}$$

式中：C_x 为供试品溶液浓度；A_x 为供试品溶液的吸光度；C_R 为对照品溶液的浓度；A_R 为对照品溶液的吸光度。

则药物的实际测得量为：$m_x = \dfrac{A_x \cdot C_R}{A_R} \cdot V \cdot D$。则药物的含量为：

原料药： 含量(%) $= \dfrac{\dfrac{A_x}{A_R} \cdot C_R \cdot V \cdot D}{m} \times 100\%$ $\tag{2-17}$

固体制剂：　　标示量(%) = $\dfrac{\dfrac{A_x \cdot C_R}{A_R} \cdot V \cdot D \cdot \overline{w}}{m \times S} \times 100\%$　　　　(2-18)

液体制剂：　　标示量(%) = $\dfrac{\dfrac{A_x \cdot C_R}{A_R} \cdot V \cdot D \times 位制容量}{m \times S} \times 100\%$　　(2-19)

式中：A_x 为供试品溶液的吸光度；C_R 为对照品溶液的浓度；A_R 为对照品溶液的吸光度；V 为供试品初次配制的体积；D 为稀释倍数；$\overline{w}$ 为平均片重；m 为供试品取样量；S 为标示量。

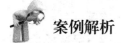 **案例解析**

甲氧苄啶片的含量测定

取本品 20 片（规格 50mg/片），精密称定量为 1.200 3，研细，精密称取细粉 0.057 83g，置 250ml 量瓶中，加稀醋酸约 150ml，充分振摇使溶解，加稀醋酸稀释至刻度，摇匀，滤过，精密量取续滤液 10ml，置 100ml 容量瓶中，加水稀释至刻度摇匀。按紫外-可见分光光度法（通则 0401），在 271nm 波长处测吸光度为 0.420。另取甲氧苄啶对照品 0.051 34g，同法测定，在 271nm 波长处测吸光度为 0.416。试计算甲氧苄啶片的含量是否符合规定。

解析：

固体制剂：标示量(%) = $\dfrac{\dfrac{A_x \cdot C_R}{A_R} \cdot V \cdot D \cdot \overline{w}}{m \cdot S} \cdot 100\%$

$= \dfrac{\dfrac{0.420 \times 0.051\ 434}{0.416} \times 1.200\ 3}{0.057\ 83 \times 20 \times 50 \times 10^{-3}} \times 100\%$

$= 107.6\%$

《中国药典》规定本品含甲氧苄啶 $C_{14}H_{18}N_4O_2$ 不得少于 99.0%，故含量不符合规定。

（2）吸收系数法　按品种项下的方法配制供试品，在规定波长处测定其吸光度，再以该品种项下规定条件下的吸收系数计算含量。用本法测定时，吸收系数通常应大于 100，并注意仪器的校正和检定。按下式计算被测溶液浓度：

$$C_x(g/ml) = \dfrac{A}{E_{1cm}^{1\%} \times l} \times \dfrac{1}{100}　　　　(2-20)$$

式中：C_x 为供试品溶液浓度（g/ml）；A 为供试品溶液的吸光度；$E_{1cm}^{1\%}$ 为供试品的吸光系数；l 为液层厚度（cm）。

则药物的实际测得量为：$m_x = \dfrac{A}{E_{cm}^{1\%} \times l} \times V \times D \times \dfrac{1}{100}$。则药物的百分含量为：

原料药：含量(%) = $\dfrac{\dfrac{A}{E_{1cm}^{1\%}l} \times V \times D \times \dfrac{1}{100}}{m} \times 100\%$ (2-21)

固体制剂：标示量(%) = $\dfrac{\dfrac{A}{E_{cm}^{1\%}l} \times V \times D \times \dfrac{1}{100} \times \overline{w}}{m \times S} \times 100\%$ (2-22)

液体制剂：标示量(%) = $\dfrac{\dfrac{A}{E_{cm}^{1\%}l} \times V \times D \times \dfrac{1}{100} \times 位制容量}{m \times S} \times 100\%$ (2-23)

式中：A 为供试品溶液的吸光度；$E_{1cm}^{1\%}$ 为供试品的吸光系数；l 为液层厚度（cm）；V 为供试品初次配制的体积（ml）；D 为稀释倍数；$\overline{w}$ 为平均片重；m 为供试品取样量；S 为标示量。

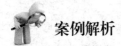
案例解析

对乙酰氨基酚的含量测定

精密称取本品 39.87mg，置 250ml 量瓶中，加 0.4% 氢氧化钠溶液 50ml 溶解后，加水至刻度，摇匀，精密量取 5ml，置 100ml 量瓶中，加 0.4% 氢氧化钠溶液 10ml，加水至刻度。摇匀，采用分光光度法在 257nm 的波长处测得吸光度为 0.568，按 $C_8H_9NO_2$ 的吸光系数 $E_{1cm}^{1\%}$ 为 715 计算。试计算对乙酰氨基酚的含量是否符合规定。

解析： 含量(%) = $\dfrac{\dfrac{A}{E_{1cm}^{1\%}L} \times V \times D \times \dfrac{1}{100}}{m} \times 100\%$

$$= \dfrac{0.568 \times 250 \times \dfrac{100}{5}}{715 \times 1 \times 100 \times 39.87 \times 10^{-3}} \times 100\%$$

$$= 99.6\%$$

《中国药典》规定本品含 $C_8H_9NO_2$ 应为 98.0% ~ 102.0%，含量符合规定。

（3）计算分光光度法　计算分光光度法有多种，使用时应按各品种项下规定的方法进行。当吸光度处在吸收曲线的陡然上升或下降部位测定时，波长的微小变化可能对测定结果造成显著影响，故对照品和供试品的测定条件应尽可能一致。计算分光光度法一般不宜用作含量测定。

（4）比色法　供试品本身在紫外-可见光区没有强吸收，或在紫外-可见光区虽有吸收但为了避免干扰或提高灵敏度，可加入适当的显色剂，使反应产物的最大吸收移至可见光区，这种测定方法称为比色法。

用比色法测定时，由于显色时影响显色深浅的因素比较多，应取供试品与对照品或标准品同时操作。除另有规定外，比色法所用的空白系指用同体积的溶剂代替对照品或供试品溶液，然后依次加入等量的相应试剂，并用同样方法处理。在规定的波长处测定对照品和供试品溶液的吸光度后，按上述（1）法计算供试品浓度，并求其含量。

当吸光度和浓度关系不成良好线性关系时，应取数份梯度量的对照品溶液，用溶剂补充至同一体积，显色后测定各份溶液的吸光度，然后以吸光度与相应的浓度绘制标准曲线，再根据供试品的吸光度在标准曲线上查得其相应浓度，并求出其含量。

三、色谱分析法

色谱分析法是一种分离分析方法，系根据混合物中各组分色谱行为差异，将各组分从混合物中分离后再选择性对待测组分进行分析的方法。色谱分析法是依据分离原理可分为吸附色谱法、分配色谱法、离子交换色谱法、高效液相色谱法等。依据分离方式可以分为纸色谱法、薄层色谱法、柱色谱法、气相色谱法、排阻色谱法等。下面仅介绍在定量分析常用的高效液相色谱法和气相色谱法。

（一）高效液相色谱法

高效液相色谱法系采用高压输液泵将规定的流动相泵入装有填充剂的色谱柱，对供试品进行分析测定的色谱方法。注入的供试品，由流动相带入柱内，各组分在柱内被分离，并依次进入检测器，有积分仪或数据处理系统记录和处理色谱信号。

1. 对仪器的一般要求和色谱条件 所用的仪器为高效液相色谱仪。仪器应定期检定并符合有关规定。色谱柱的填充剂和流动相的组分按各品种项下的规定。除另有规定外，柱温为室温，检测器为紫外检测器。

在用紫外吸收检测器时，所用流动相应符合紫外-可见分光光度法（《中国药典》通则0401）项下对溶剂的要求。

药典正文中各品种项下规定的固定相种类、流动相组分、检测器类型不得任意改变；其余条件如色谱柱内径、长度、固定相牌号、载体粒度、流动相流速、混合流动相各组分的比例、柱温、进样量、检测器的灵敏度等，均可适当改变，以适应具体品种并达到系统适用性试验的要求。一般色谱图约于20min内记录完毕。

2. 系统适用性试验 按各品种项下要求，用规定的对照品对仪器进行试验和调整，使其在最小理论板数、分离度、重复性和拖尾因子方面达到规定的要求。

（1）色谱柱的理论塔板数（n） 按$n = 5.54(t_R/W_{h/2})^2$计算色谱柱的理论塔板数。

（2）分离度 分离度（R）的计算公式为：

$$R = \frac{2(t_{R_2}-t_{R_1})}{W_1+W_2} \tag{2-24}$$

式中：t_{R2}为相邻两峰中后一峰的保留时间；t_{R1}为相邻两峰中前一峰的保留时间；$W_{h/2}$为峰高处的峰宽；W_1和W_2为此相邻两峰的峰宽。

注意：计算时，保留时间和峰宽的单位要统一。除另外有规定外，分离度应大于1.5。

（3）重复性 取各品种项下的对照溶液，连续进样5次，除另有规定外，其峰面积测量值得相对标准偏差应不大于2.0%。也可按各品种项下，配制相当于80%、100%和120%的对照品溶液，加入规定量的内标溶液，配成3种不同浓度的溶液，分别进样 3 次，计算平均校正因子，其相对标准偏差也应不大于 2.0%。

（4）拖尾因子　特别是当采用峰高法测量时，应检查待测峰的拖尾因子（T）是否符合各品种项下的规定。

$$T = \frac{W_{0.05h}}{2d_1} \quad\quad (2-25)$$

式中：$W_{0.05h}$ 为 0.05 峰高处的峰宽；d_1 为峰极大至峰前沿之间的距离。

3. 测定法　含量测定时，可根据供试品或仪器的具体情况采用峰面积法或峰高法。一般情况下大多采用峰面积法。测定供试品中主成分含量时，常用以下的两种方法。

（1）内标法　按各品种项下的规定，精密称（量）取对照品和内标物质，分别配成溶液，精密量取各适量，混合配成校正因子测定用的对照液。取一定量注入仪器，记录色谱图。测量对照品和内标物质的峰面积或峰高，按下式计算校正因子：

$$校正因子(f) = \frac{A_s/c_s}{A_R/c_R} \quad\quad (2-26)$$

式中：A_s 为内标物质的峰面积或峰高；A_R 为对照品的峰面积或峰高；c_s 为内标物质的浓度；c_R 为对照品的浓度。

再取各品种项下含有内标物质的供试品溶液，注入仪器，记录色谱图，测量供试品中待测成分和内标物质的峰面积或峰高，按下式计算含量：

$$含量(C_x) = f \cdot \frac{A_x}{A_s/C_s} \quad\quad (2-27)$$

原料药：

$$含量(\%) = \frac{f \cdot \dfrac{A_x}{A_s/C_s} \cdot V \cdot D}{m} \times 100\% \quad\quad (2-28)$$

固体制剂：

$$标示量(\%) = \frac{f \cdot \dfrac{A_x}{A_s/C_s} \cdot V \cdot D \cdot \overline{w}}{m \times S} \times 100\% \quad\quad (2-29)$$

液体制剂：

$$标示量(\%) = \frac{f \cdot \dfrac{A_x}{A_s/C_s} \cdot V \cdot D \times 单位制剂容量}{m \times S} \times 100\% \quad\quad (2-30)$$

式中：A_x 为供试品的峰面积或峰高；C_x 为供试品的浓度；A_s 为内标物质的峰面积或峰高；C_s 为内标物质的浓度；f 为校正因子；V 为供试品初次配制的体积；D 为稀释倍数；m 为供试品取样量；S 为标示量。

采用内标法，可避免因样品前处理及进样体积误差对测定结果的影响。

（2）外标法　按各品种项下的规定，精密称（量）取对照品和供试品，配制成溶液，分别精密取一定量，注入仪器，记录色谱图，测量对照品溶液和供试品溶液中待测成分的峰面积（或峰高），按下式计算含量：

$$含量(C_x) = C_R \cdot \frac{A_x}{A_R} \quad\quad (2-31)$$

原料药：　　　　　含量(%) = $\dfrac{C_R \cdot \dfrac{A_x}{A_R} \cdot V \cdot D}{m} \times 100\%$　　　　　　(2-32)

固体制剂：　　　　标示量(%) = $\dfrac{C_R \cdot \dfrac{A_x}{A_R} \cdot V \cdot D \cdot \overline{w}}{m \times S} \times 100\%$　　　　　(2-33)

液体制剂：　　　　标示量(%) = $\dfrac{C_R \cdot \dfrac{A_x}{A_R} \cdot V \cdot D \times 单位制容量}{m \times S} \times 100\%$　　　(2-34)

式中各符号意义同公式（2-27）~（2-30）。

由于微量注射器不易精确控制进样量，当采用外标法测定供试品中成分或杂质含量时，以定量环或自动进样器进样为好。

课堂互动

高效液相色谱法测定复方磺胺甲噁唑片的含量

色谱条件与系统适用性试验　用十八烷基键合硅胶为填充剂；以乙腈－水－三乙胺（200：799：1）（用氢氧化钠试液或冰醋酸调节 pH 值至 5.9）为流动相，检测波长为 240nm，理论板数按甲氧苄啶峰计算不低于 4000，磺胺甲噁唑与甲氧苄啶峰的分离度应符合要求。

测定法　取本品 10 片，精密称定，研细，精密量取适量（约相当于磺胺甲噁唑 44mg），置 100ml 量瓶中，加 0.1mol/L 盐酸溶液适量，超声处理使两主成分溶解，用 0.1mol/L 盐酸溶液稀释到刻度，摇匀，滤过，精密量取续滤液 10μl，注入液相色谱仪，记录色谱图，另取磺胺甲噁唑对照品和甲氧苄啶对照品各适量，精密称定，加 0.1mol/L 盐酸溶液溶解并稀释制成每 1ml 中含磺胺甲噁唑 0.44mg 与甲氧苄啶 89μg 的溶液，摇匀，同法测定。

回答：1. 此法为高效液相色谱法中的哪种方法？

2. 列出本法涉及的计算公式。

（二）气相色谱法

气相色谱法系采用气体为流动相（载气）流经装有填充剂的色谱柱进行分离测定的色谱方法。物质或其衍生物气化后，被载气带入色谱柱进行分离，各组分先后进入检测器，用数据处理系统记录色谱信号。

药品质量标准中规定的色谱条件，除检测器种类、固定液品种及特殊指定的色谱柱材料不得任意改变外，其余如色谱柱内径、长度、担体牌号，粒度、固定液涂布浓度、载气流速、柱温、进样量、检测器的灵敏度等，均可适当改变，以适应具体品种并符合系统适用性试验的要求。一般色谱图应在 30min 内记录完毕。

1. 对仪器的一般要求　所用的仪器为气相色谱仪，由载气源、进样系统、色谱柱、柱温箱、检测器和数据处理系统等组成。进样部分、色谱柱和检测器的温度均应根据分析要求适当设定。

（1）载气源　气相色谱法的流动相为气体，称为载气，氦、氮和氢都可用作载气，可由高压钢瓶或高纯度气体发生器提供，经适当的减压装置，以一定的流速经过进样器和色谱柱；根据供试品的性质和检测器类型选择载气，除另有规定外，常用载气为氮气。

（2）进样部分　进样方式一般可采用溶液直接进样、自动进样或顶空进样。

溶液直接进样采用微量注射器、微量进样阀或由分流装置的气化室进样；采用溶液直接进样或自动进样时，进样口温度应高于柱温 30～50℃；进样量一般不超过数微升；柱径越细，进样量应越少，采用毛细管柱时，一般应分流以免过载。

顶空进样适用于固体和液体供试品中挥发性组分的分流和测定。将固体和液态的供试品制成供试液后，置于密闭小瓶中，在恒温控制的加热室中加热至供试品中挥发性组分在液态和气态达到平衡后，由进样器自动吸取一定体积的顶空气注入色谱柱中。

（3）色谱柱　色谱柱为填充柱或毛细管柱。填充柱的材质为不锈钢或玻璃，内径为 2～4m，内装吸附剂、高分子多孔小球或涂渍固定液的载体，粒径为 0.18～0.25mm、0.15～0.18mm 或 0.125～0.15mm. 常用固定液有甲基聚硅氧烷化处理的硅藻土或高分子多孔小球。毛细管柱的材质为玻璃或石英，内壁或载体经涂渍或交联固定液，内径一般为 0.25mm、0.32mm 或 0.53mm，柱长 5～60m，固定液膜厚 0.1～5.0μm，常用固定液有甲基聚硅氧烷，不同比例组成的苯基甲基聚硅氧烷、聚乙二醇等。

（4）柱温箱　由于柱温箱温度的波动会影响色谱分析结果的重现性，因此柱温箱控温精度应在±1℃，且温度波动小于每小时 0.1℃。温度控制系统分为恒温和程序升温两种。

（5）检测器　适合气相色谱法的检测器有氢火焰离子化检测器（FID）、热导检测器（TCD）、氮磷检测器（NPD）、火焰光度检测器（FPD）、电子捕获检测器（ECD）、质谱检测器（MS）等。

（6）数据处理系统　可分为记录仪、积分仪以及计算机工作站等。

2. 系统适用性试验　除另有规定外，应照高效液相色谱法（通则 0512）项下的规定。

3. 测定法　除高效液相色谱法项下的内标法和外标法外，亦可采用标准溶液加入法，方法如下：

精密称（量）取待测组分对照品适量，配制成适当浓度的对照品溶液，取一定量，精密加入到供试品溶液中，根据外标法或内标法测定含量，再扣除加入的对照品溶液含量，即得供试品含量。

由于加入对照品溶液前后校正因子应相同，故可按下式计算待测组分的浓度：

$$\frac{A_{is}}{A_x} = \frac{C_x + \Delta C_x}{C_x} \qquad C_x = \frac{\Delta C_x}{(A_{is}/A_x) \cdot -1} \qquad (2-35)$$

式中：C_x 为供试品中组分 X 的浓度；A_x 为供试品中组分 X 的色谱峰面积；ΔC_x 为所加入的已知浓度的待测组分对照品的浓度；A_{is} 为加入对照品后组分 X 的色谱峰面积。

由于气相色谱法中的进样量一般仅数微升，为减少进样误差，尤其当采用手动进样时，由于留针时间和室温等对进样量也有影响，故以采用内标法定量为宜；若采用自动进样器时，由于进样重复性的提高，在保证分析误差的前提下，也可采用外标法定量。当采用顶空进样时，由于供试品和对照品处于不完全相同的基质中，故可采用标准溶液加入法以消除基质效应的影响；当标准溶液加入法与其他定量方法结果不一致时，应以标准溶液加入法结果为准。

知 识 链 接

顶空气相色谱法

　　顶空气相色谱法又称液上气相色谱分析，在气相色谱仪进样口前面增加一个顶空进样装置的一种色谱技术，为将顶空装置与气相色谱仪联用的仪器。液-液萃取和固相萃取相比，既可以避免在除去溶剂时引起挥发物的损失，又可以降低提取物引起的噪音，具有更高灵敏度和分析速度，对分析人员和环境危害更小，操作简便，是一种符合"绿色分析化学"要求的分析手段。

　　目前，顶空气相色谱法常用于酒后开车司机或行人发生交通事故后对其血液中酒精进行定性定量的确证分析、中西医药投入市场前其残留溶剂的标准分析、刑事案件中有毒气体和挥发性毒物的认定分析等。

第五节　药物分析方法的验证

一、分析方法验证的主要内容

　　分析方法验证主要内容有：准确度、精密度（包括重复性、中间精密度和重现性）、专属性、检测限、定量限、线性、范围和耐用性。根据不同分析方法、分析目的、验证的指标也有所不同。

（一）准确度

　　准确度系指该方法测定的结果与真实值或参考值接近的程度，一般用回收率（％）表示。准确度应在规定的范围内测试。

　　1. 含量测定方法的准确度　原料药可用已知纯度的对照品或供试品进行测定，或用本法所得结果与已知准确度的另一个方法测定的结果进行比较。

$$回收率(\%) = \frac{测得量}{加入量} \times 100\%$$

　　制剂可用含已知量被测物的各组分混合物进行测定。如不能得到制剂的全部，可向制剂中加入已知量的被测物进行测定，或用本法所得结果与已知准确度的另一个方法测定的结果进行比较。

$$回收率(\%) = \frac{测得量 - 本底量}{加入量} \times 100\%$$

　　如该分析法已经测试并求出了精密度、线性和专属性，在准确度也可推算出来的情况下，这一项可不必再做。

　　2. 杂质定量测定的准确度　在验证杂质定量分析的方法准确度时，由于供试品常常难以模拟，可采用向原料药或制剂中加入已知量杂质的方法进行测定。如不能得到杂质或降解产物，可用本法测定结果与另一成熟方法进行比较，如与药典标准方法或经过验证的方法比较。在用色谱法测定杂质含量时，最好能测定杂质的响应因子或杂质对药物的相对响应因子。在不能测得杂质或降解产物的响应因子或不能测得对药物的相对响应因子。

3. 数据要求　在规定范围内，至少用9个测得结果进行评价。例如，在测定的线性范围内或实际测定浓度上下，涉及低、中、高3个不同浓度，每个浓度各分别制备3份供试品溶液，进行测定。应报告已知加入量的回收率，或测定结果平均值与真实值之差及其相对标准偏差或可信限。

（二）精密度

精密度系指在规定的测试条件下，同一个均匀供试品，经多次取样测定所得结果之间的接近程度。精密度一般用偏差、标准偏差（SD）或相对标准偏差（RSD）表示。

在相同条件下，由同一个分析人员测定所得结果的精密度称为重复性；在同一个实验室，不同分析人员于不同设备测定结果之间的精密度，称为中间精密度；在不同实验室，不同分析人员于不同时间测定的结果之间的精密度，称为重现性。含量测定和杂质的定量测定应考虑方法的精密度。

$$SD = \sqrt{\frac{\sum (X_i - \bar{X})^2}{n - 1}}$$

$$RSD(\%) = \frac{SD}{\bar{X}} \times 100\%$$

式中：x_i 为测量值；$\bar{x}$ 为平均值；n 为测量次数。

1. 重复性　在规定范围内，至少用9个测定结果进行评价。例如，设计低、中、高3个不同浓度，每个浓度各分别制备3份供试品溶液，进行测定，或将相当于100%浓度水平的供试品溶液，用至少测定6次的结果进行评价。

2. 中间精密度　为考察随机变动因素对精密度的影响，应设计方案进行中间精密度试验。变动因素为不同日期、不同分析人员、不同设备。在不同因素变化条件下，考察精密度。

3. 重现性　法定标准采用的分析方法，应进行重现性试验。例如，建立药典分析方法时，通过协同检验得出重现性结果。协同检验的目的、过程和重现性结果均应记载在起草说明书中。应注意重现性试验用的样品本身的质量均匀性和储藏运输中的环境影响因素，以免影响重现性结果。

4. 数据要求　所测数据均应报告标准偏差、相对标准偏差和可信限。

（三）专属性

专属性系指在其他成分（如杂质、降解产物、辅料等）可能存在下，采用的方法能正确测定出被测物的特性。鉴别反应、杂质检查和含量测定方法，均应考察其专属性。如方法不够专属，应采用多个方法予以补充。

1. 鉴别反应　应能与可能共存的物质或结构相似化合物区分。不含被测成分的供试品，以及结构相似或组分中的有关化合物，应均呈负反应。

2. 含量测定和杂质检查　色谱法和其他分类方法，应附代表性图谱，以说明方法的专属性，并应标明各个成分在图中的位置，色谱法中的分离度应符合要求。

在杂质可获得的情况下，对于含量测定，试样中可加入杂质或辅料，考察测得结果是否受干扰，并可与未知杂质或附录的试样比较测定结果。对于杂质测定，也可向试样中加入一定量的杂质，考察杂质之间能否得到分离。

在杂质或降解产物不能获得的情况下，可将含有杂质或降解产物的试样进行测定，与另一个经验证了的方法或药典方法比较结果。用强光照射、高温、高湿、酸（碱）水解或氧化的方法进行加速破坏，以研究可能的降解产物和降解途径。含量测定方法应比对两法的结果，杂质检查应比对检出的杂质个数，必要时可采用光二极管阵列检测和质谱检测，进行峰纯度检查。

（四）检测限

检测限系指试样中被测物能被检出的最低量或浓度。药品的鉴别试验和杂质检查方法，均应通过测试确定方法的检测限。常用的方法如下。

1. 非仪器分析目测法　用已知浓度的被测物，试验出能被可靠地检出的最低浓度或量。

2. 信噪比　用于能显示基线噪声的分析方法，即把已知低浓度试样测出的信号与空白样品测出的信号进行比较，算出能被可靠地测出的最低浓度或量。一般以信噪比为 $3:1$ 或 $2:1$ 时相应浓度或注入仪器的量确定检测限。

3. 数据要求　应附测试图谱，说明测试过程和检测结果。

（五）定量限

定量限系指试样中被测物能被定量测定的最低量，其测定结果应具有一定准确度和精密度。杂质和降解产物用定量测定方法研究时，应确定方法的定量限。

常用信噪比确定定量限。一般以信噪比为 $10:1$ 时相应浓度或注入仪器的量确定定量限。

（六）线性

线性系指在设计范围内，测试结果与试样中被测物浓度直接成正比关系的程度。

应在规定的范围内测定线性关系。可用一储备液经精密稀释，或分别精密称样，制备一系列供试样品的方法进行测定，至少制备 5 份供试样品。以测得的响应信号作为被测物浓度的函数作图，观察是否成线性，再用最小二乘法进行线性回归。必要时，相应信号可经数学转换，再进行线性回归计算。

数据要求：应列出回归方程、相关系数和线性图。

（七）范围

范围系指能达到一定精密度、准确度和线性，测试方法适用的高低限浓度或量的区间。

范围应根据分析方法的具体应用和线性、准确度、精密度结果和要求确定。原料药和制剂含量测定，范围应为测试浓度的 80%～120%；制剂含量均匀度检测，范围应为测试浓度的 70%～130%，根据剂型特点，如气雾剂和喷雾剂，范围可适当放宽；溶出度或释放度中的溶出量测定，范围应为限度的+20%，如规定了限度范围，则应为下限的−20% 至上限的+20%；杂质测定，范围应根据初步实测，拟定为规定限度的±20%。

（八）耐用性

耐用性系指在测定条件有微小的变动时，测定结果不受影响的承受程度，此方法可用于常规检验依据。开始研究分析方法时，就应考虑其耐用性。如果测试条件要求苛刻，则应在方法中写明。典型的变动因素有：被测溶液的稳定性、样品的提取次数、时间等。液相色谱法中典型的变动因素有：流动相的组成和 pH 值、不同厂牌或不同批号的同类型色谱柱、柱温、流速等。气相色谱法变动因素有：不同厂牌或不同批号的色谱柱、固定相、不同类型的担体、柱温、进样口和检测器温度等。

经试验，应说明小的变动能否通过设计的系统适用性试验，以确保方法有效。

各类药物分析方法所需要验证的项目总结于表 2-2。

表 2-2　检验项目和验证内容

内容 ＼ 项目	鉴别	杂质测定		含量测定及溶出量测定
		定量	限度	
准确度	-	+	-	+
精密度				
重复性	-	+①	-	+①
中间精密度	-	+	-	+
专属性②	+	+	+	+
检测限	-	-③	+	-
定量限	-	+	-	-
线性	-	+	-	+
范围	-	+	-	+
耐用性	+	+	+	+

注：①已有重现性验证，不需要中间精密度。②如一种方法不够专属，可用其他分析方法予以补充。③视具体情况予以验证。

二、应用案例

1. 解郁安神片中甘草酸含量测定方法中，专属性验证试验　按处方比例和制备工艺制备炙甘草和制远志的阴性对照品，制备炙甘草和制远志阴性对照品溶液，分别进样甘草酸单铵盐对照品溶液、供试品溶液、炙甘草和制远志阴性对照品溶液及溶剂，结果甘草酸与其他峰分离较好，阴性对照液在相应位置无干扰。

2. 阿司匹林片的含量测定方法中，线性与范围验证试验　以阿司匹林溶液的最大吸收波长（276nm）作为检测波长，以阿司匹林峰具有良好的色谱行为（分离度、理论板数、拖尾因子等）和足够的灵敏度和精密度确定供试品溶液浓度为 0.1mg/ml（进样 10μl）。以此确定范围应为 0.08～0.12mg/ml（相当于 80%～120%），并适当拓宽，由不少于 5 各浓度点的系列标注溶液，建立线性与范围。例如，可制备 0.04mg/ml、0.08mg/ml、0.10mg/ml、0.12mg/ml、0.16mg/ml 和 0.20mg/ml 的系列阿司匹林标准溶液，分析进样测定，以阿司匹林峰面积为纵坐标（y）、浓度（g/ml）为横坐标（x），用最小二乘法进行线性回归分析，求得回归方程 $y = a + bx$。其中，当 $x = 0.1mg/ml$（相当于 100%）时，$a \leqslant 0.1b/100$，$r \geqslant 0.999$ 为宜。

3. 阿司匹林片的含量测定方法中，准确度与精密度验证试验　取阿司匹林对照品 8mg、10mg 和 12mg（分别相当于含量测定的 80%、100% 和 120%）各 3 份，精密称定，分置 100ml 量瓶中，各加入处方量的混合辅料，照拟定方法测定。计算各样品的含量，根据加入量计算回收率（准确度）和重复性（精密度）。另由不同分析人员于不同时间用不同仪器同法测定，计算中间精密度。

4. 解郁安神片中甘草酸含量测定方法中，重复性验证试验　取同一批号的样品，按规定方法制备供试品溶液，独立进行 5 次测定，计算其相对标准偏差。

本 章 小 结

	药物性状与鉴别方法	性状：外观、臭、味、溶解度、物理常数
		鉴别方法： 1. 化学鉴别法　呈色、沉淀、荧光或气体生成反应 2. 光谱鉴别法　紫外-可见分光光度法、红外分光光度法、近红外分光光度法、原子吸收分光光度法 3. 色谱鉴别法　薄层色谱法、高效液相色谱法和气相色谱法 4. 生物学鉴别法　微生物或实验动物进行鉴别的方法
药物分析基本知识	常用物理常数测定方法	相对密度 熔点 pH 值 比旋度 折光率
	药物含量测定方法	原料药：含量（%）$= \dfrac{m_x}{m} \cdot 100\%$ 固体制剂：标示量（%）$= \dfrac{m_x \cdot \overline{w}}{m \cdot S} \cdot 100\%$ 液体制剂：标示量（%）$= \dfrac{m_x \cdot 单位制剂容量}{m \cdot S} \cdot 100\%$

容量分析	直接滴定法：$m_x = VTF$	
	剩余滴定法：$m_x = (V_0 - V)TF$	
光谱法	紫外-可见分光光度法	
	1. 对照品比较法　$m_x = \dfrac{A_x \cdot C_R}{A_R} \cdot V \cdot D$	
	2. 吸收系数法　$m_x = \dfrac{A}{E_{cm}^{1\%} \cdot l} \cdot V \cdot D \times \dfrac{1}{100}$	
色谱法	高效液相色谱法	
	1. 内标法　含量 $(C_x) = f \cdot \dfrac{A_x}{A_s/C_s'}$	
	2. 外标法　含量 $(C_x) = C_R \cdot \dfrac{A_x}{A_R}$	
	气相色谱法测定方法同上	

续表

药物分析基本知识	药物分析方法验证	1. 准确度　该方法测定的结果与真实值或参考值接近的程度 2. 精密度　在规定的测试条件下，同一个均匀样品，经多次取样测定所得结果之间的接近程度 3. 专属性　系指在其他成分可能存在下，采用的方法能正确测定出被测物的特性 4. 检测线　系指试样中被测物能被检测出的最低浓度或量 5. 定量限　系指试样中被测物能被定量测定的最低量 6. 线性　系指在设计范围内，测试结果与试样中被测物浓度直接呈正比关系的程度 7. 范围　系指能达到一定精密度、准确度和线性，测试方法适用的高低限浓度或量的区间 8. 耐用性　系指在测定条件下有微小的变动时，测定结果不受影响的承受程度

目标检测

一、单项选择题

1. 供试品在毛细管内开始局部液化出现明显液滴时的温度为 （　　　）

   A. 全熔　　　　　B. 终熔　　　　　C. 初熔

   D. 熔点　　　　　E. 熔融

2. 旋光法测定的药物应具有 （　　　）

   A. 不对称碳原子　B. 共轭体系　　　C. 立体结构

   D. 氢键　　　　　E. 苯环结构

3. 测定溶液的 pH 时，用作指示电极的为 （　　　）

   A. 玻璃电极　　　B. 甘汞电极　　　C. 石墨电极

   D. 铜电极　　　　E. 氢电极

4. 在紫外-可见分光光度法中，与溶液浓度和液层厚度成正比的是 （　　　）

   A. 透光率　　　　B. 吸收系数　　　C. 吸光度

   D. 测定波长　　　E. 狭缝宽度

5. 色谱法中用于定量的参数是 （　　　）

   A. 峰面积　　　　B. 保留时间　　　C. 保留体积

   D. 峰宽　　　　　E. 死时间

6. 用于衡量色谱法峰是否对称的参数是 （　　　）

   A. 保留值　　　　B. 校正因子　　　C. 峰宽

   D. 拖尾因子　　　E. 分离度

7. 药物鉴别试验的主要目的是 （　　　）

   A. 判断药物的优劣　B. 判断药物的真伪　C. 判断药物的组成

   D. 判断药物的疗效　E. 判断药物的性质

8. 在紫外-可见分光光度法中，吸光度 A 的最佳范围是 （　　　）

   A. 0.1~0.2　　　　B. 0.3~0.5　　　　C. 0.5~0.7

   D. 0.2~0.7　　　　E. 0.2~0.5

二、配伍选择题

[9~11]

A. 0.3~0.7　　　　　B. >1.5　　　　　C. ≤2.0%

D. ≤0.1%　　　　　E. 0.95~1.05

在高效液相色谱法的系统适用性试验中，除另有规定外

9. 定量分析时，对分离度的要求是（　　　）

10. 在重复性试验中，对峰面积测量值得 RSD 的要求是（　　　）

11. 用峰高定量时，对拖尾因子的要求是（　　　）

[12~13]

A. 吸光度　　　　　B. 熔点　　　　　C. 旋光度

D. 酸度　　　　　　E. 密度

12. 偏振光旋转的角度（　　　）

13. 溶液中氢离子活度的负对数（　　　）

三、多项选择题

14. 紫外分光光度法应用于含量测定的方法为（　　　）

A. 吸收系数法　　　B. 对照品对照法　　　C. 内标法加校正因子

D. 内标法　　　　　E. 计算分光光度法

15. 以下为药物物理常数的是（　　　）

A. 熔点　　　　　　B. 吸光度　　　　　C. 理论板数

D. 比旋度　　　　　E. 旋光度

四、简答题

1. 药物鉴别试验常用的方法有哪些？

2. 简述药物分析方法验证的主要内容。

五、计算题

呋塞米（$C_{12}H_{11}ClN_2O_5S$）注射液的含量测定（规格 2ml：20mg）精密量取本品 2ml，置 100ml 量瓶中，用 0.4% 氢氧化钠溶液稀释至刻度，摇匀。精密量取 5ml 置另一 100ml 量瓶中，用 0.4% 氢氧化钠溶液稀释至刻度，摇匀。在 271nm 波长处测定吸光度为 0.578。按 $C_{12}H_{11}ClN_2O_5S$ 吸收系数 $E_{cm}^{1\%}$ 为 580 进行计算，试计算本品标示量百分含量。

实训二　药物鉴别技术

【实训目的】

（1）掌握几种常见药物的鉴别方法和原理。

（2）熟悉几种常见药物鉴别试验的操作。

（3）能正确的做出鉴别结果判断。

【实训原理】

（一）阿司匹林

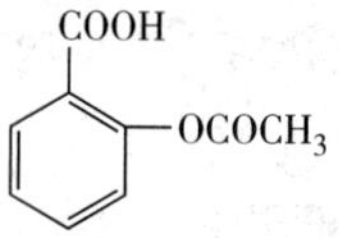

（1）加热水解后与三氯化铁试液反应　阿司匹林分子结构中无游离酚羟基，与三氯化铁试液不发生显色反应。但其水溶液加热（或较长时间放置，或加少量碱），水解后产生具有酚羟基的水杨酸，可与三氯化铁试液作用，生成紫堇色的配位化合物。

（2）水解反应　阿司匹林分子结构中具有酯键，与碳酸钠试液共热，水解生成水杨酸钠和醋酸钠，放冷后用稀硫酸酸化，析出白色的水杨酸沉淀，并产生醋酸的臭气。

（二）盐酸普鲁卡因

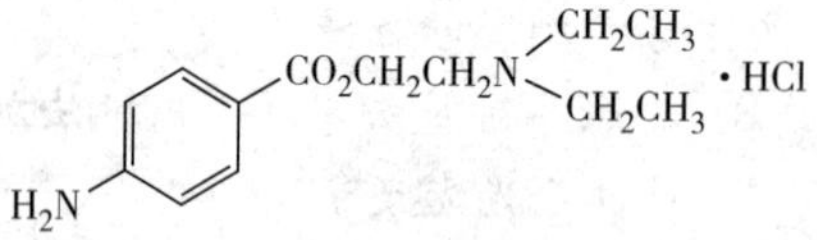

1. 显氯化物的鉴别反应

（1）沉淀反应：本品在稀硝酸酸性中，与硝酸银试液反应生成白色凝乳状的氯化银沉。沉淀溶于氨试液，再加稀硝酸酸化后，沉淀复生成。

（2）氧化还原反应：本品与二氧化锰、硫酸加热发生氯气，氯气能使湿润的碘化钾淀粉试纸显蓝色。

2. 芳香第一胺的反应　盐酸普鲁卡因分子结构中具有芳香第一胺，可发生重氮化-偶合反应。在盐酸溶液中与亚硝酸钠进行重氮化反应，生成的重氮盐，再与碱性β-萘酚偶合生成有色的偶氮化合物。

（三）异烟肼

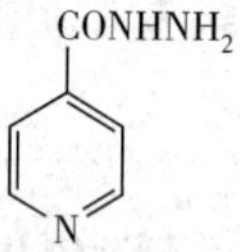

银镜反应：异烟肼分子中的酰肼基具有还原性，可与氨制硝酸银试液反应生成异烟酸和单质银沉淀，肼基则被氧化成氮气。

（四）维生素 B_1

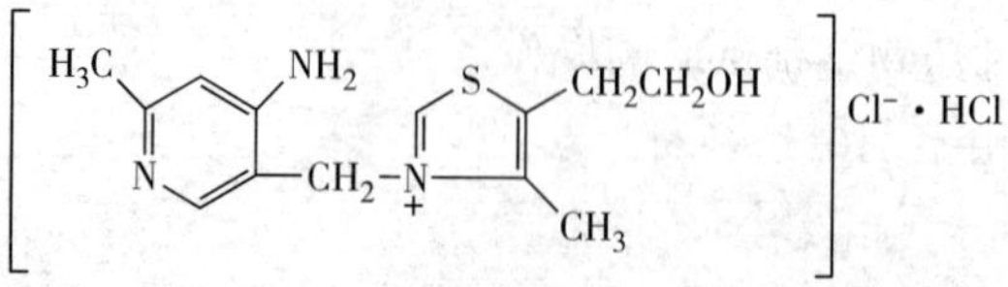

硫色素反应：维生素 B₁ 在碱性溶液中，可被铁氰化钾氧化生成硫色素。硫色素溶于正丁醇（或异丁醇）中，显蓝色荧光。

（五）乙胺嘧啶

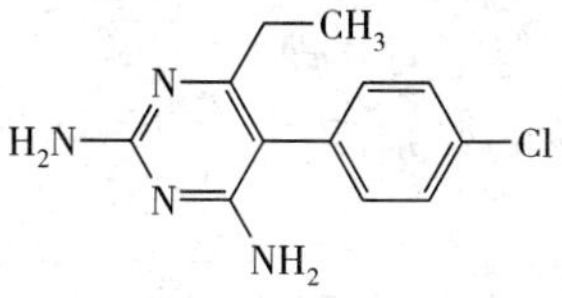

乙胺嘧啶分子结构中有共轭双键，在紫外光区有吸收。可利用紫外分光光度法鉴别。

【实训条件】

1. 仪器 分析天平、研钵、移液管、量筒（10ml）、漏斗、酒精灯、水浴锅。

2. 试药与试剂 阿司匹林片、盐酸普鲁卡因注射液、异烟肼片、维生素 B₁ 片、乙胺嘧啶、纯化水、三氯化铁试液、碳酸钠试液、硝酸银试液、氨制硝酸银试液、稀硝酸、稀硫酸、二氧化锰、碘化钾-淀粉试纸、亚硝酸钠溶液、碱性 β-萘酚试液、二氯靛酚钠试液、氢氧化钠试液 2.5ml、铁氰化钾试液、正丁醇。

【操作方法】

（一）阿司匹林片的鉴别

（1）取本品的细粉适量（约相当于阿司匹林 0.1g），加水 10ml，煮沸，放冷，加三氯化铁试液 1 滴，即显紫堇色。

（2）取本品细粉适量（约相当于阿司匹林 0.5g），加碳酸钠试液 10ml，振摇后，放置 5min，滤过，滤液煮沸 2min，放冷，加过量的稀硫酸，即析出白色沉淀，并产生醋酸臭气。

（二）盐酸普鲁卡因注射液的鉴别

1. 本品水溶液显氯化物的鉴别反应

（1）取供试品溶液，加稀硝酸使成酸性后，滴加硝酸银试液，即生成白色凝乳状沉淀；分离，沉淀加氨试液即溶解，再加稀硝酸酸化后，沉淀复生成。如供试品为生物碱或其他有机碱的盐酸盐，须先加氨试液使成碱性，将析出的沉淀滤过除去，取滤液进行试验。

（2）取供试品少量，置试管中，加等量的二氧化锰：混匀，加硫酸湿润，缓缓加热，即发生氯气，能使用水湿润的碘化钾淀粉试纸显蓝色。

2. 本品显芳香第一胺的鉴别反应 取本品约 50mg，加稀盐酸 1ml，必要时缓缓煮沸溶解，放冷，加 0.1mol/L 的亚硝酸钠溶液数滴，滴加碱性 β-萘酚试液数滴，即产生猩红色沉淀。

（三）异烟肼片的鉴别

取本品的细粉适量（约相当于异烟肼 0.1g），加水 10ml，振摇，滤过，取滤液加氨制硝酸银试液 1ml，即发生气泡与黑色浑浊，并在试管壁上生成银镜。

（四）维生素 B_1 片的鉴别

取本品的细粉适量，加水搅拌使溶解，滤过，蒸干滤液，取残渣做下列鉴别试验：

（1）取本品约5mg，加氢氧化钠试液2.5ml溶解后？加铁氰化钾试液0.5ml与正丁醇5ml，强力振摇2min，放置使分层：上面的醇层显强烈的蓝色荧光；加酸使成酸性，荧光即消失；再加碱使成碱性，荧光又复现。

（2）本品的水溶液显氯化物的鉴别反应。

（五）乙胺嘧啶

取本品，精密称定，加0.1mol/L盐酸溶液溶解，并定量稀释成每1ml中约含13μg的溶液，照紫外-可见分光光度法（通则0401），在272nm波长处有最大吸收，在261nm波长处有最小吸收。

【注意事项】

鉴别试验操作要注意"溶液的浓度"、"溶液的温度"、"溶液的酸碱度"及"反应时间"的条件控制，以便达到鉴别的准确、灵敏、快速。

【思考题】

（1）试管壁上的银镜可用什么试剂洗涤，原理是什么？

（2）阿司匹林片水解反应鉴别时为何要滤过？加过量的稀硫酸后，析出的白色沉淀是什么物质？

实训三　药物的熔点测定

【实训目的】

（1）学会药物的熔点测定方法。

（2）熟悉熔点测定仪的使用和操作方法。

【实训原理】

熔点是固体药物的一个重要物理常数，药物的熔点应与药典规定相符合。熔点与固体药物的结构有关，不同药物其熔点不同，若药物中含有杂质，则其熔点会下降，熔程加大。所以测定熔点，可以对药物进行鉴别或检查药物的纯度。

《中国药典》（2015版）测定熔点的方法有三种：第一法用于测定易粉碎的固体药品；第二法用于测定不易粉碎的固体药品，如脂肪、脂肪酸、石蜡、羊毛脂等；第三法用于测定凡士林或其他类似物质。测定方法如实训图3-1所示。

本实验采用第一法测定对乙酰氨基酚和己烯雌酚的熔点（实训表3-1）。

药典规定：对乙酰氨基酚熔点为168~172℃，己烯雌酚熔点为169~172℃。

【实训条件】

1. 仪器　熔点仪、分析天平、毛细管等。

将供试品研成细粉，按规定条件干燥

↓

装样，取供试品置毛细管中，借助玻璃管，将毛细管自上放入使自由落下数次，使粉末密集在毛细管的熔封端

↓

温度计垂直悬挂在加热用容器中，温度计底端与容器底部距离2.5cm以上

↓

将传温液装入加热用容器中，加热，使温度上升至规定的熔点低限约10℃

↓

将有供试品的毛细管用橡皮筋固定在温度计上，供试品宜与温度计汞球中部平行，浸入传温液

↓

加热，调节升温速度为每分钟上升1.0～1.5℃。记录供试品在初熔至全熔时的温度，重复测定3次，取平均值

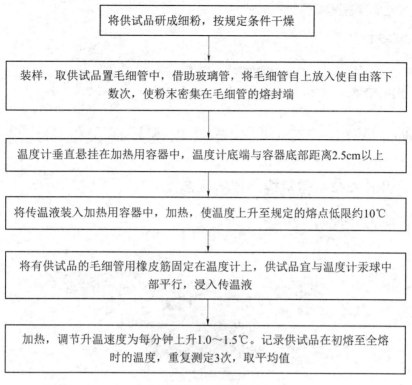

实训图 3-1　测定方法

2. 试药与试剂　对乙酰氨基酚、己烯雌酚原料。

【操作方法】

1. 纯净药物熔点的测定　取干燥的对乙酰氨基酚和己烯雌酚原料各 10mg 研细，装入适宜的毛细管中，依照熔点测定第一法法进行操作，记录初熔和全熔的温度。

2. 混合物熔点的测定　取上述两种药品各 0. 1g，混合均匀装入适宜毛细管中，依照熔点测定第一法进行操作，记录初熔和全熔的温度。

实训表 3-1　药物的熔点

药物	1	2	3	平均值
对乙酰氨基酚				
己烯雌酚				
混合物				

【注意事项】

（1）样品必须按要求烘干，在干燥和洁净的研钵中研细，用自由落体法敲击毛细管，使样品填装结实，样品填装高度为 3mm。同一批号样品高度应一致，以确保测量结果的一致性。

（2）毛细管插入仪器前用软布将外面玷污的地方清除干净，否则日久后插座下面

会积垢，导致无法检测。

【思考题】

（1）《中国药典》（2015 版）收载的药物的物理常数有哪些？

（2）说出药物纯度与熔点的关系。

附：WRS-2/2A 微机熔点仪的构造及使用方法

一、WRS-2/2A 微机熔点仪的构造

微机熔点仪的构造见实训图 3-2。

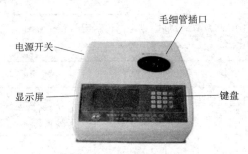

实训图 3-2　微机熔点仪

二、WRS-2/2A 微机熔点仪的使用方法

（1）开启电源开关，显示上一次起始温度及升温速率。温度 20min。此时，光标将停止在"起始温度"第一位数字，用户可通过键盘修改起始温度并按"↵"键表示确认，若起始温度不需要修改可直接按"↵"键，此时光标跳至"升温速率"第一位数字。

（2）通过键盘输入的升温速率，按"↵"键表示确认，亦可直接按"↵"键，默认当前的升温速率，此时光标又回到"起始温度"第一位数字。

（3）也可以通过光标移动"←"将光标移到需修改的数字中，然后进行修改，修改后按"↵"键表示确认。

（4）当实际炉温达到预设温度并稳定后，可以插入样品毛细管。按升温键，操作提示显示"↑"，此时仪器将按照预定的工作参数对样品进行测量。

（5）当达到出熔点时，显示初熔温度，当达到终熔点时，显示终熔点温度，同时显示熔化曲线。

（6）只要未切断电源，上述数值将一直保留。若用户想测量另一新的样品，输入完"起始温度"并按"↵"键后，原先的曲线将自动清除，开始下一样品的测量。

（陈素慧）

第三章 药物的杂质检查

学习目标

知识目标

1. 掌握药物杂质限量的概念、药物杂质检查的方法及计算方法。
2. 熟悉药物中杂质分类及其来源。
3. 了解特殊杂质的检查。

能力目标

1. 熟练掌握药物的一般杂质检查的操作和计算方法，并对结果做出正确判断。
2. 学会药物的特殊杂质检查的方法和结果判断。

药物的杂质是指药物中存在的无治疗作用或影响药物的稳定性及疗效、甚至对人体健康产生危害的物质。这些物质的存在既影响药物的质量，也反映出生产储藏过程中存在的问题。因此对药物杂质进行检查既保障用药的安全、有效，同时也为生产、流通过程的药品质量和企业管理的考核提供依据。

第一节 药物的杂质及其来源

一、杂质的来源

（一）药物的纯度

药物的纯度即药物的纯净程度，是反映药品质量的一项重要指标。

人类对药物纯度的认识是在防治疾病的实践中积累起来，并随着分离、纯化和检测技术的提高而进一步认识药物中存在的新杂质，从而不断提高对药物纯度的要求。盐酸哌替啶就是一个典型的例子。早在 1948 年，盐酸哌替啶已被收入英国药典并广泛使用，直至 1970 年经气相色谱分离鉴定，才发现其中还混有两种无效的异构体（Ⅱ）和（Ⅲ）。这两种杂质是生产中因工艺条件控制不当而产生的，它们的含量有时甚至高达 20% ~ 30%。目前中国药典、英国药典和美国药典均对这些杂质限量加以控制。由此可见对于药物纯度的要求并非一成不变，而是随着临床药物应用实践与分析测试技术的发展不断提高，日趋完善。

药物的纯度又称药用纯度或药用规格，与化学试剂的纯度或试剂规格不能混淆。前者主要从用药安全性、有效性以及对药物稳定性的影响等方面考虑，后者是从杂质

51

可能引起的化学变化对试剂的使用范围和使用目的影响来考虑的，并不考虑对人体的生理作用及毒副作用。

> **知识链接**
>
> ## 化学试剂的分类
>
> 药品只有合格品与不合格品，化学试剂可根据杂质的含量高低和用途不同分为不同级别。如试剂用氯化钾不能替代药用氯化钾使用，因为药物的纯度主要是考虑杂质的生理作用，而其他用途的物质，仅考虑其杂质对化学反应、物质稳定性的影响，如工业用酒精含醇量可能比医用酒精高，但其中的甲醇、铅含量也比较高。
>
> 化学试剂分为一般试剂、基准试剂和专用试剂。
>
> **1. 一般试剂** 指实验室中普遍使用的试剂，以其所含杂质的多少分为优级纯、分析纯、化学纯和生物试剂等。
>
> **2. 基准试剂** 常用于直接配制和标定标准溶液，标签颜色为深绿色。
>
> **3. 专用试剂** 指具有专门用途的试剂，如色谱纯试剂（如 HPLC 专用试剂）、核磁共振分析用试剂、光谱纯试剂等。
>
> **化学试剂的英文标志和标签颜色列表**
>
> | 试剂规格 | 英文标志 | 标签颜色 |
> | --- | --- | --- |
> | 优级纯 | GR | 深绿色 |
> | 分析纯 | AR | 红色 |
> | 化学纯 | CP | 中蓝色 |
> | 生物试剂 | BR 或 CR | 黄色 |

（二）药物杂质的来源

药物中的杂质主要有两方面的来源：一方面是由药物生产过程中引入；另一方面是在储存过程中受外界条件的影响，引起药物理化性质发生改变而产生。当然，药物受到污染等也会引入杂质。

1. 生产过程引入 药物在生产过程中由于所用原料不纯、反应不完全、副反应的发生、加入的试剂和溶剂等在精制时未完全除净、生产器皿有杂质等原因，可能引入未作用完全的原料、试剂、中间体或副产物以及其他杂质。例如以水杨酸为原料合成阿司匹林时，若乙酰化反应不完全可能引入水杨酸；地塞米松磷酸钠在生产过程中使用大量甲醇和丙酮，可能会残留在成品中。药物在制备过程中，也可能引入新的杂质。如盐酸普鲁卡因在制造和储藏过程中，可能水解为对氨基苯甲酸和二乙氨基乙醇。

2. 储藏过程中引入 药物在储藏过程中，由于储藏保管不当，或储藏时间过长，在外界条件如温度、湿度、日光、空气、微生物等影响下，可能使药物发生水解、氧化、分解、异构化、晶型转变、聚合、潮解和发霉等变化而产生杂质。其中，药物因发生水解及氧化反应而产生杂质较为常见。如酯、内酯、酰胺、环酰胺、卤代烃及苷类等药物在水分的存在下容易水解。如阿司匹林可水解产生水杨酸和醋酸；阿托品可水解产生莨菪醇和消旋莨菪酸等。

此外，药物的晶型不同，其理化常数、溶解性、稳定性、体内吸收和疗效也有很大差异，因此，控制药物中低效、无效以及具有毒副作用的晶型和异构体，在药物纯度研究中日益受到重视。如无味氯霉素存在多晶型现象，B 晶型为活性型，易被酯酶水解而吸收，而 A 晶型则不易被酯酶水解、活性很低。

二、药物杂质的分类

杂质可按照其性质或来源进行分类。

（一）按杂质的性质分类

1. 影响药物稳定性的杂质　药物中金属离子的存在可能会催化氧化还原反应，如 Cu^{2+} 的存在可使维生素 A 和维生素 E 易被氧化；水分的存在可使含有酯键和酰胺键结构的药物发生水解，从而影响药物的安全性和有效性。

2. 毒性杂质　药物中重金属（如银、铅、汞、铜、镉、铋、锑、锡、镍、锌等）和砷盐的过量存在，会导致人体中毒，影响到用药的安全性，应严格控制其限量。

3. 信号杂质　药物中氯化物、硫酸盐等少量存在不会对人体产生危害，但是此类杂质的存在水平可以反映药物的生产工艺和储藏状况是否正常，因此，此类杂质称为"信号杂质"。控制这类杂质的限量，同时也就控制了有关杂质的限量，从而有助于指导生产工艺和储藏条件的改善。

（二）按杂质的来源分类

1. 一般杂质　是指在自然界中分布比较广泛，在多种药物的生产和储藏过程中容易引入的杂质。由于对此类杂质的控制涉及多种药物，故在《中国药典》四部中均规定了它们的检查方法。《中国药典》（2015 版通则）规定了氯化物、硫酸盐、硫化物、硒、氟、氰化物、铁盐、重金属、砷盐、铵盐、酸碱度、干燥失重、水分、炽灼残渣、易炭化物以及残留溶剂等项目检查。

2. 特殊杂质　是指药物在生产和储藏过程中，由于药物本身的性质、生产方法和工艺的不同，可能引入的杂质。如肾上腺素中的酮体，硫酸阿托品中的莨菪碱，阿司匹林中的游离水杨酸等。一般来说，某种特殊杂质只存在于某种特定的药物中，故其检查方法收载于药典的正文中。

此外，按照杂质的结构分类，还可将杂质分为无机杂质和有机杂质（包括残留溶剂）两类。在某些情况下，杂质应属于一般杂质还是特殊杂质，并无严格区分。无论哪种杂质，都要根据其性质、特点和来源，在保证用药安全、有效的前提下，以科学、合理的方法严格进行控制。

三、药物杂质的限量控制

（一）杂质的限量

由于在生产和储藏过程中，药物都会不可避免地引入杂质，要把药物中的杂质完全除掉，不仅没有必要，也是不可能的，除了增加成本，也会受到生产工艺和条件的制约。因此，在保证用药安全、有效，不影响药物稳定性的前提下，允许药物中存在一定量的杂质。药物中所含杂质的最大允许量称为杂质限量，通常用百分之几或百万分之几表示。药物中杂质的检查，一般不要求测定其含量，而只检查杂质的量是否超过限量，该检查方法叫作杂质的限量检查。

（二）杂质限量的计算

杂质的限量可用下式表示：

$$杂质限量=\frac{允许杂质存在的最大量}{供试品量}\times100\%$$

由于供试品（S）中所含杂质的量是通过与一定量杂质标准溶液进行比较来确定的，杂质的最大允许量就是标准溶液的浓度（c）与体积（V）的乘积，因此，杂质限量（L）的计算又可用下式表示：

$$杂质限量=\frac{标准溶液的浓度\times标准溶液的体积}{供试品量}\times100\%$$

或

$$L=\frac{c\times V}{S}\times100\% \tag{3-1}$$

（三）杂质的限量检查方法

1. 对照法（又称限量法） 是指取一定量待检杂质的对照溶液与一定量供试品溶液在相同条件下加入一定的试剂处理后，比较反应结果，从而判断供试品中所含杂质是否超过限量。使用本法检查药物的杂质，须遵循平行原则。该法的检测结果，只能判定药物所含杂质是否符合限量规定，一般不能测定杂质的准确含量。各国药典主要采用本法检查药物的杂质。

注意事项：

（1）使用对照法时须注意平行原则 ①供试管和对照管应使用配套的纳氏比色管；②两管加入的试剂、反应的温度、放置的时间等均应相同；③如药物本身有色，需进行消色处理；如样品液浑浊，可过滤后，再进行反应。

（2）正确的比色（白色背景，从比色管上口垂直向下观察两管的颜色）和比浊（黑色背景，从比色管上口垂直向下观察两管的浊度），当供试品管的颜色或浊度不超过对照管的颜色或浊度时，才为合格。

（3）检查结果不符合规定或在限度边缘时应对供试管和对照管各复查两份。

2. 灵敏度法 是以检测条件下反应的灵敏度来控制杂质限量的一种方法。一般来说，灵敏度法比对照法对杂质的要求更为严格。如纯化水中的氯化物检查，是在 50ml 纯化水中加入硝酸 5 滴及硝酸银试液 1ml，要求不得发生浑浊。该法就是利用氯离子与银离子生成氯化银沉淀反应的灵敏度来控制纯化水中氯化物的限量。

3. 比较法 是指取一定量供试品依法检查，测得待检杂质的吸光度或旋光度等与规定的限量比较，不得更大。本法属于仪器分析法，主要用于药物中特殊杂质的检查。其特点是可以准确测定杂质的吸光度或旋光度（从而可计算出杂质的准确含量）并与规定限量比较，不需要对照物质。

示例 1：盐酸去氧肾上腺素中酮体的检查

取本品，依法制成每 1ml 中含 4.0mg 的溶液，照紫外-可见分光光度法（通则 0401），在 310nm 的波长处测定吸光度，不得大于 0.20。

示例 2：硫酸阿托品中莨菪碱的检查

取本品加水制成每 1ml 中含 50mg 的溶液，依法测定旋光度不得超过-0.40°。

示例 3：肾上腺素中肾上腺酮（酮体）的检查（紫外-可见分光光度法）

取本品 0.20g，置 100ml 量瓶中，加盐酸溶液（9→2000）溶解，并稀释至刻度，摇匀，在 310nm 处测定吸光度，不得超过 0.05，肾上腺酮 $E_{1cm}^{1\%}$ 为 453，求肾上腺酮的限量。

$$c_{酮体} = \frac{A}{E_{1cm}^{1\%}} \times \frac{1}{100} = \frac{0.05}{453} \times \frac{1}{100} = 1.1 \times 10^{-6} \text{（g/ml）}$$

$$L = \frac{c_{酮体}}{c_{药物}} \times 100\% = \frac{1.10 \times 10^{-6}}{2.0 \times 10^{-3}} \times 100\% = 0.055\%$$

除了以上三种杂质检查方法外，目前高效液相色谱法在杂质检查中的应用越来越广泛，该方法可有效将药物和杂质完全分离，使测得的结果更加准确。高效液相色谱法在杂质检查中兼有对照法（限量检查）和比较法（准确测得杂质的含量）的双重优点，该法主要用于特殊杂质的检查。主要方法有：①内标加校正因子法；②外标法；③加校正因子的主成分自身对照法；④不加校正因子的主成分自身对照法；⑤面积归一化法，详见本章第四节特殊杂质检查。

第二节　药物杂质的检查方法

一、一般杂质检查

《中国药典》（2015 版）对一般杂质检查多采用对照法。即在遵循平行操作的原则下，比较供试管与对照管的浊度、颜色等以判断供试品中杂质限量是否符合规定。

（一）氯化物检查

氯化物广泛存在于自然界中，在药物的生产过程中极易引入。少量的氯化物虽对人体无害，但氯化物属于信号杂质，其存在的量可以反映出药物的纯净程度以及生产工艺和储藏条件是否正常，因此，控制氯化物的量有其特殊的意义。

1. 原理　利用氯化物在硝酸酸性条件下与硝酸银试液作用，生成氯化银白色浑浊，与一定量标准氯化钠溶液在相同条件下生成的氯化银浑浊比较，以判断供试品中氯化物是否超过了限量。

$$Cl^- + Ag^+ \longrightarrow AgCl \downarrow \text{（白）}$$

2. 操作方法　取规定量的供试品，加水使溶解成 25ml（溶液如显碱性，可滴加硝酸使成中性），再加稀硝酸 10ml，溶液如不澄清，应滤过，置 50ml 纳氏比色管中，加水使成约 40ml，摇匀，即得供试品溶液。另取药品项下规定量的标准氯化钠溶液，置 50ml 纳氏比色管中，加稀硝酸 10ml，加水使成 40ml，摇匀，即得对照品溶液。于供试液与对照液中，分别加入硝酸银试液 1.0ml，用水稀释使成 50ml，摇匀，在暗处放置 5min，同置黑色背景上，从比色管上方向下观察，比浊。

3. 注意事项

（1）标准氯化钠溶液应为临用前配制，每 1ml 相当于 $10\mu g$ 的 Cl^-。在检测条件下，以 50ml 中含 $50\sim80\mu g$ 的 Cl^- 为宜，在此范围内氯化物与硝酸银反应产生的浑浊梯度明显，便于比较。因此，在设计检查方法时应根据氯化物的限量考虑供试品的取用量。

（2）检测中加入硝酸是为了去除 CO_3^{2-}、PO_4^{3-}、SO_4^{2-} 等杂质的干扰，同时还可以加速氯化银沉淀的生成并产生较好的乳浊；暗处放置 5min，是为了避免光线使单质银析出。

（3）有机药物的氯化物检查，溶于水的有机药物，按规定方法直接检查，不溶于水的有机药物，多数采用加水振摇，使所含氯化物溶解，滤除不溶物或加热溶解供试品，放冷后析出沉淀，滤过，取滤液检查。

（4）检查有机氯杂质，可根据有机氯杂质结构，选择适宜的有机破坏方法，使有机氯转变为无机氯化物后，再依法检查。

（5）检查碘化物或溴化物中氯化物时，由于氯、溴、碘性质相近，应采用适当的方法去除干扰后再检查。

$$\left.\begin{array}{c} I^- \\ Cl^- \end{array}\right\} \xrightarrow[[O]]{H_2O_2,\ H_3PO_4} \left.\begin{array}{c} I_2 \\ Cl^- \end{array}\right\} \xrightarrow[\text{挥去}I_2]{\triangle} \text{依法检查}$$

（6）供试溶液如带颜色，通常采用内消色法处理。

（二）硫酸盐检查

硫酸盐也是一种广泛存在于自然界中的信号杂质，是许多药物都需要进行检查的一种杂质。

1. 原理 利用硫酸盐在盐酸酸性溶液中与氯化钡生成白色浑浊，与一定量标准硫酸钾溶液在相同条件下与氯化钡生成的浑浊比较，以判断药物中硫酸盐是否超过限量。

$$SO_4^{2-} + Ba^{2+} \longrightarrow BaSO_4 \downarrow (白)$$

2. 操作方法 取规定量的供试品，加水溶解使成约 40ml（如溶液显碱性，可滴加盐酸使成中性），溶液如不澄清，应滤过，置 50ml 纳氏比色管中，加稀盐酸 2ml，摇匀，即得供试品溶液。另取各药品项下规定量的标准硫酸钾溶液，按同样方法制成对照品溶液，于供试品溶液与对照品溶液中，分别加入 25% 氯化钡溶液 5ml，用水稀释至50ml，摇匀，放置 10min，同置黑色背景上，从比色管上方向下观察、比较，即得。

3. 注意事项

（1）标准硫酸钾溶液每 1ml 相当于 $100\mu g$ 的 SO_4^{2-}，本法适宜的比浊浓度范围为50ml 溶液中含 0.1~0.5mg 的 SO_4^{2-}，相当于标准硫酸钾溶液 1~5ml。在此范围内浊度梯度明显。

（2）《中国药典》（2015 版）规定采用 25% 氯化钡溶液，不必临用前配制，放置 1个月后的氯化钡试液，反应的效果无明显改变。加入氯化钡试液后，应立即充分摇匀，防止局部浓度过高而影响产生浑浊的程度。

（3）供试液中加入盐酸使成酸性，可防止 CO_3^{2-}、PO_4^{3-} 等与 Ba^{2+} 生成沉淀而干扰测定，加入稀盐酸的量以 50ml 溶液中含稀盐酸 2ml，使溶液的 pH 约为 1 为宜，酸度过高，灵敏度会下降。

（4）温度对产生浑浊有影响，温度太低产生浑浊慢且不稳定，当温度低于 10℃时，应将比色管在 25~30℃ 水浴中放置 10min 后再比浊。

（5）如供试液加入盐酸后不澄明，可先用盐酸使成酸性的水洗过的滤纸滤过后再测定。如供试液有颜色，可采用内消色法处理。

（三）铁盐检查法

药物中铁盐的存在可以使药物发生氧化反应及其他反应而变质，因此，需要控制药物中铁盐的限量。《中国药典》（2015 版）采用硫氰酸盐法检查。

1. 原理 铁盐在盐酸酸性溶液中与硫氰酸铵生成红色可溶性硫氰酸铁配位离子，与一定量的标准铁溶液用同法处理后进行比色，以控制铁盐的限量。

$$Fe^{3+} + [6SCN^-] \Longleftrightarrow Fe(SCN)_6^{3-}（红色）$$

2. 操作方法 取规定量的供试品，加水溶解使成 25ml，移置 50ml 纳氏比色管中，加稀盐酸 4ml 与过硫酸铵 50mg，用水稀释使成 35ml 后，加 30% 的硫氰酸铵溶液 3ml，再加水适量稀释成 50ml，摇匀，如显色，立即与标准铁溶液一定量按相同方法制成的对照液比较。

3. 注意事项

（1）用硫酸铁铵 $[FeNH_4(SO_4)_2 \cdot 12H_2O]$ 配制标准铁储备液，并加入硫酸防止铁盐水解。标准铁溶液为临用前取储备液稀释而成，每 1ml 标准铁溶液相当于 $10\mu g$ 的 Fe。本法以 50ml 溶液中含 Fe^{3+} $10\sim50\mu g$ 时为宜，在此范围内，所显色泽梯度明显，便于目视比色。

（2）若供试管与对照管色调不一致或所呈红色太浅而不能比较时，可分别移入分液漏斗中，各加正丁醇或异戊醇提取后比色。因硫氰酸铁配位离子在正丁醇等有机溶剂中溶解度大，故能增加颜色深度，且能排除某些干扰物质的影响。

（3）测定中加入氧化剂过硫酸铵可将供试品可能存在的 Fe^{2+} 氧化成 Fe^{3+}，同时可以防止硫氰酸铁受光照还原或分解。

（4）某些药物如葡萄糖、糊精、硫酸镁等，在检测过程需加硝酸氧化处理，使 Fe^{2+} 氧化成 Fe^{3+}，则不再加过硫酸铵。因硝酸中可能含亚硝酸，能与硫氰酸根离子作用，生成红色亚硝酰硫氰化物，影响比色，因此加显色剂之前加热煮沸除去氧化氮，以消除亚硝酸的影响。

（5）因为铁盐与硫氰酸根生成配位离子的反应是可逆的，加入过量硫氰酸铵可以增加生成配位离子的稳定性，提高反应灵敏度，还能消除氯化物等干扰。

（6）硫氰酸根离子能与多种金属离子发生反应，如高汞、锌、锑、银、铜、钴等在设计方法时应予以注意。

（7）许多酸根阴离子如 SO_4^{2-}、Cl^-、PO_4^{3-}、枸橼酸根等可与 Fe^{3+} 形成无色配位化合物而干扰检查。排除干扰的方法是适当增加酸度，增加硫氰酸铵试剂的用量，用正丁醇提取后比色等。

（8）某些有机药物，特别是环状结构的有机药物，在实验条件下不溶解或对检查有干扰，需经炽灼破坏，使铁盐成三氧化二铁留于残渣中，处理后再依法检查。

（四）重金属检查法

重金属系指在实验条件下能与硫代乙酰胺或硫化钠试液作用而显色的金属杂质，如银、铅、汞、铜、镉、铋、锑、锡、镍、锌等。重金属可以影响药物的稳定性及安全性，故必须严格控制其在药物中的含量。药品在生产过程中遇到铅的机会较多，铅易在体内蓄积而引起中毒，故检查重金属以铅为代表，作为限量对照。

1. 原理 重金属检查使用的显色剂主要有硫代乙酰胺和硫化钠试液。硫代乙酰胺在酸性（pH 为 3.5 醋酸盐缓冲液）条件下水解，产生硫化氢，与微量重金属离子（以 Pb^{2+} 为代表）生成黄色到棕黑色的硫化物混悬液。或在碱性条件下，硫化钠与微量重金属离子反应生成黄色至棕黑色的硫化物混悬液。与一定量的标准铅溶液在相同条件下反应生成的有色混悬液比色，不得更深。

$$CH_3CSNH_2+H_2O \xrightarrow{pH=3.5} CH_3CONH_2+H_2S$$

$$H_2S+Pb^{2+} \xrightarrow{pH=3.5} PbS\downarrow +2H^+$$

$$或\ Na_2S+Pb^{2+} \xrightarrow{NaOH} PbS\downarrow +2Na^+$$

2. 操作方法　由于药物性质、重金属的限量和存在状态等方面的不同，《中国药典》（2015 版）将重金属检查分为三种方法。

（1）第一法（又称为硫代乙酰胺法）　适用于无须有机破坏，在酸性条件下可溶解的无色药物中的重金属检查。方法为：取 25ml 钠氏比色管三支，甲管中加入一定量标准铅溶液与醋酸盐缓冲液（pH 为 3.5）2ml 后，加水或各药品项下规定的溶剂稀释成 25ml，作为对照液；乙管中加入按各药品项下规定的方法制成的供试液 25ml，作为供试液；丙管中加入与乙管相同量的供试品，加配制供试品溶液的溶剂适量使溶解，再加与甲管相同量的标准铅溶液与醋酸盐缓冲液（pH3.5）2ml 后，用溶剂稀释成 25ml。再分别于甲、乙、丙三管中加入硫代乙酰胺试液各 2ml，摇匀，放置 2min，比色，当丙管中显出的颜色不浅于甲管时，乙管中显示的颜色与甲管比较，不得更深。如丙管中显出的颜色浅于甲管，应取样按第二法重新检查。

（2）第二法（又称为炽灼法）　适用于含芳环、杂环以及不溶于水、稀酸及乙醇的有机药物中的重金属检查。方法为：先将供试品炽灼破坏，使与有机分子结合的重金属游离，再按第一法检查。

（3）第三法（又称为硫化钠法）　适用于溶于碱而不溶于稀酸或在稀酸中即生成沉淀的药物中重金属杂质的检查。方法为：取规定量的供试品，加氢氧化钠试液及水溶解后，加入硫化钠试液，再与一定量标准铅溶液经同样处理后的颜色进行比较。

重金属的检查方法较多，各国药典采用的检查方法也不尽相同。对于不同的药物，应选择适当的方法进行检测。

3. 注意事项

（1）用硝酸铅配制标准铅贮备液，并加入硝酸防止铅盐水解。标准铅溶液于临用前取贮备液稀释而成，每 1ml 标准铅溶液相当于 10μg 的 Pb。本法的适宜目视比色范围为 27ml 溶液中含 10~20μg Pb，相当于标准铅溶液 1~2ml。

（2）第一法中，溶液的 pH 对于金属离子与硫化氢呈色影响较大，pH 为 3.0~3.5 时，硫化铅沉淀较完全。若酸度增大，重金属离子与硫化氢呈色变浅，酸度太大时甚至不显色。故供试品若用强酸溶解或在处理中用了强酸，则应在加入醋酸盐缓冲液前加氨水至对酚酞指示剂显中性。

若供试液呈色，应在加硫代乙酰胺前于对照管中滴加少量稀焦糖溶液或其他无干扰的有色溶液，使之与供试液颜色一致，然后再加硫代乙酰胺试液比色。若仍不能使两管颜色一致，可改用内消色法处理。

供试品中若有微量高铁盐存在，在酸性溶液中可氧化硫化氢析出硫，干扰检测。可分别于供试管和对照管中加入抗坏血酸或盐酸羟胺 0.5~1.0g，使 Fe^{3+} 还原成 Fe^{2+}，再依法检查。

（3）在用第二法检查时，炽灼温度控制在 500～600℃，温度太低灰化不完全，温度过高重金属挥发损失，如铅在 700℃ 经 6h 炽灼，回收率只有 32%。加硝酸进一步有机物破坏后，一定要蒸干除尽氧化氮，防止亚硝酸氧化硫代乙酰胺水解产生的硫化氢而析出硫，影响比色。

（4）第三法中，显色剂硫化钠试液对玻璃有一定的腐蚀性，而且久置会产生絮状物，应临用前配制。

（五）砷盐检查法

砷盐是毒性杂质，多由药物生产过程中使用的无机试剂及搪瓷反应器引入。检查砷盐的方法有古蔡法、二乙基二硫代氨基甲酸银法。

1. 古蔡法

（1）原理 古蔡法检查砷的原理是利用金属锌与酸作用产生新生态的氢，与药物中微量砷盐反应生成具有挥发性的砷化氢，遇溴化汞试纸，产生黄色至棕色的砷斑，与同等条件下一定量标准砷溶液所生成的砷斑比较，判定药物中砷盐的限量。

$$As^{3+}+3Zn+3H^+ \longrightarrow 3Zn^{2+}+AsH_3 \uparrow$$

$$AsO_3^{3-}+3Zn+9H^+ \longrightarrow 3Zn^{2+}3H_2O+AsH_3 \uparrow$$

$$AsO_4^{3-}+4Zn+11H^+ \longrightarrow 4Zn^{2+}+4H_2O+AsH_3 \uparrow$$

砷化氢与溴化汞试纸作用：

$$AsH_3+2HgBr_2 \longrightarrow 2HBr+AsH（HgBr）_2（黄色）$$

$$AsH_3+3HgBr_2 \longrightarrow 3HBr+As（HgBr）_3（棕色）$$

（2）操作方法 古蔡法检查砷的装置见图 3-1。

测定时，于导气管 C 中装入醋酸铅棉花 60mg，装管高度约 60～80mm，再于旋塞 D 的端平面放一片溴化汞试纸（试纸的大小能覆盖孔径而不露出平面外为宜），盖上旋塞盖 E 并旋紧。

标准砷斑的制备：精密量取标准砷溶液 2ml，置 A 瓶中，加盐酸 5ml 与水 21ml，再加碘化钾试液 5ml 与酸性氯化亚锡试液 5 滴，在室温放置 10min 后，加锌粒 2g，立即将装妥的导气管 C 密塞于 A 瓶上，并将 A 瓶置 25～40℃ 的水浴中，反应 45min，取出溴化汞试纸，即得。

供试品检查：取按药品规定方法制成的供试液，置 A 瓶中，照标准砷斑的制备，自"再加碘化钾试液 5ml"起，依法操作，将生成的砷斑与标准砷斑比较，不得更深。

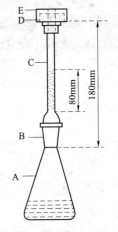

图 3-1 古蔡法检砷装置
A. 标准磨口锥形瓶；
B. 中空的标准磨口塞；C. 导气管；
D. 具孔的有机玻璃旋塞；
E. 具孔有机玻璃旋塞

（3）注意事项

①五价砷在酸性溶液中较三价砷被金属锌还原为砷化氢的速度慢，故在反应液中加入碘化钾及氯化亚锡，将供试品中可能存在的 As^{5+} 还原成 As^{3+}，加快反应速度。碘化钾被氧化生成的碘又可被氯化亚锡还原为碘离子，碘离子又可与反应中产生

的锌离子形成稳定的配位离子，有利于生成砷化氢反应的不断进行。

氯化亚锡与碘化钾还能抑制锑化氢的生成，因锑化氢也能与溴化汞试纸作用生成锑斑。在实验条件下，100μg锑存在也不致干扰测定。氯化亚锡还能促进锌与盐酸作用，即纯锌与纯盐酸作用较慢，加入氯化亚锡，锌置换出锡沉积在锌的表面，形成局部电池，可加快锌与盐酸作用，使氢气均匀而连续地发生。

②醋酸铅棉花用于吸收供试品及锌粒中可能含有少量的硫化物在酸性条件下产生的硫化氢气体，避免硫化氢气体与溴化汞试纸作用产生硫化汞色斑干扰测定结果。导气管中的醋酸铅棉花应保持干燥，如有润湿，应重新更换。

③标准砷溶液临用前取三氧化二砷配制的贮备液稀释而成，每1ml标准砷溶液相当于1μg的As。砷斑颜色过深或过浅都会影响比色的准确性。《中国药典》（2015版）规定标准砷斑为2ml标准砷溶液制成，可得清晰的砷斑。药物的含砷限量不同，应在标准砷溶液取量为2ml的前提下，改变供试品的取量。

④溴化汞试纸与砷化氢作用较氯化汞试纸灵敏，其灵敏度为1μg（以As_2O_3计），但所呈砷斑不够稳定，反应中应保持干燥及避光，反应完毕立即比色。制备溴化汞试纸所用的滤纸宜采用质地疏松的定量滤纸。

⑤供试品若为硫化物、亚硫酸盐、硫代硫酸盐等，在酸性溶液中能产生硫化氢或二氧化硫气体，与溴化汞作用生成黑色硫化汞或金属汞，干扰比色。应先加硝酸处理，使氧化成硫酸盐，过量的硝酸及产生的氮的氧化物须蒸干除尽。如硫代硫酸钠中砷盐的检查。

⑥供试品若为铁盐，能消耗碘化钾、氯化亚锡等还原剂，影响测定条件，并能氧化砷化氢，干扰测定，应先加酸性氯化亚锡试液，将高铁离子还原成低铁离子后再依法检测。如枸橼酸铁铵中砷盐的检查。

⑦供试品若为强氧化剂或在酸性溶液中能产生强氧化性物质者，如亚硝酸钠在酸性中能产生亚硝酸和硝酸，不仅消耗锌粒且产生氮的氧化物能氧化新生态的氢，影响砷化氢的生成。因此，需加入硫酸先行分解后再依法测定。

⑧具环状结构的有机药物，因砷可能以共价键与其结合，要先进行有机破坏，否则检出结果偏低或难以检出。《中国药典》（2015版）采用碱破坏法，常用的碱是石灰。

若供试品需经有机破坏后再进行检砷的，则制备标准砷斑时，应取标准砷溶液2ml，照供试品规定的方法同法处理后，再依法制备标准砷斑。

⑨砷斑遇光、热及湿气则褪色。如需保存，可将砷斑在石蜡饱和的石油醚溶液中浸过晾干或避光置于干燥器内，也可将砷斑用滤纸包好夹在记录本中保存。

2. 二乙基二硫代氨基甲酸银法（Ag-DDC法）

（1）原理 本法的检查原理是利用金属锌与酸作用产生新生态氢，与微量砷盐反应生成具挥发性的砷化氢，还原二乙基二硫代氨基甲酸银，产生红色的胶态银，与相同条件下定量的标准砷溶液所呈色进行目视比色或在510nm波长处测定吸光度，进行比较，以控制砷盐的限量。

$$AsH_3 + 6 \begin{matrix} C_2H_5 \\ C_2H_5 \end{matrix} N-C \overset{S}{\underset{S}{\diagdown}} Ag \rightleftharpoons 6Ag + As \left[\begin{matrix} C_2H_5 \\ C_2H_5 \end{matrix} N-C \overset{S}{\underset{S}{\diagdown}} \right]_3 + 3 \begin{matrix} C_2H_5 \\ C_2H_5 \end{matrix} N-C \overset{S}{\underset{SH}{}}$$

本反应为可逆反应，加入有机碱使与 HDDC（二乙基二硫代氨基甲酸）结合，有利于反应向右定量进行完全，所以《中国药典》规定配制 Ag-DDC 试液时，加入一定量的三乙胺，用 Ag-DDC 的三乙胺-三氯甲烷（1.8∶98.2）溶液作砷化氢的吸收液，《美国药典》采用 Ag-DDC 吡啶溶液作砷化氢的吸收液。

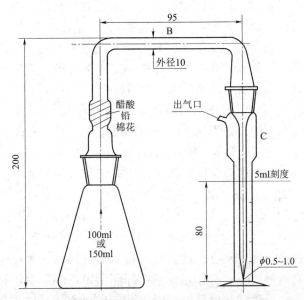

图 3-2　二乙基二硫代氨基甲酸银法检砷装置
A. 标准磨口锥形瓶；B. 中空的标准磨口塞；C. 导气管；D. 平底玻璃管

（2）操作方法　标准砷储备液制备：准确称取 As_2O_3 0.132 0g，置 100ml 烧杯中，加 5ml 20%氢氧化钠溶液，温热至全部溶解后，以酚酞为指示剂，用 1mol/L 硫酸中和至溶液无色，再过量 10ml，转入 1000ml 容量瓶中，用水稀释至标线，此溶液浓度为每毫升含 100μg 砷。

标准砷溶液：吸取 10.00ml 砷标准储备液，置 1000ml 容量瓶中，用水稀释至刻度，此溶液浓度为含 1.00μg/ml 砷。

3.40%（40%）氯化亚锡溶液：称取 40g 氯化亚锡（$SnCl_2 \cdot 2H_2O$），溶于 100ml 浓盐酸中，如保存可加几粒锡粒。此溶液临用新配。

标准曲线的绘制：分别吸取 0.00ml、1.00ml、2.00ml、3.00ml、5.00ml、7.00ml、9.00ml、13.00ml、15.00ml 标准砷溶液于砷化氢发生器的锥形瓶中，配成标准系列为 0.00μg、1.00μg、2.00μg、3.00μg、5.00μg、7.00μg、9.00μg、13.00μg、15.00μg 砷。然后加入 2.5ml 浓硫酸，以水补充至 36ml，加入 2ml 碘化钾溶液，2ml 40%氯化亚锡溶液，放置 15min，带充分作用后，加入 5g 无砷锌粒，立即接上装有醋酸铅棉花导管的瓶塞，使发生的砷化氢气体进入盛有 5ml 吸收液的吸收管中。反应 40min 后，取下吸收管，用三氯甲烷将管内溶液补充至 5ml，将吸收液转入 1cm 比色皿内，在分光光度计上于 510nm 波长处，以试剂空白为参比，测定吸光度。以吸光度为纵坐标，以砷标准含量为横坐标，绘制标准曲线。

供试品的制备参照标准曲线绘制方法，同时做空白实验。

（3）注意事项　①消化时要产生大量白色烟雾；②加入无砷锌粒后，应马上盖好瓶塞，并检查容器的密闭性。

（六）水分测定法

药物中水分的存在，可使药物发生水解、霉变等，《中国药典》（2015 版）采用费休氏法及甲苯法等测定化学药物中的水分，主要采用费休氏法。该法也叫卡尔费休水分滴定法，其特点是操作简便，专属性强、准确度高，适用于受热易破坏的药物。

1. 原理　费休氏水分测定，是非水溶液中的氧化还原滴定，采用的标准滴定液称费休试液，是由碘、二氧化硫、吡啶和甲醇按一定比例组成。测定原理是利用碘氧化二氧化硫为三氧化硫时，需要一定量的水分参加反应。

$$I_2 + SO_2 + H_2O \longrightarrow 2HI + SO_3$$

由于上述反应是可逆的，为了使反应向右进行完全，加入无水吡啶定量地吸收 HI 和 SO_3，形成氢碘酸吡啶（$C_5H_5N \cdot HI$）和硫酸酐吡啶（$C_5H_5N \cdot SO_3$）。

但生成的硫酸酐吡啶不够稳定，加入无水甲醇可使其转变成稳定的甲基硫酸氢吡啶（$C_5H_5N \cdot HSO_4CH_3$）。滴定的总反应为：

$$I_2 + SO_2 + 3C_5H_5N + CH_3OH + H_2O \longrightarrow 2C_5H_5N \cdot HI + C_5H_5N \cdot HSO_4CH_3$$

由滴定总反应可知，每 1mol 水需要 2mol 碘，1mol 二氧化硫、3mol 吡啶和 1mol 甲醇。吡啶和甲醇不仅参与滴定反应，是反应产物的组成部分，而且还起溶剂作用。指示滴定终点的方种有两种：①自身作指示剂：即利用碘的颜色指示终点，终点前溶液呈浅黄色，终点时为红棕色（微过量的费休试剂中碘的颜色）。②永停滴定法：按永停滴定法操作，终点时电流计指针突然偏转，并持续数分钟不退回。该法灵敏、准确，尤其适用于有颜色溶液的测定。

2. 操作方法　《中国药典》采用水分测定仪直接标定费休试液。或取干燥的具塞玻瓶，精密加入重纯化水约 30mg，除另有规定外加入无水甲醇 2～5ml，用费休试液滴至溶液由浅黄变为红棕色，或用永停滴定法指示终点；另作空白试验校正，按下式计算费休试剂的滴定度：

$$F = \frac{W}{A - B} \tag{3-2}$$

式中：F 为滴定度（每 1ml 费休试液相当于水的重量）；W 为重纯化水的重量（mg）；A 为滴定时所消耗费休氏试液的容积（ml）；B 为空白所消耗费休氏试液的容积（ml）。

供试品的测定：精密称取供试品适量（约消耗费休氏试液 1～5ml）除另有规定外，溶剂为无水甲醇，用水分测定仪直接测定。或将供试品置干燥的具塞玻瓶中，加溶剂 2～5ml，在不断振摇（或搅拌）下用费休氏试液滴定至溶液由黄色变为红棕色，或用永停滴定法指示终点，另作空白试验，按下式计算：

$$供试品中水分含量(\%) = \frac{(A - B) \times F}{W} \times 100\% \tag{3-3}$$

式中：A 为供试品所消耗费休试液的容积（ml）；B 为空白所消耗费休氏试液的容积（ml）；F 为每 1ml 费休氏试液相当于水的重量（mg）；W 为供试品的重量（mg）。

3. 注意事项

（1）测定供试品中水分时可根据费休试剂的 F 值及供试品的含水限量来确定供试品的取样量，供试品的取样量一般以消耗费休氏试液 1~5ml 为宜，费休氏试液的 F 值应在 4.0mg/ml 左右为宜，F 值降低至 3.0mg/ml 以下时，滴定终点不敏锐，不宜再用。整个操作应迅速，且不宜在阴雨或空气湿度太大时进行。

（2）费休氏法不适用于测定氧化剂、还原剂以及能与试液生成水的化合物的药物。一些羰基化合物如活泼的醛、酮可与试剂中的甲醇作用，生成缩醛和水，也会干扰测定。

（3）《中国药典》还采用甲苯法测定药物的水分。该法常用于测定颜色较深的药品或氧化剂、还原剂、皂类、油类等。

知识链接

注射用青霉素钠水分测定

精密称取本品 0.754 0g，置干燥具塞玻瓶中，加无水甲醇 5ml 充分振摇后，用费休氏试液滴至溶液由浅黄色变为红棕色，消耗费休氏试液 2.15ml；另取无水甲醇 5ml，同法测定，消耗费休氏试液 0.15ml，求青霉素钠的含水量（已知每 1ml 费休氏试液相当于 3.52mg 的水）。

解析：

$$H_2O(\%) = \frac{(2.15-0.15) \times 3.52}{0.754\ 0 \times 1000} \times 100\% = 0.93\%$$

（七）易碳化物检查法

易碳化物检查是检查药物中夹杂的遇硫酸易碳化或易氧化而呈色的微量有机杂质。此类杂质多数是结构未知的，用硫酸呈色的方法可以简便地控制此类杂质的总量。

方法：取内径一致的两支比色管，甲管中加放各品种项下规定的对照液 5ml；乙管中加硫酸[含 H_2SO_4 94.5%~95.5%（g/g）] 5ml 后，分次缓缓加入规定量的供试品，振摇使溶解。除另有规定外，静置 15min 后，将两管同置白色背景前比色，乙管中所显颜色不得较甲管更深。

供试品如为固体，应先研细，如需加热才能溶解时，可取供试品与硫酸混合均匀，加热溶解后，放冷至室温，再移置比色管中。

对照液主要有三类：①用"溶液颜色检查"项下的标准比色液作为对照液；②用比色用氯化钴液、比色用重铬酸钾液和比色用硫酸铜液按规定方法配成的对照液；③一定浓度的高锰酸钾液。

（八）溶液颜色检查法

溶液颜色检查法是控制药物在生产过程或储藏过程中产生有色杂质限量的方法。《中国药典》（2015 版）采用目视比色法、分光光度法及色差计法检查药物溶液的颜色。

1. 目视比色法 取规定量的供试品，加水溶解，置 25ml 的纳氏比色管中加水稀释至 10ml，另取规定色调和色号的标准比色液 10ml，置于纳氏比色管中，两管同置白色背景上，自上向下透视或平视观察，供试品管呈现的颜色与对照品管比较，不得更深。

标准比色液配制方法：

（1）重铬酸钾液（黄色原液）、比色用硫酸铜液（蓝色原液）和比色用氯化钴液（红色原液）比色液的配制。重铬酸钾液为每 1ml 水溶液中含 0.800mg 的 $K_2Cr_2O_7$。硫酸铜液为每 1ml 水溶液中含 62.4mg 的 $CuSO_4 \cdot 5H_2O$。氯化钴溶液为每 1ml 水溶液中含 59.5mg $C_0Cl_2 \cdot 6H_2O$。

（2）按表 3-1，分别取不同比例的氯化钴、重铬酸钾、硫酸铜比色液和水，配成黄绿，黄、橙黄、橙红和棕红五种色调的标准储备液。

表 3-1　各种色调标准储备液的配制

色　调	比色用氯化钴液（ml）	比色用重铬酸钾液（ml）	比色用硫酸铜液（ml）	水（ml）
黄绿色	1.2	22.8	7.2	68.8
黄　色	4.0	23.3	0	72.7
橙黄色	10.6	19.0	4.0	66.4
橙红色	12.0	20.0	0	68.0
棕红色	22.5	12.5	2.0	45.0

（3）按表 3-2，量取各色调标准储备液与水，配制各种色调色号标准比色液。

表 3-2　各种色调色号标准比色液配制

色　号	1	2	3	4	5	6	7	8	9	10
储备液（ml）	0.5	1.0	1.5	2.0	2.5	3.0	4.5	6.0	7.5	10.0
加水量（ml）	9.5	9.0	8.5	8.0	7.5	7.0	5.5	4.0	2.5	0

检查时根据药物有色杂质的颜色以及对其限量的要求，选择相应颜色一定色号的标准比色液作为对照液，进行比较。如对乙酰氨基酚乙醇溶液的颜色检查：取本品 1.0g，加乙醇 10ml 溶解后，如显色，与棕红色 2 号或橙红色 2 号标准比色液比较，不得更深。

2. 分光光度法　分光光度法是通过测定溶液的吸光度检查药物中有色杂质的限量的方法，更能反映溶液中有色杂质的变化。如维生素 C 易受外界条件影响而变色，规定取本品 3.0g，加水 15ml，振摇使溶解，溶液经 4 号垂熔玻璃漏斗滤过，滤液于 420nm 波长处定吸光度，不得过 0.03。

3. 色差计法　色差计法是通过色差计直接测定溶液的透射三刺激值，对其颜色进行定量表述和分析的方法。当目视比色法较难判定供试品与标准比色液之间的差异时，应考虑采用本法进行测定与判断。

（九）澄清度检查法

澄清度测定是检查药品溶液中的不溶性杂质，一定程度上可反映药品的质量和生产工艺水平，尤其对于注射用原料药，检查其溶液的澄清度，有较为重要的意义。

检查时，将一定浓度的供试品溶液与规定级号的浊度标准液分别置于配对的比浊用玻璃管中，在浊度标准液制备 5min 后，在暗室内垂直同置于伞棚灯下，照度为 1000lx，从水平方向观察，比较，判断供试品澄清度是否合格。当供试品的澄清度与所用溶剂相同或未超过 0.5 级浊度标准液时，称为澄清。

大多数药物的澄清度检查是以水为溶剂，但也有时用酸、碱或有机溶剂（如乙醇、甲醇、丙酮等）作溶剂的，对于有机酸的碱金属盐类药物，通常强调用"新沸过的冷水"，因为水中若有二氧化碳会影响其澄清度。

浊度标准液的配制方法：

1. 浊度标准储备液的配制　利用硫酸肼与乌洛托品（六次甲基四胺）反应制备浊度标准储备液。按规定的配制方法将 1% 的硫酸肼水溶液与等量的 10% 乌洛托品溶液混合，摇匀，于 25℃ 避光静置 24h，即得浊度标准储备液。置冷处避光保存，可在两个月内使用。

原理：乌洛托品在偏酸性条件下水解产生甲醛，甲醛与肼缩合生成甲醛腙，不溶于水，形成白色浑浊。

2. 浊度标准原液的配制　取上述浊度标准储备液 15.0ml，置 1000ml 量瓶中，加水稀释至刻度，摇匀，即得浊度标准原液。该溶液照分光光度法测定，在 550nm 波长处的吸光度应在 0.12~0.15 范围内，配制的浊度标准原液应在 48h 内使用，用前摇匀。

3. 浊度标准液的配制　取浊度标准原液与水，按表 3-3 配制，即得不同级号的浊度标准液。该液应临用时制备，使用前充分摇匀。

表 3-3　浊度标准液的配制

级　号	0.5	1	2	3	4
浊度标准原液（ml）	2.5	5.0	10.0	30.0	50.0
水（ml）	97.5	95.0	90.0	70.0	50.0

（十）酸碱度检查法

纯净药物的溶液或过饱和混悬液，其 pH 应较为恒定，进行酸碱度检查是保证药品质量的措施之一。检查时一般以新沸放冷的水为溶剂，不溶于水的药物可以用中性乙醇等有机溶剂溶解，或将药物与水混摇，使所含酸碱性杂质溶解，滤过，取滤液检查。

1. 酸碱滴定法　在规定的指示液条件下，用规定浓度的酸或碱滴定液滴定供试品溶液中碱性或酸性杂质，以消耗酸或碱滴定液的毫升数作为限度指标，如检查氯化钠的酸碱度：取本品 5.0g，加水 50ml 溶解后，加溴麝香草酚蓝指示液 2 滴，如显黄色（示为酸性），加氢氧化钠滴定液（0.02mol/L）0.10ml，应变为蓝色；如显蓝色或绿色（示为碱性），加盐酸滴定液（0.02mol/L）0.20ml，应变为黄色。

2. 指示剂法　此法系利用规定的指示剂的变色 pH 值范围控制供试液中酸碱性杂质限量。如纯化水的酸碱度检查：取本品 10ml，加甲基红指示液 2 滴，不得显红色（以控制其酸度）；另取 10ml，加溴麝香草酚蓝指示液 5 滴，不得显蓝色（以控制其碱度），即纯化水的酸碱度控制在 pH4.2~7.6。

3. pH 值测定法　该法采用电位法（酸度计）测定供试品溶液的 pH 值，准确度较酸碱滴定法和指示剂法高。对于酸碱度要求较严的注射液、供配制注射剂用的原料药以及酸碱度会影响其稳定性的药物，药典规定其溶液酸碱度应符合一定 pH 范围，要采用本法检查酸碱度。如注射用水的 pH 值，按《中国药典》四部"pH 值测定法"检查，pH 应为 5.0~7.0。

（十一）残留溶剂测定法

药品中的残留溶剂是指在合成原料药、辅料或制剂生产过程中使用的、在工艺过程中未能完全除去的有机溶剂。《中国药典》四部收载了"残留溶剂测定法"，按有机溶剂毒性的程度分为三类，一类有机溶剂毒性较大，且具有致癌作用并对环境有害，应尽量避免使用；二类有机溶剂对人有一定毒性，应限量使用；三类有机溶剂对人的健康危险性较小，因此推荐使用。除另有规定外，一、二、三类溶剂的残留量应符合表 3-4 中的规定；对其他溶剂，应根据生产工艺的特点，制定相应的限度，使其符合产品规范、药品生产质量管理规范（GMP）或其他基本的质量要求。

表 3-4　药品中常见的残留溶剂及限度

溶剂名称	限度（%）	溶剂名称	限度（%）
第一类溶剂		**第三类溶剂**	
（应该避免使用）		（GMP 或其他质控要求限制使用）	
苯	0.000 2	甲氧基苯	0.5
四氯化碳	0.000 4	正丁醇	0.5
1，2-二氯乙烷	0.000 5	仲丁醇	0.5
1，1-二氯乙烯	0.000 8	乙酸丁酯	0.5
1，1，1-三氯乙烷	0.15	叔丁基甲基醚	0.5
第二类溶剂		异丙基苯	0.5
（应该限制使用）		二甲亚砜	0.5
乙腈	0.041	乙醇	0.5
氯苯	0.036	乙酸乙酯	0.5
三氯甲烷	0.006	乙醚	0.5
环己烷	0.388	甲酸乙酯	0.5
1，2-二氯乙烯	0.187	甲酸	0.5
二氯甲烷	0.06	正庚烷	0.5
1，2-二甲氧基乙烷	0.01	乙酸异丁酯	0.5
N，N-二甲氧基乙酰胺	0.109	乙酸异丙酯	0.5
N，N-二甲氧基甲酰胺	0.088	乙酸甲酯	0.5
1，4-二氧六环	0.038	3-甲基-1-丁醇	0.5
2-乙氧基乙醇	0.016	丁酮	0.5
乙二醇	0.062	甲基异丁基酮	0.5
甲酰胺	0.022	异丁醇	0.5
正己烷	0.029	正戊烷	0.5
甲醇	0.3	正戊醇	0.5
2-甲氧基乙醇	0.005	正丙醇	0.5
甲基丁基酮	0.005	异丙醇	0.5

溶剂名称	限度（%）	溶剂名称	限度（%）
甲基环己烷	0.118	乙酸丙酯	0.5
N-甲基吡咯烷酮	0.053	**第四类溶剂**	
硝基甲烷	0.005	（尚无足够毒理学资料）[②]	
吡啶	0.02	1，1-二乙氧基丙烷	
四氢噻砜	0.016	1，1-二甲氧基甲烷	
四氢化萘	0.01	2，2-二甲氧基丙烷	
四氢呋喃	0.072	异辛烷	
甲苯	0.089	异丙醚	
1，1，2-三氯乙烯	0.008	甲基异丙基酮	
二甲苯[①]	0.217	甲基四氢呋喃	
醋酸	0.5	石油醚	
丙酮	0.5	三氯乙酸	

注：①通常含有 60% 间二苯、14% 对二甲苯、9% 邻二甲苯和 17% 乙苯。

②药品生产企业在使用时应提供该类溶剂在制剂中残留水平的合理性论证报告。

1. 测定方法　《中国药典》采用气相色谱法测定药物中的残留溶剂，色谱柱可使用不同极性的毛细管柱或填充柱。除另有规定外，极性相同的不同牌号色谱柱之间可以互换使用；填充柱以直径为 0.25~0.18mm 的乙二烯苯-乙基乙烯苯型高分子多孔球或其他适宜的填料作为固定相；监测器通常使用火焰离子化检测器（FID），对含卤素元素的残留溶剂如三氯甲烷等，采用电子捕获检测器（ECD）检测器，易得到高的灵敏度。

（1）系统适用性试验

①以待测物的色谱峰计算，填充柱的理论板数应大于 1000；毛细管柱的理论板数应大于 5000。

②待测物色谱峰与其相邻色谱峰的分离度应大于 1.5。

③以内标法测定时对照品溶液连续进样 5 次，所得待测物与内标物峰面积之比的相对标准偏差（RSD）应不大于 5%；若以外标法测定，或所得待测物峰面积的相对标准偏差（RSD）应不大于 10%。

（2）测定方法

①毛细管柱顶空进样等温法：本法适用于被检查的有机溶剂数量不多，并极性差异较小的情况。不适宜顶空法测定的溶剂有甲酰胺、2-甲氧基乙醇、2-乙氧基乙醇、乙二醇、N-甲基咯烷酮。

②毛细管柱顶空进样系统程序升温法：本法适用于被检查的有机溶剂数量较多，并极性差异较大的情况。

③溶液直接进样法：采用填充柱，亦可采用适宜的毛细管柱。本法适用于被检查的有机溶剂数量较多。

（3）计算方法

①限度检查：以内标法测定时，计算单位重量样品中的色谱峰面积与内标峰面积之比；由供试品溶液所得的峰面积比的平均值不得大于由对照品所得的峰面积比的平均值。以外标法测定时，供试品溶液所得的单位重量中样品待测峰的平均面积不得大于由标准溶液所得的待测物峰面积的平均峰面积。

②定量测定：按内标法或外标法计算各残留溶剂的量。

2. 注意事项

（1）顶空平衡温度的选择　对沸点较高的残留溶剂，通常选择较高的平衡温度；但此时应兼顾供试品的热分解特性，尽量避免供试品产生的挥发性热分解产物对测定的干扰。

（2）顶空平衡时间　顶空平衡时间通常不宜过长，一般为 30~45min，以保证供试品溶液的气-液两相有足够的时间达到平衡。如超过 60min，可能引起顶空瓶的气密性变差，导致定量准确性的降低。

（3）供试液与对照液平行原则　对照品溶液与供试品溶液必须使用相同的顶空条件。

（4）含氮碱性化合物的测定　测定含氮碱性化合物时，应采用惰性的硅钢材料或镍钢材料管路，减少其对含氮碱性化合物的吸附性。通常采用弱极性的色谱柱或其填料预先经碱处理过的色谱柱分析含氮碱性化合物，如果采用胺分析专用柱进行分析，效果更好。采用溶液直接进样法测定时，供试品溶液应不呈酸性，以免待测物与酸反应后不易气化。

（5）检测器的选择　对含卤素元素的残留溶剂如二氯甲烷等，采用电子捕获检测器（ECD），易得到较高的灵敏度。

（6）残留溶剂的限量规定　除另有规定外，第一、第二、第三类溶剂的残留量应符合表 3-4 中的规定，其他溶剂，应在保证用药安全、有效的前提下，根据生产工艺的特点，提出该类溶剂在制剂中残留水平的合理性论证。

（十二）灰分检查法

《中国药典》一部规定，某些中药及其制剂需要进行灰分检查。

将纯净而无任何杂质的中药或其制剂经粉碎后加热，高温炽灼至灰化，则其细胞组织及其内含物成为灰烬而残留，由此所得的灰分称为"生理灰分"。每种中药或制剂的生理灰分一般都在一定范围内，如果总灰分超过生理灰分限度范围，则说明掺有外来杂质。因此依法测定总灰分，对于控制中药及其制剂中无机杂质的含量，保证中药及其制剂的洁净度有重要意义。《中国药典》规定了许多中药及其制剂的总灰分限量，如玄参不得超过 5.0%，刺五加浸膏不得过 6.0% 等。

某些中药（尤其是组织中含有较多草酸钙结晶的中药），其本身的生理灰分差异较大，如大黄的生理灰分为 8%~20%。在这种情况下，总灰分的测定则不能说明是否有外来无机杂质的存在，应测定其酸不溶性成分。将中药或其制剂经高温炽灼得到的总灰分加盐酸处理，得到不溶于盐酸的灰分，称为酸不溶性灰分。

由于药材本身含有的无机盐类（包括钙盐）溶于稀盐酸，而泥土、砂石主成分为硅酸盐类，不溶于稀盐酸而残留，得到酸不溶性灰分，从而精确表明中药及其制剂中泥土、砂石等杂质的掺杂量。《中国药典》规定了许多中药及其制剂的酸不溶性灰分限量，如丹参总灰分不得过 10.0%，酸不溶性灰分不得过 3.0%。

1. 总灰分的测定　将供试品粉碎，通过 2 号筛，混合均匀后，取供试品 2~3g（如需测定酸不溶性灰分，可取供试品 3~5g），置炽灼至恒重的坩埚中，称定重量（准确至 0.01g），缓缓炽热，注意避免燃烧，至完全炭化时，逐渐升高温度至 500~600℃，使完全灰化并至恒重。根据残渣重量，计算供试品中总灰分的百分含量。

$$总灰分含量(\%) = \frac{残渣重量}{供试品重量} \times 100\% \tag{3-4}$$

如供试品不易灰化，可将坩埚放冷，加热水或 10% 硝酸铵溶液 2ml，使残渣湿润，然后置水浴上蒸干，得到的残渣照前法炽灼，至坩埚内容物完全灰化。

2. 酸不溶性灰分的测定　取上项所得的灰分，在坩埚中小心加入稀盐酸约 10ml，用表面皿覆盖坩埚，置水浴上加热 10min，表面皿用热水 5ml 冲洗，洗液并入坩埚中，用无灰滤纸滤过，坩埚内的残渣用水洗于滤纸上，并洗涤至洗液不显氯化物反应为止。滤渣连同滤纸移置同一坩埚中，干燥，炽灼至恒重。根据残渣重量，计算供试品中酸不溶性灰分的百分含量。

（十三）农药残留量检查法

《中国药典》一部规定，某些中药及其制剂需要进行农药残留量的检查。

农药按防治对象可分为杀虫剂、杀菌剂、除草剂、杀鼠剂、杀螨剂等。按化学成分又可分为有机氯化合物、有机磷化合物、氨基甲酸酯、有机氮化合物、拟除虫菊酯、有机氟化合物、有机锡化合物等。农药对人体的危害主要表现为神经毒性，有时严重危及生命，农药残留问题已成为制约中药现代化、国际化的关键。因此，《中国药典》规定，采用气相色谱法测定中药及其制剂中部分有机氯类、有机磷类和拟除虫菊酯类农药的限量。

二、特殊杂质检查

药物特殊杂质的检查方法在《中国药典》中列入该药的检查项下。药物的品种繁多，特殊杂质也多种多样，检查方法各异，杂质限量检查的方法首先要选择专属性强、灵敏度和准确度高的方法。

一般可以根据药物和杂质在物理性质（如性状、光学性质的不同）上的差异；药物和杂质在化学性质上的差异；药物和杂质物理化学性质的差异（如色谱行为的差异）采用不同的方法进行检查。

（一）常用的检查方法

1. 物理法　利用药物与杂质在嗅、味、挥发性、颜色、溶解及旋光性等上的差异，检查所含杂质是否符合限量规定。

（1）臭味及挥发性的差异　如乙醇中检查杂醇油，是将乙醇滴在无臭清洁的滤纸上，待乙醇自然挥发后，不应留有杂醇油的异臭。

（2）颜色的差异　如《中国药典》中维生素 C 溶液的颜色检查。

（3）溶解行为的差异　如《中国药典》葡萄糖中糊精的检查。

（4）旋光法差异　如硫酸阿托品为消旋体，无旋光性，而莨菪碱为左旋体，《中国药典》规定供试品溶液（50mg/ml）的旋光度不得过-0.4°，以控制莨菪碱的量。

2. 化学法 利用药物和杂质在化学性质上的差异，通常是选择杂质所特有的化学反应，借以检查杂质的存在。

（1）酸碱性的差异 如硫酸阿托品中其他生物碱（东莨菪碱、山莨菪碱和樟柳碱等）的检查，是利用其他生物碱的碱性比阿托品弱的性质，取阿托品的盐酸水溶液，加入氨试液，其他生物碱立即游离，发生浑浊，而阿托品仍以盐酸盐的形式溶解于溶液中，要求不得立即发生浑浊。

（2）氧化还原性的差异 如盐酸吗啡中阿扑吗啡的检查，利用阿扑吗啡的还原性比吗啡强，碱性条件下与碘发生氧化还原反应，以灵敏度法控制阿扑吗啡的限量。再如，维生素 E 中生育酚的检查，利用生育酚具有还原性，采用硫酸铈滴定液进行滴定，以消耗滴定液毫升数控制限量。

（3）杂质与一定试剂产生颜色 利用杂质与一定试剂反应产生颜色来检查杂质，根据限量要求，可规定一定反应条件下不得产生某种颜色，如检查盐酸吗啡中的罂粟酸，取本品一定量加水溶解后，加稀盐酸及三氯化铁试液，不得显红色。

3. 分光光度法

（1）紫外-可见分光光度法 如肾上腺素中间体肾上腺酮的检查，肾上腺酮在310nm 处有吸收，而肾上腺素在此波长处无吸收。《中国药典》规定，当杂质和药物在一定波长范围内都有吸收时，可用药物在某两个波长处的吸光度比值来控制杂质的量。如碘解磷定注射液中分解产物的检查。

（2）原子吸收分光光度法 原子吸收分光光度法是利用待测元素灯发出的特征谱线通过供试品蒸气时，被蒸气中待测元素的基态原子所吸收，通过测定辐射光强度减弱的程度可求出供试品中待测元素的含量。通常是借比较标准品和供试品的吸光度，求得样品中待测元素的含量，如维生素 C 中铁、铜的检查。

（3）红外分光光度法 红外分光光度法在杂质检查中，主要用于药物中无效或低效晶型的检查。如采用红外分光光度法检查甲苯咪唑中 A 晶型；无味氯霉素混悬剂中 A 晶型等。

4. 色谱法 利用药物与杂质在吸附或分配性质上的差异可以用色谱法将其分离和检测，近年来高效液相色谱法在特殊杂质的检查方面应用较广，其次还有薄层色谱法和气相色谱法。下面主要介绍薄层色谱法和高效液相色谱法。

（1）薄层色谱法（TLC） 在特殊杂质检查中，薄层色谱法是较常用的一种方法。该法具有简便、快速、灵敏、不需特殊设备等优点。通常有以下几种方法：

①灵敏度法（即不允许检出杂质斑点）：该法是在规定的试验条件下，利用显色剂对规定量的杂质的最小检出量来控制杂质限量的方法。如异烟肼中游离肼的检查，规定在实验条件下，在供试品主斑点前方与杂质对照品（硫酸肼）斑点相应的位置上，不得出现黄色斑点。

②限量法（杂质对照品法）：该法适用于待检杂质已经确定，并且具有该杂质的对照品。检查时，取一定量浓度已知的杂质对照品溶液和供试品溶液，分别点在同一薄层板上，展开、显色定位。以所取杂质对照品的质量除以所取供试品的质量再乘100%即得杂质的限量。供试品中待检杂质的斑点大小和颜色不得超过杂质对照品的斑点大

小和颜色。

示例：《中国药典》硫酸奎宁中其他金鸡纳碱的检查

取本品，用稀乙醇制成每 1ml 约含 10mg 的溶液，作为供试品溶液。精密量取适量，用稀乙醇稀释制成每 1ml 中约含 50μg 的溶液，作为对照品溶液。分别吸取上述两溶液各 5μl，分别点于同一薄层板上，展开，显色。供试品溶液如显杂质斑点，与对照品溶液的主斑点比较，不得更深。

③选用可能存在的某种物质作为杂质对照品：当药物中存在的杂质未完全确认或待检杂质不止一种时，可根据药物合成路线、化学性质等推断可能存在的杂质，并且能获得该物质的对照品，即可采用此法。应用本法需注意杂质斑点与对照品应具有可比性。

④供试品溶液自身稀释对照法：适用于当杂质的结构难以确定，或无杂质的对照品时。此法仅限于杂质斑点的颜色与主成分斑点颜色相同或相近的情况。检查时将供试品溶液按限量要求稀释至一定浓度作为对照溶液，与供试品溶液分别点加于同一薄层板上，展开后显色，供试品溶液所显杂质斑点颜色不得深于对照溶液所显主斑点颜色（或荧光强度）。

⑤对照药物法：当无合适的杂质对照品时，或者是供试品显示的杂质斑点颜色与主成分斑点颜色有差异，难以判断限量时，选用质量符合规定的与供试品相同的药物作为杂质对照品。如马来酸麦角新碱中有关物质的检查即用此法。

（2）高效液相色谱法（HPLC） 高效液相色谱法不仅可以分离，而且可以准确地测定各组分的含量，因此在药物杂质检查中的应用日益广泛。现介绍以下几种方法：

①内标加校正因子法：适用于有对照品的杂质，能够测定杂质校正因子的情况。

按各品种项下规定，精密称（量）取杂质对照品和内标物质，分别配成溶液，分别精密量取两种溶液适量，混合配成测定校正因子的对照溶液。取一定量注入高效液相色谱仪，记录色谱图，计算杂质对照品和内标物质的峰面积，计算杂质含量。

②外标法：适用于有对照品的杂质，并且进样量可以准确控制（以定量环或自动进样器进样）的情况。

按各品种项下的规定，分别配杂质对照品和供试品溶液，分别取一定量注入高效液相色谱仪，记录色谱图，测定杂质对照品和供试品中杂质的峰面积，计算杂质的含量。《中国药典》醋酸地塞米松中地塞米松等有关物质检查即采用此法。

③加校正因子的主成分自身对照法：进行杂质检查时，可以不用杂质对照品。但是在建立方法时，需利用杂质对照品。

其方法的优点是省去了杂质对照品，而又考虑到了杂质与主成分的响应因子可能不同所引起的测定误差。所以本法的准确度较好。缺点是在日常检验时没有杂质对照品，杂质的定位必须采用相对保留时间，所以杂质相对于药物的相对保留时间也载入各品种项下。

《中国药典》红霉素中红霉素 B、C 组分及有关物质的检查即采用此法。红霉素中红霉素 A 是红霉素的主要活性物质，红霉素 B、C 是红霉素的杂质。

④不加校正因子的主成分自身对照法：当杂质峰面积与主成分峰面积相差悬殊时，可采用该法。检查时，将供试品溶液稀释成一定浓度的溶液，作为对照溶液。分别取

供试品溶液和对照溶液进样，将供试品溶液中各杂质峰面积及其总和，与对照溶液主成分峰面积比较，以控制供试品中杂质的量。例如《中国药典》中醋酸甲羟孕酮中有关物质的检查即采用此法。

⑤面积归一化法：适用于粗略测量供试品中杂质的含量。

该法检查时，取供试品溶液进样，经高效液相色谱分离后，测定各峰面积和色谱图上除溶剂峰以外的总色谱峰面积，计算各峰面积占总峰面积的百分率，不得超过规定的限量。如硫酸庆大霉素中C组分的检查即采用此法（详见本书第六章）。

注意：该法简便快捷，但在杂质结构与主成分结构相差较大时可能会有较大的测量误差，因此在《中国药典》（2015版）四部中特别强调："本法通常只能用于粗略考查供试品中的杂质含量。除另有规定外，一般不宜用于微量杂质的检查"。

（3）气相色谱法（GC）气相色谱法主要用于药物中挥发性杂质及有机溶剂残留量的检查。如《中国药典》（2015版）四部中收载有"残留溶剂测定法"专项检查方法，采用气相色谱法（详见本章残留溶剂测定法）。

知识拓展

药物中杂质检查项目的确定

药物质量标准中杂质检查的项目应包括经质量研究和稳定性考察检出的，并在批量生产中出现的杂质和降解产物。其杂质检查项目依据类别可分为：①新药中的杂质检查项目：制剂中主要控制在制备和储藏过程中产生的降解产物等杂质，一般不再检查原料中已检查的杂质；②仿制药中的杂质检查项目：根据已有标准确定，如发现其杂质检查模式与其原始开发药品不同或与已有法定质量标准不同，需增加新的杂质检查项目，并申报。

药品中的杂质检查项目确定原则：对于表观含量在0.1%及其以上的杂质以及表观含量在0.1%以下的具强烈生物作用的杂质或毒性杂质；共存的异构体和抗生素多组分一般不作为杂质检查项目，作为共存物质，必要时规定其比例；对于单一对映体可能共存的其他对映体应作为杂质检查；消旋体药物，当已有其单一对映体药物的法定质量标准时，应在该消旋体药物的质量标准中设旋光度检查项目；对残留的毒性溶剂。

（二）特殊杂质检查示例

1. 盐酸吗啡中阿扑吗啡的检查　取本品50mg，加水4ml溶解后，加碳酸氢钠0.10g与0.1mol/L碘溶液1滴，加乙醚5ml，振摇提取，静止分层后，乙醚层不得显红色，水层不得显绿色。

2. 肾上腺素中间体肾上腺酮的检查　取本品加盐酸（9→2000）制成每1ml中含2.0mg的溶液，在310nm波长处测定，吸光度不得过0.05，已知肾上腺酮在该波长处吸收系数（$E_{1cm}^{1\%}$）为453。通过计算可知控制酮体的限量为0.055%。

3. 醋酸地塞米松中地塞米松等有关物质检查　取本品，精密称定，用流动相溶解并稀释制成0.5mg/ml的溶液，作为供试品溶液；另取地塞米松对照品，精密称定，用流动相溶解并稀释制成0.5mg/ml的溶液，精密量取1ml，加供试品溶液1ml，同置100ml量瓶中，用流动相稀释至刻度，摇匀，作为对照溶液。取对照溶液20μl注入色谱仪，调节灵敏度，使地塞米松峰的峰高约为满量程的30%。再精密量取供试品溶液和对照溶液各 20μl，注入色谱仪，记录色谱图至主成分峰保留时间的 2 倍。供试品溶液图谱中如有与对照溶液中地塞米松保留时间一致的色谱峰，按外标法计算峰面积，其含量不得过 0.5%；其他单个峰面积不得大于对照溶液中地塞米松峰面积的 0.5 倍（0.5%），各杂质峰面积（与地塞米松保留时间一致的杂质峰面积乘以 1.13）的和不得大于对照溶液中地塞米松峰面积（1.0%）。供试品溶液色谱中任何小于对照溶液中地塞米松峰面积 0.01 倍的峰可忽略不计。

4. 醋酸甲羟孕酮中有关物质的检查　取供试品，用甲醇溶解并稀释制成 0.8mg/ml 的溶液，作为供试品溶液；精密量取 1ml，置 50ml 量瓶中，用甲醇稀释至刻度，摇匀，作为对照溶液。取对照溶液 10μl 注入色谱仪，调节灵敏度，使主成分色谱峰的峰高约为满量程的 25%。再精密量取供试品溶液和对照溶液各 10μl，注入色谱仪，记录色谱图至主成分峰保留时间的 1.5 倍。供试品溶液图谱中如有杂质峰，不得多余 4 个，单个峰面积不得大于对照溶液主峰面积的 0.5 倍（1.0%），各杂质峰面积的和不得大于对照溶液主峰面积 0.75 倍（1.5%）。供试品溶液色谱中任何小于对照溶液主峰面积 0.05 倍的峰可忽略不计。

5. 红霉素中红霉素 B、C 组分及有关物质的检查　取供试品，用规定的溶剂配成 4mg/ml 的溶液，作为供试品溶液，精密量取 5ml，置 100ml 量瓶中，用规定的溶剂稀释至刻度，摇匀，作为对照溶液。取对照溶液 20μl 注入色谱仪，调节灵敏度，使主成分色谱峰的峰高约为满量程的 50%。分别进样供试品溶液和对照溶液各 20μl，记录色谱图至主成分峰保留时间的 3.5 倍。红霉素 B 按校正后的峰面计算（乘以校正因子 0.7）和红霉素 C 峰面积均不得大于对照溶液主峰面积（5.0%）。供试品溶液如有杂质峰，红霉素烯醇醚、杂质 1 按校正后的峰面积计算（分别乘以校正因子 0.09、0.15）和其他单个杂质峰面积均不得大于对照溶液主峰面积 0.6 倍（3.0%）；其他各杂质峰面积的和不得大于对照溶液主峰面积（5.0%）；供试品溶液色谱图中任何小于对照溶液主峰面积 0.01 倍的峰可忽略不计。

本 章 小 结

		杂质的来源：生产中引入，储存中引入，药物受到污染
药物的杂质检查	药物的杂质及其来源	杂质的种类： 一般杂质：氯化物、硫酸盐、铁盐、重金属、砷盐 特殊杂质：是某种药物在生产和储存过程中由其生产工艺和性质而产生的
	药物的杂质检查	杂质限量计算： $$限量 = \frac{允存在的最大量}{供试品量} \times 100\%$$ $$限量 = \frac{标准溶液的浓度 \times 标准溶液的体积}{供试品量} \times 100\%$$ $$或 L = \frac{c \cdot V}{S} \times 100\%$$

药物的 杂质 检查	药物的 杂质 检查	杂质检查方法 对照法：对照溶液与供试品在相同条件下比较反应结果，判断供试品中所含杂质是否超过限量 灵敏度法：以检测条件下反应的灵敏度来控制杂质限量的一种方法 比较法：测得待检杂质的吸光度或旋光度等与规定的限量比较，属于仪器分析法，主要用于药物中特殊杂质的检查
	药物的 一般杂质 检查	1. 氯化物检查 2. 硫酸盐检查 3. 铁盐检查 4. 重金属检查 5. 砷盐检查 6. 水分检定法 7. 易碳化物检查法 8. 溶液颜色检查法 9. 酸碱度检查法 10. 澄清度检查法 11. 残留溶剂测定法 12. 灰分检查法 13. 农药残留检查法
	药物的 特殊杂 质检查	检查方法的选择和要求：专属性强；灵敏度高；准确度高 检查方法： 1. 物理法　利用药物与杂质在嗅、味、挥发性、颜色、溶解及旋光性等差异 2. 化学法　利用药物和杂质在化学性质上的差异，通常是选择杂质所特有的化学反应 3. 分光光度法　紫外-可见分光光度法；原子吸收分光光度法；红外分光光度法 4. 色谱法　利用药物与杂质在吸附或分配性质上的差异将其分离和检测。①薄层色谱法；②高效液相色谱法；③气相色谱法

目标检测

一、单项选择题

1. 杂质检查又称为（　　　）

　　A. 药物检查　　　　B. 均一性检查　　　C. 限量检查

　　D. 有效性检查　　　E. 安全性检查

2. 干燥失重主要是检查药物中（　　　）

　　A. 遇硫酸呈色的有机杂质　　　　　　B. 水分及其他挥发性物质

　　C. 表面水　　　　　　　　　　　　　D. 结晶水

　　E. 微量不溶性杂质

3. 药物中的重金属杂质系指（　　　）

　　A. 在实验条件下耐高温的金属

　　B. 在实验条件下能使蛋白质变性的金属

　　C. 在实验条件下能与金属配位剂反应的金属

　　D. 在实验条件下比重大于5的金属

E. 在实验条件下能与硫代乙酰胺或硫化钠作用显色的金属

4. 药物中杂质检查的依据为（　　）

A. 呈色反应

B. 沉淀或生成气体反应

C. 利用药物与杂质物理或化学性质的差异

D. 利用药物与杂质旋光性的差异

E. 利用药物与杂质色谱行为的差异

5. 检查砷盐的法定方法均需用醋酸铅棉花，其作用为（　　）

A. 形成铅砷齐

B. 消除药物中所含少量硫化物的干扰

C. 吸收砷化氢气体

D. 防止锑化氢（SbH）气体生成

E. 纯化砷化氢气体

6. 检查药物中杂质时，若药物溶液有颜色而干扰检查，常用内消法或外消法消除干扰。外消法是指（　　）

A. 炽灼破坏或加入其他试剂消除药物呈色性或加入有色溶液调节颜色

B. 用仪器方法消除干扰

C. 改用其他方法

D. 采用外国药典方法消除干扰

E. 在溶液以外消除颜色干扰的方法

7. 药物中重金属杂质检查时，其溶液的 pH 不要求在 3~3.5 的方法为（　　）

A. 第一法（硫代乙酰胺法）　　　　　B. 第二法

C. 第三法　　　　　　　　　　　　　D. 第四法（微孔滤膜法）

E. 加硫化氢饱和溶液法

8. 检查重金属时，若供试品有颜色干扰检查，处理的方法应为（　　）

A. 采用内消法

B. 在对照溶液管中未加硫代乙酰胺试液前，先滴加稀焦糖溶液或其他无干扰的有色溶液，调至和供试品溶液一致

C. 炽灼破坏

D. 提取分离

E. 改变检查方法

9. 硫酸盐的检查是检查药物中的（　　）

A. S　　　　　　　　B. $NaSO_4$　　　　　　　　C. $MgSO_4$

D. SO_4^{2-}　　　　　E. HSO_4^-

10. 检查氯化物时，若供试溶液有颜色干扰观察比较结果，处理的方法是（　　）

A. 分离法　　　B. 灼烧法　　　C. 过滤法

D. 活性炭脱色法　　　E. 内消法

二、多项选择题

11. 检查重金属的方法有（　　）

A. 古蔡氏法　　　B. 硫代乙酰胺　　　C. 硫化钠法

D. 微孔滤膜法　　　E. 硫氰酸盐法

12. 关于古蔡氏法的叙述，错误的有（　　　）

A. 反应生成的砷化氢遇溴化汞，产生黄色至棕色的砷斑

B. 加碘化钾可使五价砷还原为三价砷

C. 金属锌与碱作用可生成新生态的氢

D. 加酸性氯化亚锡可防止碘还原为碘离子

E. 在反应中氯化亚锡不会与铜锌发生作用

13. 药物中的杂质一般来源于（　　　）

A. 生产过程　　　B. 使用过程　　　C. 储存过程

D. 体内过程　　　E. 附加剂

14. 药品的杂质会影响（　　　）

A. 危害健康　　　　　　　　B. 影响药物的疗效

C. 影响药物的生物利用度　　　　D. 影响药物的稳定性

E. 影响药物的均一性

三、计算题

取葡萄糖 4.0g，加水 23ml 溶解后，加醋酸盐缓冲溶液（pH3.5）2.6ml，依法检查重金属（《中国药典》），含重金属不得超过百万分之五，应取标准铅溶液多少毫升？（每 1ml 相当于 Pb^{2+} 10μg/ml）

实训四　药物杂质检查

【实训目的】

（1）掌握药物中一般杂质检查和特殊杂质检查的操作及有关计算。

（2）熟悉葡萄糖原料药的杂质检查项目及方法。

（3）掌握比色法、薄层色谱法、紫外分光光度法、旋光法和高效液相色谱法测定药物中特殊杂质的操作及有关计算。

（4）熟悉药物中特殊杂质检查的一般方法。

一、葡萄糖的一般杂质检查

【实训条件】

1. 仪器　酸度计、恒温水浴锅、纳氏比色管、分析天平、坩埚、检砷瓶等。

2. 试剂　葡萄糖原料、氨试液、酚酞指示剂、氢氧化钠滴定液（0.02mol/L）、1号浊度标准液、稀硝酸、标准氯化钠溶液、硝酸银、稀盐酸、标准硫酸钾溶液、25%的氯化钡溶液、碘试液、硫酸、磺基水杨酸溶液（1→5）、硫氰酸铵、硝酸、标准铁溶液、醋酸盐缓冲液（pH3.5）、硫代乙酰胺、标准砷溶液、盐酸、碘化钾、酸性氯化亚

锡、锌粒、醋酸铅棉花、溴化汞试纸。

【操作方法】

1. 酸度检查 取本品 2.0g，加水 20ml 溶解后，加酚酞指示剂 3 滴与氢氧化钠滴定液（0.02mol/L）0.2ml，应显粉红色。

2. 溶液的澄清度与颜色检查 取本品 5.0g，加热水溶解后，放冷，用热水稀释至 10ml，溶液应澄清无色；如显浑浊，与 1 号浊度标准液（《中国药典》2015 年版通则 0902）比较不得更浓；如显色，与对照液（取比色用氯化钴液 3.0ml、比色用重铬酸钾液 3.0ml 与比色用硫酸酸铜溶液 6.0ml，加水稀释成 50ml）1.0ml 加水稀释至 10ml 比较，不得更深。

3. 乙醇溶液的澄清度检查 取本品 1.0g，加乙醇 30ml，置水浴上加热回流约 40min，溶液应澄清。

4. 氯化物检查 取本品 0.60g，加水溶解使成 25ml，加稀硝酸 10ml；溶液如不澄清，应过滤；置 50ml 纳氏比色管中，加水使成约 40ml，摇匀，即得供试品溶液。取标准氯化钠溶液 6.0ml 置另一 50ml 纳氏比色管中，加稀硝酸 10ml，加水使成约 40ml，摇匀，即得对照品溶液。分别向上述两支比色管中加入硝酸银 1.0ml，用水稀释成 50ml，摇匀，暗处放置 5min，同置黑色背景上，从比色管上方向下观察、比较，供试品比色液不得比对照液更浓（0.01%）。

5. 硫酸盐检查 取本品 2.0g，加水溶解使成约 40ml，溶液如不澄清，应过滤；置 50ml 纳氏比色管中，加稀盐酸 2.0ml，摇匀，即得供试品溶液。取标准硫酸钾溶液 2.0ml 置另一 50ml 纳氏比色管中，加水使成约 40ml，加稀盐酸 2.0ml，摇匀，即得对照溶液。分别向上述两支比色管中加入 25% 的氯化钡溶液 5ml，用水稀释成 50ml，摇匀，放置 10min，同置黑色背景上，从比色管上方向下观察、比较，供试品比色液不得比对照液更浓（0.01%）。

6. 亚硫酸盐与可溶性淀粉的检查 取本品 1.0g，加水 10ml 溶解，加碘试液 1 滴，应即显黄色。

7. 铁盐检查 取本品 2.0g，加水 20ml 溶解后，加硝酸 3 滴，缓缓煮沸 5min，放冷，加水稀释性成 45ml，加硫氰酸铵溶液（30→100）3.0ml，摇匀，如显色，与标准铁溶液 2.0ml 同法制成的对照液比较不得更深（0.001%）。

8. 重金属检查 取 25ml 纳氏比色管三支，甲管中加入 2.0ml 标准铅溶液及醋酸盐缓冲液（pH 3.5）2ml，加水使成 25ml，作为对照液；乙管中加入本品 4.0g，加水 23ml 溶解后，加醋酸盐缓冲液（pH 3.5）2ml，作为供试液；丙管中加入与乙管相同量的供试品，加水适量使溶解，再加与甲管相同量的标准铅溶液与醋酸盐缓冲液后，用水稀释成 25ml。分别向甲、乙、丙三管中加入硫代乙酰胺试液各 2ml，摇匀，放置 2min，比色，当丙管中显出的颜色不浅于甲管时，乙管中显示的颜色与甲管比较，不得更深（重金属不得过百万分之五）。如丙管中显出的颜色浅于甲管，应取样按第二法重新检查。

9. 砷盐检查

（1）标准砷斑制备：精密量取标准砷溶液 2ml，置检砷瓶中，加盐酸 5ml 与水

21ml，再加碘化钾试液 5ml 与酸性氯化亚锡试液 5 滴，室温放置 10min，加锌粒 2g，立刻安装导气管，将检砷瓶置 25~40℃水浴中，反应 45min，取出溴化汞试纸。

（2）供试品砷斑制备：取本品 2.0g，置检砷瓶中，加水 5ml 溶解后，加稀硫酸 5ml 与溴化钾溴试液 0.5ml，置水浴上加热约 20min，使保持稍过量的溴存在，在必要时再补加溴化钾溴试液适量，并随时补充蒸散的水分，放冷，加盐酸 5ml 与水适量使成 28ml，重复上述操作（自再加碘化钾试液 5ml 与酸性氯化亚锡试液 5 滴起，至反应 45min），取出溴化汞试纸，与标准砷斑比较不得更深（限量 0.0001%）。

【注意事项】

（1）限度检查应遵循平行操作原则，即供试管和对照管的实验条件应，包括：实验用具的选择（如比色管刻度高低差异不应超过 2mm 等）、试剂的量取方法、操作顺序及反应时间等应尽可能一致。

（2）比色、比浊前应将比色管内试剂充分混匀。比色方法是将两管同置白色背景上，从侧面或自上而下观察；比浊方法是将两管同置于黑色背景上，从上向下垂直观察。使用过的比色管应及时清洗、注意不能用毛刷刷洗，可用重铬酸钾洗液浸泡。

（3）一般情况下供试品取样 1 份进行检查即可。如结果不符合规定或在限度边缘时，应对供试品和对照管各复检 2 份，方可判定。

（4）**砷盐检查** ①新购置的检砷器使用前应检查是否符合要求，同一套仪器应能辨别出标准砷溶液 1.5ml 与 2.0ml 所显砷斑的差异，所使用的检砷器和试药应按本法作空白试验，均不得生成砷斑；②不能使用定性滤纸制备溴化汞试纸，因为所显的砷斑色暗、梯度不规律；③应使用干燥的导气管；④检砷装置应严密不漏气，必要时可在各接头处涂少量熔化的石蜡；⑤砷斑遇光、热、湿气等即颜色变浅或褪色，因此，砷斑制成后应立即观察比较；⑥锌粒的大小以通过 1 号筛为宜，锌粒太大时，用量得酌情增加。

【思考题】

（1）什么是对照法，采用对照法进行杂质检查时应注意什么？
（2）砷盐检查法的基本原理是什么？

二、药物的特殊杂质检查

【实训条件】

1. 仪器 旋光仪、紫外分光光度计、高效液相色谱仪、十八烷基硅烷键合硅胶色谱柱（C_{18}柱）等。

2. 试剂 葡萄糖注射液、肾上腺素、硫酸阿托品、阿司匹林、1% 冰醋酸甲醇溶液、水杨酸对照品、乙腈-四氢呋喃-冰醋酸-水（20：5：5：70）流动相、硫酸肼、异丙醇-丙酮（3：2）、对二甲氨基苯甲醛试液、盐酸普鲁卡因、氨基苯甲酸对照品、0.1% 庚烷磺酸钠的 0.05mol/L 磷酸二氢钾溶液（用磷酸调节 pH 至 3.0）-甲醇

（68：32）流动相、黄体酮、0.1mol/L氢氧化甲醇溶液、甲醇-乙腈-水（25：35：40）流动相等。

【操作方法】

1. 葡萄糖注射液中5-羟甲基糠醛的检查（紫外分光光度法） 精密量取本品适量（约相当于葡萄糖1.0g）置100ml量瓶中，加水稀释至刻度，摇匀，照紫外-可见分光光度法（通则0401），在284nm波长处测定，吸光度不得大于0.32。

2. 肾上腺素中酮体的检查（紫外-可见分光光度法） 取本品，加盐酸（9→2000）制成每1ml中含2.0mg的溶液，在310nm波长处测定，吸光度不得过0.05，已知肾上腺酮在该波长处吸收系数（$E_{1cm}^{1\%}$）为453。通过计算可知控制酮体的限量为0.055%。

3. 硫酸阿托品中莨菪碱的检查（旋光法） 取本品，按干燥品计算，加水溶解并制成每1ml中含50mg的溶液，依法测定（通则0621）旋光度不得过-0.4°。

4. 阿司匹林中游离水杨酸的检查（高效液相色谱法） 取本品0.1g，精密称定，置10ml量瓶中，加1%冰醋酸甲醇溶液适量，摇匀使溶解，并稀释到刻度，摇匀，作为供试品溶液（临用新配）；取水杨酸对照品约10mg，精密称定，置10ml量瓶中，加1%冰醋酸甲醇溶液适量，使溶解，并稀释到刻度，摇匀，精密量取5ml，置50ml量瓶中，加1%冰醋酸甲醇溶液稀释到刻度，摇匀，作为对照品溶液。照高效液相色谱（通则0512）试验。用十八烷基硅烷键合硅胶为填充剂（C_{18}柱）；以乙腈-四氢呋喃-冰醋酸-水（20：5：5：70）为流动相；检测波长为303nm。理论板数按水杨酸峰计算不低于5000，阿司匹林峰与水杨酸峰的分离度应符合要求。立即精密量取供试品溶液、对照品溶液各10μl，分别注入液相色谱仪，记录色谱图。供试品溶液色谱图中如有与水杨酸峰保留时间一致的色谱峰，按外标法以峰面积计算，不得过0.1%。

【注意事项】

（1）阿司匹林中游离水杨酸的检测，供试品的配置应注意临用新配。

（2）供试品溶液色谱图中如有与水杨酸峰保留时间一致的色谱峰，按外标法以峰面积计算，如峰形不好时，可采用峰高代替。

【思考题】

（1）什么是特殊杂质，特殊杂质检查法有哪些？

（2）高效液相色谱法可应用于哪些药物的杂质检查？

（曾 雪）

第四章　巴比妥类药物分析

学习目标

知识目标

1. 掌握巴比妥类药物的结构特征、性质与分析方法之间的联系。
2. 熟悉苯巴比妥、司可巴比妥、硫喷妥钠等同类药物的鉴别试验、杂质检查及含量测定原理与方法。

能力目标

1. 能根据巴比妥类药物的性质理解巴比妥类药物质量分析的原理。
2. 能通过对药品质量标准的解析学会巴比妥类药物质量分析的方法。
3. 能进行分析结果的判断和计算。

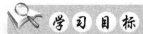

巴比妥类药物是临床常用的镇静催眠药，也可用于抗癫痫。

第一节　结构与性质

本类药物具有环状丙二酰脲母核结构：

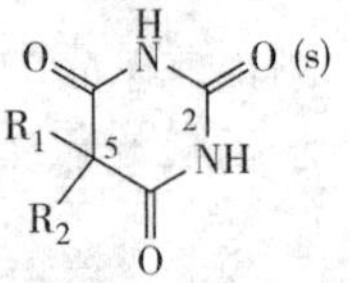

除硫喷妥钠为 C_2 位硫取代的硫代巴比妥酸衍生物外，均为 C_5 位双取代的巴比妥酸衍生物。

本类药物多为白色结晶性颗粒或粉末（注射用硫喷妥钠为淡黄色粉末），在水中极微溶解，易溶于乙醇或乙醚，钠盐易溶于水。

典型药物的结构和性质详见表 4-1。

表 4-1　巴比妥类典型药物的结构与性质

药物名称	结　构	性　质
苯巴比妥 (phenobarbital)	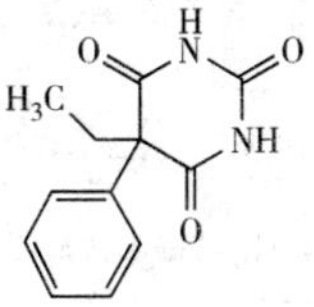	1. 1，3-二酰亚胺基团的酮式-烯醇式互变异构　互变异构现象　环状丙二酰脲中 1，3-二酰亚胺基团的烯醇式互变异构体在水溶液中可发生二级电离显弱酸性。巴比妥类药物可溶于氢氧化钠或碳酸钠溶液，生成钠盐
苯巴比妥钠 (phenobarbital sodium)	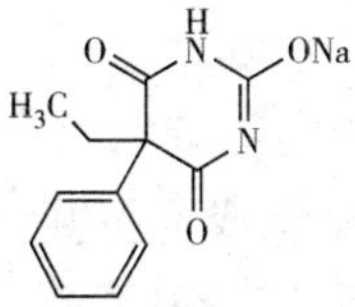	2. 与重金属离子的沉淀反应　在碱性条件下，巴比妥类药物可与重金属离子，如 Ag^+、Cu^{2+}、Hg^{2+} 等，生成有特征颜色的物质，用于鉴别
司可巴比妥钠 (secobarbital sodium)	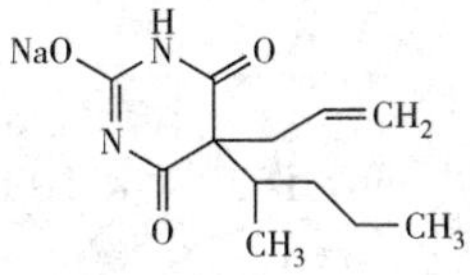	3. 共轭体系的紫外吸收特性　巴比妥类药物在碱性条件下可电离产生共轭体系，且吸收光谱随电离级数的不同而变化；硫喷妥钠在酸性和碱性条件下均有紫外吸收，利用此特性可进行注射用硫喷妥钠的含量测定
异戊巴比妥 (amobarbital)	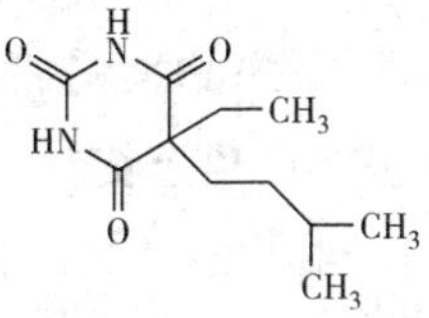	4. 巴比妥类钠盐的特性　①性质不稳定，温度升高以及碱性条件可加速水解；②可根据钠离子的性质进行鉴别，方法见药典四部"一般鉴别试验"；③在过量稀酸条件下可析出具有一定熔点的白色结晶，用于鉴别
异戊巴比妥钠 (amobarbital sodium)	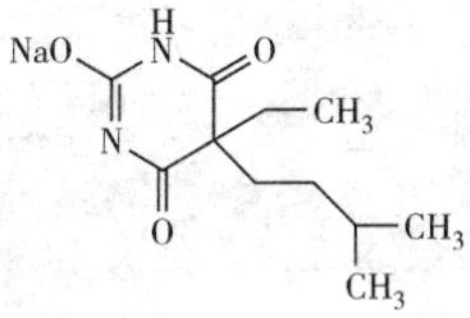	5. 特殊取代基性质　①司可巴比妥钠结构中的丙烯基，可与溴、碘发生加成反应，用于鉴别及含量测定；②硫喷妥钠在氢氧化钠试液中与醋酸铅反应生成白色沉淀，加热转变为黑色硫化铅沉淀，用于鉴别
硫喷妥钠 (thiopental sodium)	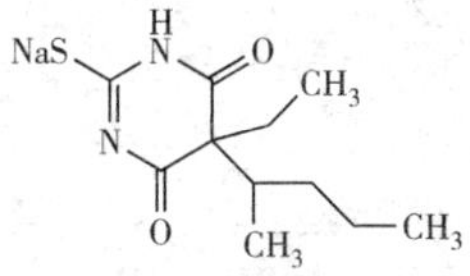	

课堂互动

为什么 5，5-取代巴比妥类药物在酸性溶液中无紫外吸收，而硫代巴比妥在酸性和碱性溶液中都有明显的紫外吸收？

第二节　典型药物分析

《中国药典》收载有苯巴比妥、苯巴比妥钠、异戊巴比妥、异戊巴比妥钠、司可巴比妥钠和注射用硫喷妥钠等原料及制剂。

实例分析一　苯巴比妥及其片剂药物质量分析

（一）苯巴比妥原料药物质量分析

苯巴比妥为白色有光泽的结晶性粉末，无臭，味微苦；饱和水溶液显酸性反应。在乙醇或乙醚中溶解，在三氯甲烷中略溶，在水中极微溶解；在氢氧化钠或碳酸钠溶液中溶解。

1. 鉴别

丙二酰脲类的鉴别反应　本品显丙二酰脲类的鉴别反应。

环状丙二酰脲可与金属离子结合，产物显色或为沉淀，被《中国药典》收载于四部"一般鉴别试验"中，包括银盐和铜盐的反应。《中国药典》在巴比妥类药物的鉴别项下均注明"应显丙二酰脲类的鉴别反应"。

（1）银盐反应

鉴别方法：取供试品约 0.1g，加碳酸钠试液 1ml 与水 10ml，振摇 2min，滤过，滤液中逐滴加入硝酸银试液，即生成白色沉淀，振摇，沉淀即溶解；继续滴加过量的硝酸银试液，沉淀不再溶解。

解析：苯巴比妥可溶于碳酸钠溶液，与硝酸银试液反应，先生成可溶性的一银盐，加入过量的硝酸银试液后即生成难溶性的二银盐白色沉淀。

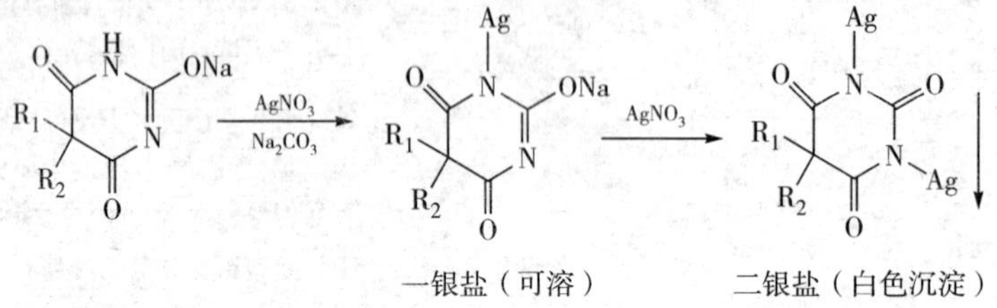

一银盐（可溶）　　　　二银盐（白色沉淀）

（2）铜盐反应

鉴别方法：取供试品约 50mg，加吡啶溶液（1→10）5ml，溶解后，加铜吡啶试液 1ml，即显紫色或生成紫色沉淀。

解析：苯巴比妥在吡啶溶液中与铜吡啶试液反应，生成稳定的金属配合物，产物具有特征颜色，巴比妥类药物为紫堇色或紫色，含硫巴比妥类药物为绿色。

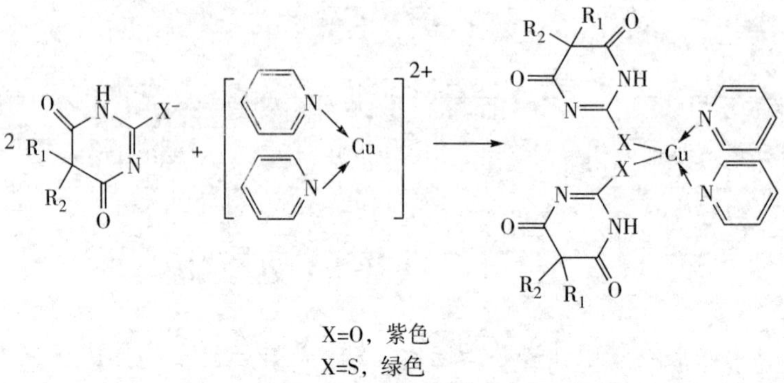

X=O，紫色
X=S，绿色

苯环的鉴别反应　苯巴比妥 C_5 位具有苯基取代，《中国药典》采用苯环的硝化和缩合反应，鉴别苯巴比妥。

（1）硫酸-亚硝酸钠反应　取本品约 10mg，加硫酸 2 滴与亚硝酸钠约 5mg，混合，即显橙黄色，随即转橙红色。

（2）甲醛-硫酸反应　取本品约 50mg，置试管中，加甲醛试液 1ml，加热煮沸，冷却，沿管壁缓缓加硫酸 0.5ml，使成两液层，置水浴中加热。接界面显玫瑰红色。

本法亦可用于其他苯基取代化合物的鉴别。

红外分光光度法　本品的红外光吸收图谱应与对照的图谱一致。苯巴比妥有芳环及特征官能团，红外光谱具有特征吸收，可用于鉴别。

2. 检查

苯巴比妥除需检查"干燥失重"和"炽灼残渣"外还需检查以下项目。

（1）酸度　取本品 0.20g，加水 10ml，煮沸搅拌 1min，放冷，滤过，取滤液 5ml，加甲基橙指示液 1 滴，不得显红色。

解析：在苯巴比妥合成过程中当乙基化反应进行不完全时，会与尿素缩合生成苯丙二酰脲。该分子酸性较苯巴比妥强，能使甲基橙指示剂显红色。酸度的检查主要是控制反应中的副产物苯基丙二酰脲。

（2）乙醇溶液的澄清度　取本品 1.0g，加乙醇 5ml，加热回流 3min，溶液应澄清。

解析：本检查主要用于控制苯巴比妥酸等乙醇中不溶解的杂质，其溶解性小于苯巴比妥，加热可使苯巴比妥在乙醇中的溶解度增加。

（3）有关物质　取本品，加流动相溶解并稀释制成每 1ml 中含 1mg 的溶液，作为供试品溶液；精密量取 1ml，置 200ml 量瓶中，用流动相稀释至刻度，摇匀，作为对照溶液。照高效液相色谱法试验，用辛烷基硅烷键合硅胶为填充剂；以乙腈-水（25：75）为流动相，检测波长为 220nm；理论板数按苯巴比妥峰计算不低于 2500，苯巴比妥峰与相邻杂质峰的分离度应符合要求。取对照溶液 5μl 注入液相色谱仪，调节检测灵敏度，使主成分色谱峰的峰高约为满量程的 15%；精密量取供试品溶液与对照溶液各 5μl，分别注入液相色谱仪，记录色谱图至主成分峰保留时间的 3 倍，供试品溶液色谱图中如有杂质峰，单个杂质峰面积不得大于对照溶液主峰面积（0.5%），各杂质峰面积的和不得大于对照溶液主峰面积的 2 倍（1.0%）。

（4）中性或碱性物质　取本品 1.0g，置分液漏斗中，加氢氧化钠试液 10ml 溶解，加水 5ml，乙醚 25ml，振摇 1min，分取醚层，用水振摇洗涤 3 次，每次 5ml，取醚液用干燥滤纸滤过，滤液置 105℃恒重的蒸发皿中，蒸干，在 105℃干燥 1h，遗留残渣不得过 3mg。

解析：本检查采取提取重量法控制反应中间体、副产物及分解产生的酰胺、酰脲类等杂质。利用该类杂质不溶于氢氧化钠溶液而溶于乙醚，而苯巴比妥溶于氢氧化钠溶液的性质，提取杂质，干燥称重，确定其是否超过限量。

3. 含量测定

苯巴比妥的测定　环状丙二酰脲在碱性条件下具有与银离子定量成盐的性质，《中国药典》采用银量法测定苯巴比妥的含量。

测定方法　取本品约 0.2g，精密称定，加甲醇 40ml 使溶解，再加新制的 3% 无水碳酸钠溶液 15ml，照电位滴定法，用硝酸银滴定液（0.1mol/L）滴定。每 1ml 硝酸银滴定液（0.1mol/L）相当于 23.22mg 的苯巴比妥（$C_{12}H_{12}N_2O_3$）。

含量计算

$$含量(\%) = \frac{V \times T \times F \times 10^{-3}}{m} \times 100\% \qquad (4-1)$$

式中：V 为供试品消耗滴定液的体积（ml）；F 为滴定液浓度校正因子；T 为滴定度（mg/ml）；m 为供试品的取样量（g）。

解析： 本法专属性较强。采用新制的甲醇和 3% 无水碳酸钠碱性溶液为介质，电位法指示终点。

（二）苯巴比妥片的质量分析

苯巴比妥片的鉴别项目为丙二酰脲类的鉴别反应、苯环的鉴别反应，鉴别方法与原料药相同，但须在鉴别前对样品进行前处理。

苯巴比妥片的检查项目为有关物质及片剂一般检查项目，有关物质检查方法与苯巴比妥原料药相同，检查前对供试品进行前处理。

《中国药典》采用高效液相色谱法测定苯巴比妥片剂的含量。

1. 测定方法

色谱条件与系统适应性实验 用辛烷基硅烷键合硅胶为填充剂；以乙腈-水（30：70）为流动相；检测波长为 220nm。理论板数按苯巴比妥峰计算不低于 2000，苯巴比妥与相邻色谱峰的分离度应符合要求。

测定法 取本品 20 片，精密称定，研细，精密称取适量（约相当于苯巴比妥 30mg），置 50ml 量瓶中，加流动相适量，超声处理 20min 使苯巴比妥溶解，放冷，用流动相稀释至刻度，摇匀，滤过，精密量取续滤液 1ml，置 10ml 量瓶中，用流动相稀释至刻度，摇匀，精密量取 10μl，注入液相色谱仪，记录色谱图。另取苯巴比妥对照品，精密称定，加流动相溶解并定量稀释制成每 1ml 中约含苯巴比妥 60μg 的溶液，同法测定。按外标法以峰面积计算，即得。

2. 含量计算

本法采用外标法计算片剂中苯巴比妥的含量。

$$标示量(\%) = \frac{\frac{A_x}{A_R} \times C_R \times D \times V \times \overline{w} \times 10^{-3}}{m \times S} \times 100\% \qquad (4-2)$$

式中：A_x 为供试品峰面积；A_R 为对照品峰面积；C_R 为对照品溶液的浓度（μg/ml）；D 为苯巴比妥片供试品的稀释倍数；V 为苯巴比妥供试品的原始体积（ml）；$\overline{w}$ 为 20 片平均片重（mg）；m 为苯巴比妥片供试品取样量（mg）；S 为苯巴比妥片标示量（mg）。

解析： 因苯巴比妥片剂中辅料等因素的影响，其含量测定采用反相高效液相色谱法，可有效提高分离效能及灵敏度。

《中国药典》中巴比妥类药物的质量分析见表 4-2。

表 4-2　《中国药典》中巴比妥类药物的质量分析

药物名称	鉴　别	检　查	含量测定方法
苯巴比妥钠	1. 熔点测定 2. 丙二酰脲类的鉴别反应 3. 苯环的鉴别反应 4. 红外光谱鉴别 5. 钠盐鉴别反应	1. 碱度 2. 溶液的澄清度 3. 有关物质（高效液相色谱法） 4. 干燥失重 5. 重金属 6. 细菌内毒素 7. 无菌检查	银量法 [电位滴定法(通则0701)]
司可巴比妥钠	1. 熔点测定 2. 使碘试液褪色 3. 丙二酰脲类的鉴别反应 4. 红外光谱鉴别	1. 溶液的澄清度 2. 中性或碱性物质 3. 干燥失重 4. 重金属	溴量法
异戊巴比妥	1. 丙二酰脲类的鉴别反应 2. 红外光谱鉴别	1. 碱性溶液的澄清度 2. 有关物质（高效液相色谱法） 3. 氯化物 4. 干燥失重 5. 炽灼残渣	银量法 [电位滴定法（《中国药典》通则0701）]
异戊巴比妥钠	1. 丙二酰脲类的鉴别反应 2. 红外光谱鉴别 3. 钠盐的鉴别	1. 碱度 2. 有关物质（高效液相色谱法） 3. 干燥失重 4. 重金属 5. 注射剂项下有关检查	银量法 [电位滴定法(通则0701)]
注射用硫喷妥钠	1. 熔点测定 2. 铜盐反应 3. 钠盐鉴别 4. 铅盐反应	1. 碱度 2. 澄清度 3. 有关物质（薄层色谱法） 4. 干燥失重 5. 硫酸盐 6. 注射剂项下有关检查	紫外-可见分光光度法

实例分析二　注射用硫喷妥钠的含量测定

测定方法：取装量差异项下的内容物，混合均匀，精密称取适量（约相当于硫喷妥钠 0.25g），置 500ml 量瓶中，加水使硫喷妥钠溶解并稀释至刻度，摇匀，精密量取适量，用 0.4% 氢氧化钠溶液定量稀释制成每 1ml 中约含 5μg 的溶液，在 304nm 的波长处测定吸光度；另取硫喷妥钠对照品，精密称定，加 0.4% 氢氧化钠溶液溶解并定量稀释制成每 1ml 中约含 5μg 的溶液，同法测定。根据每支的平均装量计算。每 1mg 的硫喷妥钠相当于 1.091mg 的硫喷妥钠（$C_{11}H_{17}N_2NaO_2S$）。

解析：硫喷妥钠的紫外吸收比较特殊，在酸性和碱性条件下，均有显著的紫外吸收。酸性条件下，具有287nm和238nm两个吸收峰；pH=10时，吸收峰红移至304nm和255nm；pH=13时，只有304nm的吸收峰。《中国药典》即采用紫外-可见分光光度法测定注射用硫喷妥钠的含量，碱性条件下304nm波长处测定吸光度。

$$标示量（\%）= \frac{C_R \times \dfrac{A_x}{A_R} \times D \times 每支容量}{m \times s} \times 100\%$$

式中：A_x为供试品溶液的吸光度；C_R为对照品溶液的浓度（g/ml）；A_R为对照品溶液的吸光度；m为供试品取样量（g或ml）；D为供试品的稀释倍数；S为注射剂的标示量（g）。

本章小结

结　构		性　质	
巴比妥类药物		1. 环状丙二酰脲中1，3-二酰亚胺基团具有酮式-烯醇式互变异构现象 2. 弱酸性 3. 与重金属离子的沉淀反应 4. 具有紫外吸收特征 5. 5-特殊取代基的反应：苯环显色反应、烯丙基的加成反应	
	鉴　别	检　查	含量测定
	1. 熔点测定（巴比妥钠盐） 2. 丙二酰脲类的鉴别反应 3. 5-取代基鉴别反应（苯巴妥、司可巴比妥钠） 4. 红外光谱鉴别 5. 钠盐鉴别反应	1. 特殊杂质检查：有关物质（HPLC法、TLC法）、碱度、澄明度 2. 一般检查：干燥失重、硫酸盐（硫喷妥钠） 3. 制剂检查	1. 银量法（巴比妥类、电位滴定） 2. 溴量法（司可巴比妥钠） 3. 紫外分光光度法（硫喷妥钠） 4. 高效液相色谱法（苯巴比妥片）

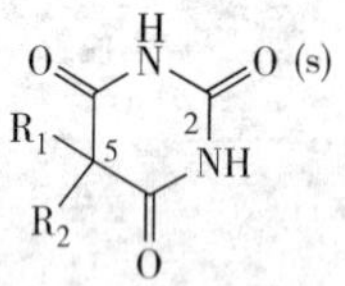

目标检测

一、单项选择题

1. 与铜-吡啶试液反应，生成绿色沉淀的药物是（　　）

    A. 异戊巴比妥　　　B. 司可巴比妥　　　C. 异戊巴比妥

    D. 硫喷妥钠　　　E. 苯巴比妥

2. 与亚硝酸钠-硫酸反应的用于鉴定（　　）

    A. 硫喷妥钠　　　B. 司可巴比妥　　　C. 巴比妥

    D. 苯巴比妥　　　E. 异戊巴比妥

3. 银量法测定苯巴比妥含量时，1ml 硝酸银滴定液（0.1mol/L）相当于苯巴比妥的量是（苯巴比妥的相对分子质量是 232.24）（　　　）

    A. 23.22mg　　　　　　B. 232.24mg　　　　　C. 11.61mg

    D. 5.85mg　　　　　　 E. 2.322mg

4. 下列药物中使碘褪色的有（　　　）

    A. 司可巴比妥　　　 B. 苯巴比妥　　　　 C. 戊巴比妥

    D. 硫喷妥钠　　　　 E. 异戊巴比妥

5. 巴比妥类药物的共同反应是（　　　）

    A. 与铜吡啶试液的反应　　　　　　　 B. 与三氯化铁的反应

    C. 与亚硝酸钠硫酸的反应　　　　　　 D. 与甲醛-硫酸的反应

    E. 与碘试液的反应

6. 银量法测定苯巴比妥含量时，所用溶剂系统为（　　　）

    A.3% 碳酸钠溶液　　 B. 甲醇　　　　　　 C. 乙醇

    D. 丙酮　　　　　　 E. 甲醇及 3% 无水碳酸钠溶液

7. 紫外分光光度法测定注射用硫喷妥钠的具体方法为（　　　）

    A. 吸收系数法　　 B. 对照品对照法　　 C. 标准曲线法

    D. 差示分光法　　 E. 解线性方程法

8. 取某一巴比妥类药物约 50mg，置试管中，加甲醛试液（或甲醛溶液）1ml，加热煮沸，放冷，沿管壁缓慢加硫酸 0.5ml. 使成两层，置水浴中加热，界面显玫瑰红色。该药物应为（　　　）

    A. 硫喷妥钠　　　　 B. 苯巴比妥　　　　 C. 司可巴比妥钠

    D. 异戊巴比妥　　　 E. 苯妥英钠

9. 苯巴比妥中酸度检查的目的在于（　　　）

    A. 控制苯丙二酰脲的限量　　　　 B. 控制巴比妥酸的限量

    C. 控制中性或碱性物质的限量　　 D. 控制合成过程中盐酸的残存量

    E. 控制合成过程中脲素的残存量

10. 《中国药典》规定检查苯巴比妥的乙醇溶液的澄清度，其目的是（　　　）

    A. 控制苯巴比妥酸杂质　　　　 B. 控制中间体

    C. 控制副产物　　　　　　　　 D. 控制其纯度

    E. 检查其溶解度

11. 取某一巴比妥类药物约 0.2g，加氢氧化钠试液 5ml，与醋酸铅试液 2ml，即生成白色沉淀；加热后沉淀变为黑色。该药物应为（　　　）

    A. 异戊巴比妥　　 B. 苯巴比妥钠　　　 C. 司可巴比妥钠

    D. 硫喷妥钠　　　 E. 苯妥英钠

二、简答题

《中国药典》异戊巴比妥采用银量法进行含量测定，试查阅资料并根据性质分析，异戊巴比妥定量分析还有其他含量测定方法吗？

三、计算题

司可巴比妥钠胶囊含量测定：精密称取内容物 0.138 5g，置碘量瓶中，加水 10ml，振摇使溶解，精密加溴滴定液（0.05mol/L）25ml，再加盐酸5ml，立即密塞并振摇1min，暗处静置15min后，加碘化钾试液10ml，立即密塞，摇匀，用硫代硫酸钠滴定液（0.1mol/L，F=0.992）滴定至近终点时加淀粉指示液，继续滴定至蓝色消失，并将滴定结果用空白试验校正。已知：样品消耗硫代硫酸钠滴定液（0.1mol/L）17.05ml，空白试验消耗25.22ml，每1ml溴滴定液（0.05mol/L）相当于13.01mg的司可巴比妥钠。问：

（1）溴滴定液是如何配制的？在本方法中需要标定吗？在滴定反应中，加盐酸后溴滴定液起了怎样的化学反应？

（2）空白试验在本方法中起什么作用？

（3）计算本品相当于标示量的百分含量（规格0.1g，20粒胶囊内容物重2.750 6g）。

（彭裕红）

第五章　芳酸类药物分析

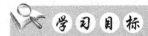
本类药物按结构特征可分为苯甲酸类、水杨酸类和其他芳酸类三种类型。

第一节　结构与性质

一、苯甲酸类

药典收载的此类药物有消毒防腐药苯甲酸（钠）、抗痛风药丙磺舒、非甾体抗炎药甲芬那酸、诊断用药泛影酸等。本类药物均为固体，具有一定的熔点，均能溶于氢氧化钠溶液。除苯甲酸钠溶于水外其他药物在水中均微溶或几乎不溶，能溶于乙醇、乙醚及三氯甲烷等有机溶剂。

苯甲酸类典型药物结构与性质见表5-1。

表5-1　苯甲酸类典型药物的结构与性质

药　物	结构式	性　质
苯甲酸（钠） （benzoic acid and sodium benzoate）	COOH(Na)　（苯环结构式）	1. 羧基的酸性　本类药物具有酸性，属中等强度的酸或弱酸，$pK_a 3\sim6$，可利用于含量测定

药　物	结构式	性　质
丙磺舒 （probenecid）	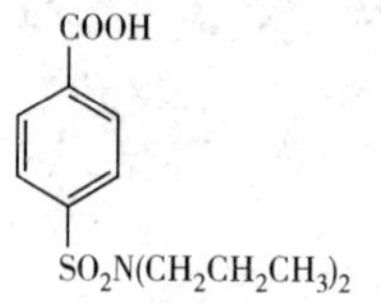 COOH SO₂N(CH₂CH₂CH₃)₂	2. 芳酸的三氯化铁反应　本类药物的芳酸结构可与三氯化铁试液作用，生成在水中溶解度小，且具有赭色沉淀的铁盐，可用于鉴别
泛影酸 （diatrizoic acid）	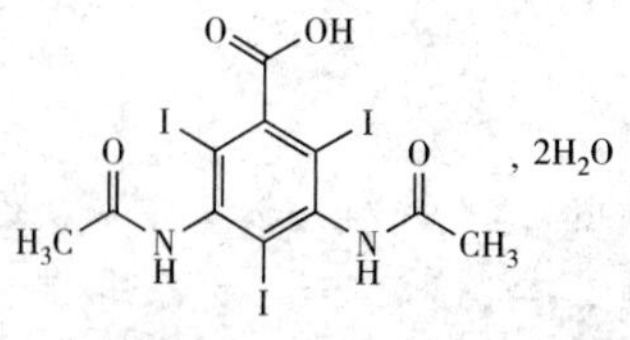 O=C—OH　I　I　H₃C 　NH　NH 　CH₃　I ，2H₂O	3. 芳环的紫外吸收特性　本类药物结构中的苯环及取代基，具有较强的紫外吸收特征，可用于鉴别和含量测定
甲芬那酸 （mefenamic acid）	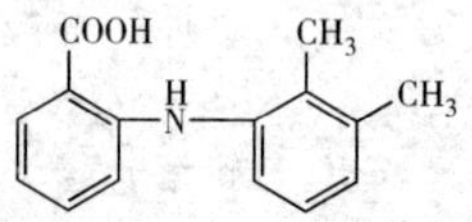 COOH　CH₃　N H 　CH₃	4. 特殊基团性质　含硫的丙磺舒受热分解生成亚硫酸盐，泛影酸加热破坏后分解产生碘蒸汽，其分解产物具有特殊的理化性质，可用于鉴别

二、水杨酸类药物

《中国药典》收载的水杨酸类药物有消毒防腐药水杨酸、解热镇痛药阿司匹林和贝诺酯、抗结核病药对氨基水杨酸钠等。

本类药物除对氨基水杨酸钠易溶于水外，其他药物在水中微溶或几乎不溶，能溶于乙醇、乙醚及三氯甲烷等有机溶剂。

水杨酸类典型药物结构与性质见表5-2。

表5-2　水杨酸类典型药物的结构与性质

药　物	结构式	性　质
水杨酸 （salicylic acid）	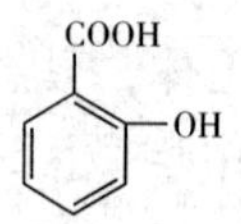 COOH　OH	1. 羧基的酸性　水杨酸、阿司匹林的结构中因具有游离羧基显酸性，易溶于氢氧化钠溶液及碳酸钠试液，可用于鉴别和含量测定
阿司匹林 （aspirin）	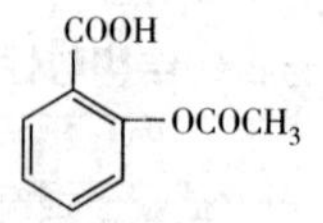 COOH　OCOCH₃	2. 酚羟基的三氯化铁反应　水杨酸、对氨基水杨酸钠具有游离酚羟基，阿司匹林、贝诺酯水解后生成具有游离酚羟基的水杨酸，可与三氯化铁试液作用，生成紫色或紫堇色的配位化合物，用于鉴别
对氨基水杨酸钠 （sodium aminosalicylate）	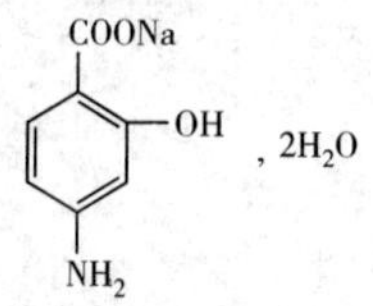 COONa　OH ，2H₂O　NH₂	3. 芳环的紫外吸收特性　本类药物结构中的苯环及取代基，具有较强的紫外吸收特征

续表

药　物	结构式	性　质
贝诺酯 （benorilate）	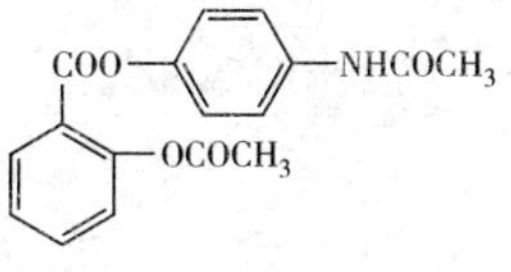 COO— …—NHCOCH₃ OCOCH₃	4. 酯键的水解性　水杨酸的酯类在一定条件下可水解，其水解产物具有特殊的性质，可用于鉴别
双水杨酯 （salsalate）	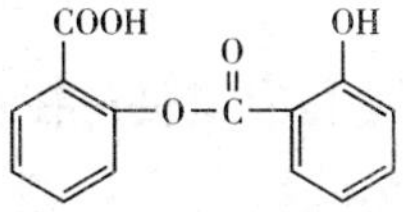 COOH … O … OH	5. 芳香第一胺的特性　对氨基水杨酸钠结构中具有芳香第一胺，贝诺酯水解产物结构中也具有芳香第一胺，可发生重氮化-偶合反应，生成猩红色的沉淀，可用于鉴别及含量测定
二氟尼柳 （diflunisal）	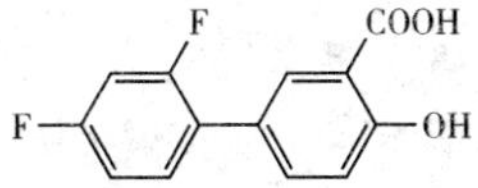 F … COOH … OH	

三、其他芳酸类

其他芳酸类药物包括邻氨基苯乙酸类、芳基丙酸类及吲哚乙酸类等药物。《中国药典》收载的本类药物有非甾体抗炎药双氯芬酸钠、布洛芬、吲哚美辛和降血酯药氯贝丁酯、利尿药依他尼酸等。

表 5-3　典型药物结构与性质

药　物	结构式	性　质
双氯芬酸钠 （diclofenac sodium）	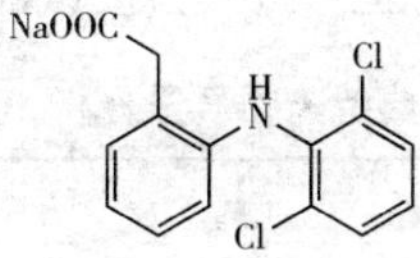 NaOOC—CH₂ … NH … Cl … Cl	1. 羧基的酸性　布洛芬、吲哚美辛因具有游离羧基显酸性，钠盐呈碱性，可用于含量测定
布洛芬 （ibuprofen）	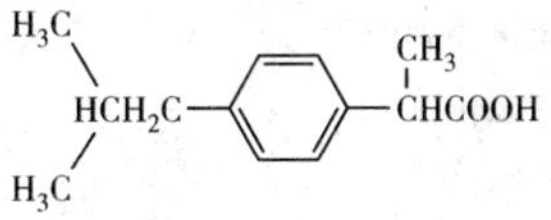 H₃C—CH—CH₂ … CH₃ CHCOOH	2. 芳环的紫外吸收特性　本类药物结构中的苯环及取代基，具有较强的紫外吸收特征
吲哚美辛 （indometacin）	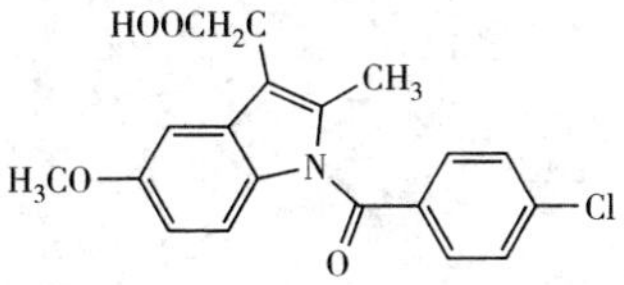 HOOCH₂C … CH₃ H₃CO … N … CO … Cl	3. 异羟肟酸铁反应　本类药物有脂肪酸及其酯类结构，其酯可与盐酸羟胺及三氯化铁反应生成有色的异羟肟酸铁，用于鉴别
氯贝丁酯 （clofibrate）	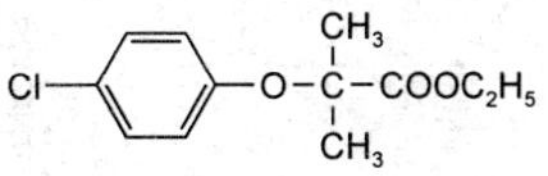 Cl … O—C(CH₃)₂—COOC₂H₅	4. 酯的水解反应　酯类结构在一定条件下可发生水解，氯贝丁酯利用此性质用于含量测定
依他尼酸 （ethacrynic acid）	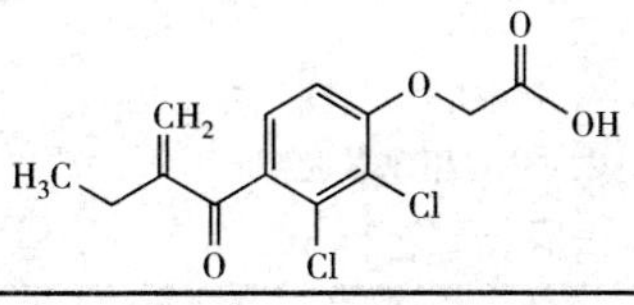 H₃C … CH₂ … O—CH₂—COOH … Cl … Cl … O	

第二节 典型药物分析

一、苯甲酸类

实例分析 苯甲酸钠含量分析（表5-4）

本品为白色颗粒、粉末或结晶性粉末，无臭或微臭；在水中易溶，在乙醇中略溶。为药用辅料、防腐剂。

含量测定 取本品，经105℃干燥至恒重，取约0.12g，精密称定，加冰醋酸20ml使溶解，加结晶紫指示剂1滴，用高氯酸滴定液（0.1mol/L）滴定至溶液显绿色，并将滴定结果用空白试验校正。每1ml高氯酸滴定液（0.1mol/L）相当于14.41mg的 $C_7H_5O_2Na$。

解析：苯甲酸钠呈碱性，用非水碱量法测定含量。

含量计算：

$$含量（\%）= \frac{(V-V_0) \times T \times F \times 10^{-3}}{m} \times 100\%$$

$$F = \frac{滴定液实际浓度}{滴定液规定浓度}$$

式中：V 为供试品消耗滴定液的体积（ml）；V_0 为空白试验消耗滴定液的体积（ml）；T 为滴定度（mg/ml）；F 为滴定液浓度校正因子；m 为供试品取样量（g）。

表5-4 苯甲酸类典型药物质量分析

药物名称	鉴 别	检 查	含量测定
苯甲酸	1. 三氯化铁反应 2. 红外光谱	1. 乙醇溶液澄清度 2. 卤化物和卤素 3. 易氧化物 4. 易碳化物 5. 炽灼残渣 6. 重金属	酸碱滴定
苯甲酸钠	1. 红外光谱 2. 钠盐鉴别反应	1. 邻苯二甲酸 2. 一般杂质检查项目	非水碱量法
丙磺舒	1. 三氯化铁反应 2. 红外光谱 3. 紫外光谱 4. 含硫元素特殊鉴别反应	1. 有关物质（HPLC法） 2. 一般检查	高效液相色谱法
甲芬那酸	1. 紫外光谱 2. 红外光谱 3. 荧光检识 4. 显色反应	1. 铜 2. 有关物质 3. 2，3-二甲基苯胺 4. 一般杂质检查	酸碱滴定

续表

药物名称	鉴　别	检　查	含量测定
泛影酸	1. 含碘元素特殊鉴别反应 2. 高效液相色谱法 3. 红外光谱	1. 酸度 2. 碱性溶液的颜色 3. 游离碘 4. 卤化物 5. 碘化物 6. 氨基化合物 7. 有关物质 8. 一般杂质检查	银量法

二、水杨酸类

实例分析　阿司匹林及其制剂的质量分析

（一）阿司匹林的质量分析

阿司匹林为水杨酸与醋酐所成的酯，为白色结晶或结晶性粉末，在水中微溶，在乙醇中易溶，遇湿气即缓缓水解。

1. 鉴别

（1）三氯化铁反应　取本品约 0.1g，加水 10ml，煮沸，放冷，加三氯化铁试液 1 滴，即显紫堇色。

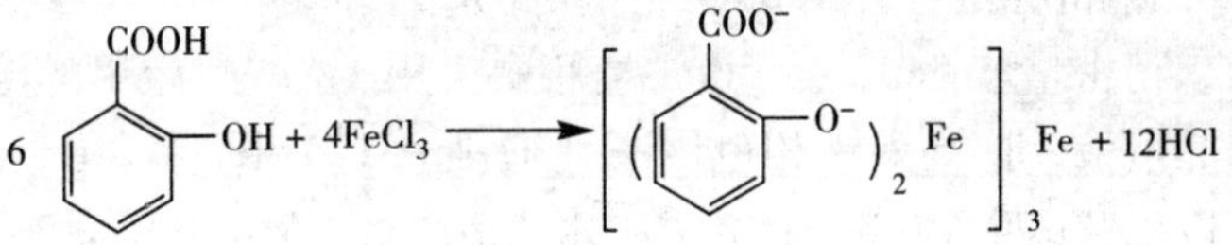

解析：阿司匹林分子结构中无游离的酚羟基，不能直接与三氯化铁试液反应，但其水解产物水杨酸在中性或弱酸性（pH 为 4~6）条件下，可与三氯化铁试液反应，生成紫堇色配位化合物。

（2）水解反应　取本品约 0.5g，加碳酸钠试液 10ml，煮沸 2min 后，放冷，加过量的稀硫酸，即析出白色沉淀，并发生醋酸的臭气。

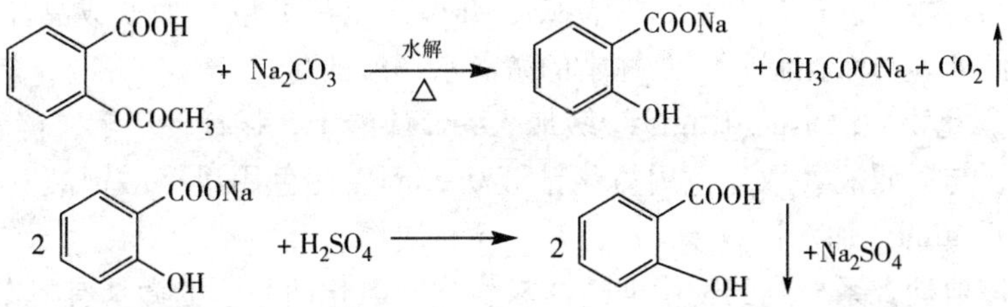

$$2CH_3COONa + H_2SO_4 \longrightarrow 2\ CH_3COOH + Na_2SO_4$$

解析： 阿司匹林在碱性溶液中加热，水解生成水杨酸钠及醋酸钠，放冷后用稀硫酸酸化，析出白色的水杨酸沉淀，并产生醋酸的臭气。

（3）红外光谱法　阿司匹林分子中含有羧基、酯基及邻位取代苯环，它们都可在红外光谱中产生特征吸收峰，本品的红外光谱吸收图谱应与对照图谱一致。

2. 检查　阿司匹林是以水杨酸为原料，在硫酸催化下，用醋酐乙酰化制得。

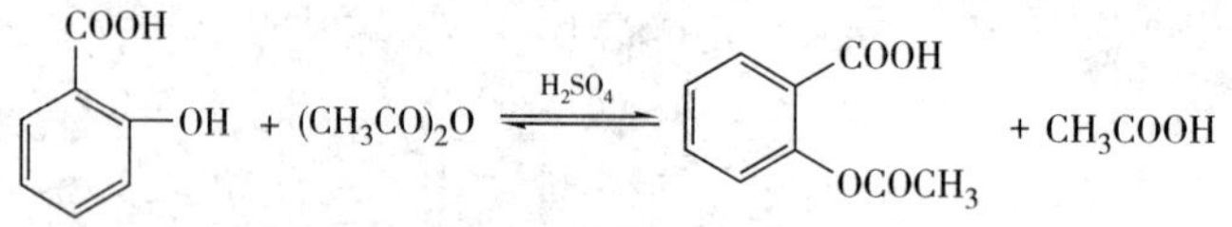

$$\text{COOH, OH} + (CH_3CO)_2O \xrightleftharpoons[\ ]{H_2SO_4} \text{COOH, OCOCH}_3 + CH_3COOH$$

合成反应中可能引入未反应完全的苯酚（原料）及水杨酸（中间体），同时生成副产物醋酸苯酯、水杨酸苯酯及乙酰水杨酸苯酯等。其中，水杨酸也是阿司匹林的水解产物，可能在储藏过程中水解而产生。

阿司匹林除需检查"干燥失重"、"炽灼残渣"和"重金属"等一般杂质外，还应检查以下特殊杂质。

（1）溶液的澄清度　取本品 0.50g，加温热至约 45℃的碳酸钠试液 10ml 溶解后，溶液应澄清。

解析： 利用药物与杂质在溶解行为上的差异，检查碳酸钠试液中不溶物。阿司匹林分子结构中含羧基，可溶于碳酸钠试液；而苯酚、醋酸苯酯、水杨酸苯酯及乙酰水杨酸苯酯等杂质不溶。此项检查系控制阿司匹林原料药中无羧基的特殊杂质的量。

（2）游离水杨酸　取本品约 0.1g，精密称定，置 10ml 量瓶中，加 1% 冰醋酸甲醇溶液适量，振摇使溶解，并稀释至刻度，摇匀，作为供试品溶液（临用新制）；取水杨酸对照品约 10mg，精密称定，置 100ml 量瓶中，加 1% 冰醋酸甲醇溶液适量使溶解并稀释至刻度，摇匀，精密量取 5ml，置 50ml 量瓶中，用 1% 冰醋酸甲醇溶液稀释至刻度，摇匀，作为对照品溶液。照高效液相色谱法（通则 0512）试验。用十八烷基硅烷键合硅胶为填充剂；以乙腈-四氢呋喃-冰醋酸-水（20：5：5：70）为流动相；检测波长为 303nm。理论板数按水杨酸峰计算不低于 5000，阿司匹林峰与水杨酸峰的分离度应符合要求。立即精密量取供试品溶液、对照品溶液各 10μl，分别注入液相色谱仪，记录色谱图。供试品溶液色谱图中如有与水杨酸峰保留时间一致的色谱峰，按外标法以峰面积计算，不得过 0.1%。

解析： 由于生产过程中乙酰化不完全或储藏过程中水解的原因，阿司匹林中含有游离水杨酸，水杨酸对人体有毒性，其分子中所含的酚羟基易被氧化，在空气中被逐渐氧化成一系列醌型有色化合物（如淡黄、红棕甚至深棕色）而使成品变色，因而需加以控制，此项检查系控制阿司匹林中的游离水杨酸的量。

（3）易碳化物　取本品 0.5g，缓缓加入 5ml 硫酸中，振摇使溶解，静置 15min 后，溶液如显色，与对照液（取比色用氯化钴液 0.25ml、比色用重铬酸钾液 0.25ml、比色用硫酸铜液 0.40ml，加水使成 5ml）比较，不得更深。

解析： 该项检查系控制药物中遇硫酸易炭化或氧化而呈色的微量有机杂质的量。

（4）有关物质　取本品约 0.1g，置 10ml 量瓶中，加 1% 冰醋酸甲醇溶液适量，振摇使溶解，并稀释至刻度，摇匀，作为供试品溶液；精密量取 1ml，置 200ml 量瓶中，用1%冰醋酸甲醇溶液稀释至刻度，摇匀，作为对照溶液；精密量取对照溶液1ml，置10ml量瓶中，用1%冰醋酸甲醇溶液稀释至刻度，摇匀，作为灵敏度试验溶液。照高效液相色谱法试验。用十八烷基硅烷键合硅胶为填充剂，以乙腈-四氢呋喃-冰醋酸-水（20∶5∶5∶70）为流动相A，乙腈为流动相B，按表5-5进行线性梯度洗脱；检测波长为276nm。阿司匹林峰的保留时间约为8min，理论板数按阿司匹林峰计算不低于5000，阿司匹林峰与水杨酸峰分离度应符合要求。分别精密量取供试品溶液、对照溶液、灵敏度试验溶液及水杨酸检查项下的水杨酸对照品溶液各10μl，注入液相色谱仪，记录色谱图。供试品溶液色谱图中如显杂质峰，除水杨酸峰外，其他各杂质峰面积的和不得大于对照溶液主峰面积（0.5%）。供试品溶液色谱图中任何小于灵敏度试验溶液主峰面积的峰可忽略不计。

表5-5　流动相线性梯度洗脱表

时间（min）	流动相A（%）	流动相B（%）
0	100	0
60	20	80

解析：此项检查旨在控制阿司匹林中杂质的限量。

3. 含量测定　测定方法：取本品约0.4g，精密称定，加中性乙醇（对酚酞指示液显中性）20ml溶解后，加酚酞指示液3滴，用氢氧化钠滴定液（0.1mol/L）滴定。每1ml氢氧化钠滴定液（0.1mol/L）相当于18.02mg的阿司匹林（$C_9H_8O_4$）。

含量计算：

$$含量(\%) = \frac{V \times F \times T \times 10^{-3}}{m} \times 100\% \tag{5-1}$$

式中：V为消耗氢氧化钠滴定液的体积（ml）；F为氢氧化钠滴定液的浓度校正因子；T为滴定度（mg/ml）；m为供试品的取样量（g）。

解析：《中国药典》采用酸碱滴定法测定阿司匹林含量。利用阿司匹林分子结构中的游离羧基具有一定的酸性，可与碱成盐的性质，以标准碱滴定液直接滴定。反应式如下：

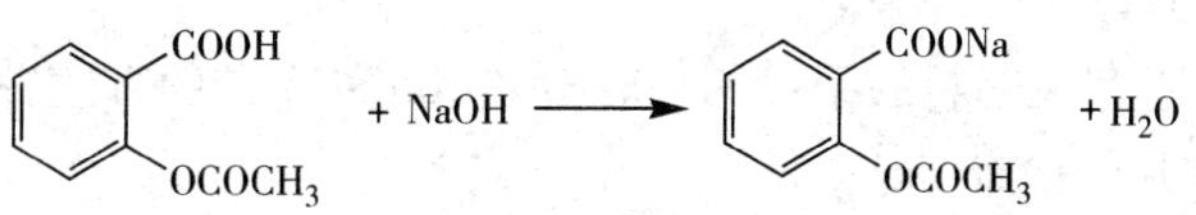

阿司匹林在水中微溶，在乙醇中易溶，同时为防止阿司匹林在测定过程中由于酯键的水解而使结果偏高，故使用中性乙醇为溶剂。因本品为有机酸，显弱酸性，用氢氧化钠滴定时，化学计量点偏碱性，故选用碱性区变色的酚酞作为指示剂。因乙醇对酚酞显微酸性，故乙醇在使用前需用氢氧化钠中和后使用。

滴定应在不断振摇下稍快地进行，以防止局部碱浓度过大而促使阿司匹林水解。温度控制在0~40℃时，对测定结果无显著影响。供试品中所含水杨酸超过规定限量时，则不宜用本法测定，否则测定结果偏高。

（二）阿司匹林制剂的质量分析（表5-6）

《中国药典》收载的阿司匹林制剂有片剂、胶囊剂、泡腾片、栓剂等剂型。

表5-6　不同剂型阿司匹林的质量分析

药物名称	检　查	鉴　别	含量测定
阿司匹林片	1. 高效液相色谱法（外标法）检查水杨酸限量 2. 溶出度 3. 片剂项下有关检查	1. 水解后三氯化铁反应 2. 高效液相色谱法比较供试品与对照品峰位	高效液相色谱法（外标法）
阿司匹林肠溶片	1. 高效液相色谱法（外标法）检查水杨酸限量 2. 释放度 3. 片剂项下有关检查		
阿司匹林肠溶胶囊	1. 高效液相色谱法（外标法）检查水杨酸限量 2. 释放度 3. 胶囊剂项下有关检查		
阿司匹林泡腾片	1. 高效液相色谱法（外标法）检查水杨酸限量 2. 除脆碎度外，符合片剂有关规定		
阿司匹林栓剂	1. 高效液相色谱法（外标法）检查水杨酸限量 2. 符合栓剂有关规定		

（1）阿司匹林片的鉴别

①取本品的细粉适量（约相当于阿司匹林0.1g），加水10ml，煮沸，放冷，加三氯化铁试液1滴，即显紫堇色。

②在含量测定项下记录的色谱图中，供试品溶液主峰的保留时间应与对照品溶液主峰的保留时间一致。

解析：制剂由于存在辅料的干扰，一般不采用红外光谱的方法进行鉴别。

（2）阿司匹林片的检查

①游离水杨酸：取本品细粉适量（约相当于阿司匹林0.5g），精密称定，置100ml量瓶中，用1%冰醋酸的甲醇溶液振摇使阿司匹林溶解，并稀释至刻度，摇匀，用滤膜滤过，取续滤液作为供试品溶液（临用新制）；取水杨酸对照品约15mg，精密称定，置50ml量瓶中，加1%冰醋酸的甲醇溶液溶解并稀释至刻度，摇匀，精密量取5ml，置100ml量瓶中，用1%冰醋酸的甲醇溶液稀释至刻度，摇匀，作为对照品溶液。照阿司匹林游离水杨酸项下的方法测定，按外标法以峰面积计算，不得过标示量的0.3%。

②溶出度：取本品，照溶出度测定法《中国药典》（通则0931第一法）。

③其他：应符合片剂项下有关的各项规定。

解析： 通常，制剂不再检查原料药项下的有关杂质，但由于阿司匹林在制剂过程中易水解生成水杨酸，因此，《中国药典》规定阿司匹林制剂仍要检查游离阿司匹林，只是不同剂型限量不同。

（3）阿司匹林片的含量测定　由于阿司匹林在制片时加入了少量酒石酸或枸橼酸作稳定剂，同时，在制片或储存过程中阿司匹林的酯键还可能水解产生水杨酸和醋酸，这些酸性物质的存在给直接酸碱滴定带来干扰。因此，《中国药典》采用高效液相色谱法外标法测定含量，操作如下：

①色谱条件与系统适用性试验：用十八烷基硅烷键合硅胶为填充剂；以乙腈-四氢呋喃-冰醋酸-水（20∶5∶5∶70）为流动相；检测波长为276nm。理论板数按阿司匹林峰计算不低于3000，阿司匹林峰与水杨酸峰分离度应符合要求。

②测定法：取本品20片，精密称定，充分研细，精密称取细粉适量（约相当于阿司匹林10mg），置100ml量瓶中，用1%冰醋酸的甲醇溶液强烈振摇使阿司匹林溶解，并用1%冰醋酸的甲醇溶液稀释至刻度，摇匀，滤膜滤过，精密量取续滤液10μl，注入液相色谱仪，记录色谱图。另取阿司匹林对照品，精密称定，加1%冰醋酸的甲醇溶液振摇使溶解并定量稀释制成每1mg中约含0.1mg的溶液，同法测定。按外标法以峰面积计算，即得。

③含量计算：

$$\text{标示量}(\%) = \frac{C_R \times \dfrac{A_x}{A_R} \times D \times \bar{w}}{m \times S} \times 100\% \tag{5-2}$$

式中，C_R 为对照品溶液的浓度（mg/ml）；A_x 和 A_R 分别为供试品和对照品溶液的峰面积；D 为稀释倍数；$\bar{w}$ 为平均片重（g）；m 为供试品的取样量（g）；S 为标示量（mg/片）。

解析：《中国药典》收载的阿司匹林制剂有阿司匹林片、阿司匹林肠溶片、阿司匹林肠溶胶囊、阿司匹林泡腾片及阿司匹林栓均采用高效液相色谱法测定含量。

三、其他芳酸类

实例分析　布洛芬及其制剂的分析

布洛芬为白色结晶性粉末；稍有特异臭，几乎无味。本品在乙醇、丙酮、三氯甲烷或乙醚中易溶，在水中几乎不溶；在氢氧化钠或碳酸钠试液中易溶。

（一）鉴别

1. 紫外分光光度法　取本品，加0.4%氢氧化钠溶液制成每1ml中含0.25mg的溶液，照紫外-可见分光光度法测定，在265nm与273nm的波长处有最大吸收，在245nm与271nm的波长处有最小吸收，在259nm的波长处有一肩峰。

2. 品的红外光吸收图谱应与对照的图谱（光谱集943图）一致

解析： 布洛芬为苯乙酸衍生物，布洛芬分子结构中具有取代苯环和羧基，其紫外吸收光谱具有一定的特征性。其红外光谱中将出现相应的特征吸收峰，《中国药典》采用红外光谱法鉴别本品。

（二）检查

布洛芬除需检查"氯化物"、"干燥失重"、"炽灼残渣"和"重金属"等一般杂质外，还应检查以下特殊杂质。

有关物质 取本品，加三氯甲烷制成每 1ml 中含 100mg 的溶液，作为供试品溶液；精密量取适量，加三氯甲烷稀释成每 1ml 中含 1.0mg 的溶液，作为对照溶液。照薄层色谱法试验，吸取上述两种溶液各 5μl，分别点于同一硅胶 G 薄层板上，以正己烷-乙酸乙酯-冰醋酸（15:5:1）为展开剂，展开，晾干，喷以 1% 高锰酸钾的稀硫酸溶液，在 120℃加热 20min，置紫外光灯（365nm）下检视。供试品溶液如显杂质斑点，与对照溶液的主斑点比较，不得更深。

解析： 此法为自身浓度稀释对照法（TLC）检查，限度为 1.0%。

（三）含量测定

1. 布洛芬原料药的含量测定 《中国药典》采用酸碱滴定法测定布洛芬含量。

（1）测定方法 取本品约 0.5g，精密称定，加中性乙醇（对酚酞指示液显中性）50ml 溶解后，加酚酞指示液 3 滴，用氢氧化钠滴定液（0.1mol/L）滴定。每 1ml 氢氧化钠滴定液（0.1mol/L）相当于 20.63mg 的 $C_{13}H_{18}O_2$。

（2）含量计算

$$含量(\%) = \frac{V \times F \times T \times 10^{-3}}{m} \times 100\% \tag{5-3}$$

式中：V 为消耗氢氧化钠滴定液的体积（ml）；F 为氢氧化钠滴定液的浓度校正因子；T 为滴定度（mg/ml）；m 为供试品的取样量（g）。

解析： 利用布洛芬游离羧基的酸性，以酸碱滴定法测定含量。

2. 布洛芬片的含量测定 由于布洛芬片剂辅料对酸碱滴定结果有影响，所以《中国药典》采用高效液相色谱法测定布洛芬片的含量。

（1）色谱条件与系统适用性试验 用十八烷基硅烷键合硅胶为填充剂；以醋酸钠缓冲液（取醋酸钠 6.13g，加水 750ml 使溶解，用冰醋酸调节 pH 至 2.5）-乙腈（40:60）为流动相；检测波长为 263nm。理论板数按布洛芬峰计算应不低于 2500。

（2）测定方法 取布洛芬片 20 片（糖衣片应除去包衣），精密称定，研细，精密称取适量（约相当于布洛芬 50mg），置 100ml 量瓶中，加甲醇适量，振摇使布洛芬溶解，用甲醇稀释至刻度，摇匀，滤过，精密量取续滤液 20μl，注入液相色谱仪，记录色谱图；另取布洛芬对照品 25mg，精密称定，置 50ml 量瓶中，加甲醇 2ml 使溶解，用甲醇稀释至刻度，摇匀，同法测定。按外标法以峰面积计算，即得。

（3）含量计算

$$标示量(\%) = \frac{C_R \times \frac{A_x}{A_R} \times D \times \bar{w}}{m \times S} \times 100\% \tag{5-4}$$

式中：C_R 为对照品溶液的浓度（mg/ml）；A_x 和 A_R 分别为供试品和对照品溶液的峰面积；D 为稀释倍数；$\bar{w}$ 为平均片重（g）；m 为供试品的取样量（mg）；S 为标示量（mg/片）。

解析： 《中国药典》收载的布洛芬制剂含量测定均采用高效液相色谱法。

知识拓展

其他芳酸类药物性状及含量测定

双氯芬酸钠为邻氨基苯乙酸类药物，在乙醇中易溶，三氯甲烷中不溶，采用非水法测定含量，以冰醋酸为溶剂，高氯酸为滴定剂，电位法指示终点。

布洛芬为苯乙酸衍生物，与苯甲酸及水杨酸类比较，酸性较弱，但仍具有一定的酸性，溶于中性乙醇后，可用氢氧化钠直接滴定。

吲哚美辛为类白色至微黄色结晶性粉末，在丙酮中溶解，水中几乎不溶，原料药可采用直接酸碱滴定法测定含量。

氯贝丁酯为油状液体，遇光不稳定；分子中具有羧酸酯结构，易水解，可用两步滴定法测定含量。

本 章 小 结

<table>
<tr><td rowspan="14">芳酸及其酯类</td><td rowspan="4">苯甲酸类</td><td rowspan="2">结构与性质</td><td colspan="3">实例 苯甲酸钠</td></tr>
<tr><td>鉴别</td><td>检查</td><td>含量测定</td></tr>
<tr><td colspan="4">结构特征：含有苯环，羧基直接连在苯环上
性质：
1. 酸性，钠盐显碱性
2. 三氯化铁反应
3. 紫外吸收
4. 红外吸收</td></tr>
<tr><td>1. 三氯化铁反应
2. 红外光谱
3. 紫外光谱
4. 钠盐鉴别反应</td><td>1. 邻苯二甲酸
2. 一般杂质检查项目</td><td>1. 非水碱量法（苯甲酸钠）
2. 酸碱滴定（苯甲酸）</td></tr>
<tr><td rowspan="4">水杨酸类</td><td rowspan="2">结构与性质</td><td colspan="3">实例 阿司匹林及其制剂</td></tr>
<tr><td>鉴别</td><td>检查</td><td>含量测定</td></tr>
<tr><td colspan="4"></td></tr>
<tr><td>结构特征：含有邻羟基苯甲酸结构或邻羟基苯甲酸成酯
性质：
1. 酸性
2. 水解后与三氯化铁反应
3. 紫外吸收</td><td>1. 水解后三氯化铁反应
2. 水解反应
3. 红外光谱
4. 高效液相色谱（制剂）</td><td>1. 水杨酸（制剂、原料药，HPLC）
2. 溶液的澄清度（原料药）
3. 有关物质（原料药）
4. 一般杂质检查项目（原料药）
5. 制剂检查项目</td><td>1. 酸碱滴定（原料药）
2. HPLC 法（制剂）</td></tr>
<tr><td rowspan="4">其他芳酸类</td><td rowspan="2">结构与性质</td><td colspan="3">实例 布洛芬及其制剂</td></tr>
<tr><td>鉴别</td><td>检查</td><td>含量测定</td></tr>
<tr><td colspan="4"></td></tr>
<tr><td>结构特征：含有苯环，羧基不直接接在苯环上（可生成酯）
性质：
1. 酸性
2. 酯类可水解，可发生异羟肟酸铁反应
3. 紫外吸收
4. 红外吸收</td><td>1. 紫外光谱
2. 红外光谱</td><td>1. 有关物质（原料药，TLC）
2. 一般杂质检查（原料药）
3. 制剂检查项目</td><td>1. 酸碱滴定（原料药）
2. 高效液相色谱法（制剂）</td></tr>
</table>

目标检测

一、单项选择题

1. 芳酸类药物的共性为（　　　）
   A. 酸性　　　　　　B. 碱性　　　　　　C. 水解反应
   D. 呈色反应　　　　E. 沉淀反应

2. 阿司匹林中检查的特殊杂质是（　　　）
   A. 水杨醛　　　　　B. 水杨酸　　　　　C. 苯甲酸
   D. 苯甲醛　　　　　E. 苯酚

3. 阿司匹林原料药溶液澄清度检查，不溶于碳酸钠的不包括（　　　）
   A. 游离水杨酸　　　B. 酚类　　　　　　C. 水杨酸苯酯
   D. 乙酰水杨酸苯酯　E. 醋酸苯酯

4. 《中国药典》规定阿司匹林肠溶片应检查（　　　）
   A. 溶出度　　　　　B. 释放度　　　　　C. 均匀度
   D. 限度　　　　　　E. 光洁度

5. 布洛芬含量测定中溶解样品的溶剂是（　　　）
   A. 对酚酞指示剂显中性的水
   B. 对酚酞指示剂显中性的乙醇
   C. 对甲基橙指示剂显中性的乙醇
   D. 对甲基橙指示剂显中性的甲醇
   E. 对酚酞指示剂显中性的甲醇

6. 阿司匹林片剂含量测定《中国药典》采用的方法是（　　　）
   A. HPLC 法　　　　B. UV 法　　　　　C. 非水滴定法
   D. 酸碱滴定法　　　E. GC 法

7. 以下描述错误的是（　　　）
   A. 红外光谱鉴别法是原料药物鉴别的方法
   B. 高效液相色谱可用于药物的鉴别、检查、含量测定
   C. 显酸性的药物含量测定都可以用酸碱滴定的方法
   D. 药物检查中有关杂质的检查大多选择高效液相色谱法和薄层色谱法
   E. 紫外分光光度法可用于含量测定、鉴别、杂质检查

8. 直接酸碱滴定法测定阿司匹林原料药含量时，若滴定过程中阿司匹林发生水解反应，会使测定结果（　　　）
   A. 偏高　　　　　　B. 低　　　　　　　C. 偏低
   D. 准确　　　　　　E. 不准确

9. 乙酰水杨酸含量测定时，用中性醇溶解供试品的目的是为了（　　　）
   A. 防止供试品在水溶液中滴定时水解　　B. 防腐消毒
   C. 使供试品易于溶解　　　　　　　　　D. 控制 pH

E. 减小溶解度

二、简答题

1. 《中国药典》中，泛影酸采用银量法进行含量测定，原理是什么？

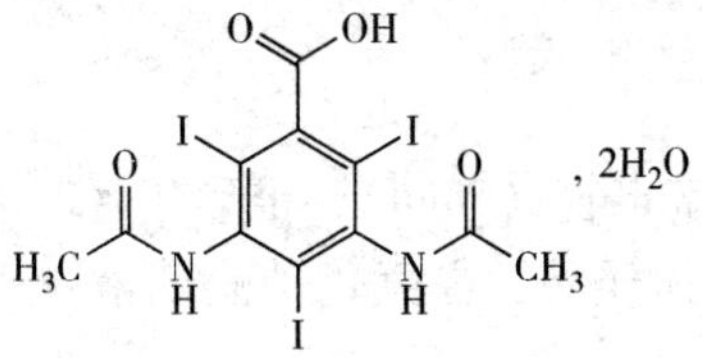

2. 为什么苯甲酸检查项目中要检查卤素、卤化物？

三、案例分析

氯贝丁酯含量测定

取本品约2g，精密称定，置锥形瓶中，加中性乙醇（对酚酞指示剂显中性）10ml，微温溶解，加酚酞指示液数滴，用氢氧化钠滴定液（0.1mol/L）滴定至粉红色，精密加入氢氧化钠滴定液（0.5mol/L）20ml，加热回流60min至油珠完全消失，放冷，用新沸过的冷水冲洗冷凝管，洗液并入锥形瓶中，加酚酞指示液数滴，用盐酸滴定液（0.5mol/L）滴定至红色消失，并将滴定的结果用空白试验校正。每1ml氢氧化钠滴定液（0.5mol/L）相当于121.4mg的$C_{12}H_{15}ClO_3$。

问：解析含量测定的原理，并列出结果计算公式。

实训五　阿司匹林含量测定

【实训目的】

（1）掌握酸碱滴定法测定阿司匹林含量的原理。
（2）熟悉酸碱滴定法测定药物含量的基本操作技术及有关计算。
（3）了解滴定分析操作方法测定酸性药物含量的原理和运用。

【实训原理】

利用阿司匹林分子结构中的游离羧基具有一定的酸性，可与碱成盐的性质，以标准碱滴定液直接滴定。反应式如下：

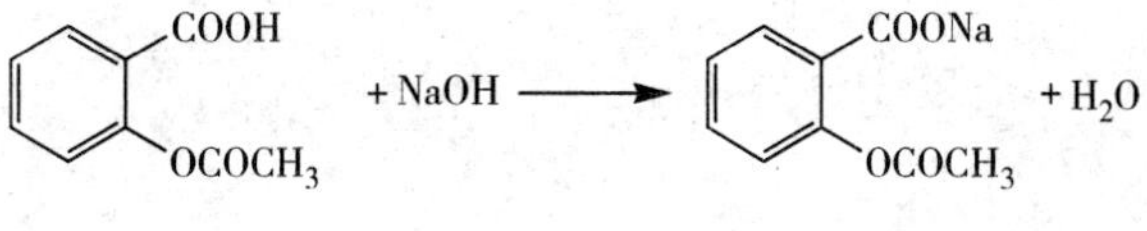

《中国药典》采用酸碱滴定法测定阿司匹林含量。按干燥品计算，含阿司匹林不得少于99.5%。

含量计算：

$$含量(\%) = \frac{V \times F \times T \times 10^{-3}}{m} \times 100\%$$

式中：V 为消耗氢氧化钠滴定液的体积（ml）；F 为氢氧化钠滴定液的浓度校正因子；T 为滴定度（mg/ml）；m 为供试品的取样量（g）。

【实训条件】

1. 仪器 分析天平、式滴定管（50ml）、锥形瓶（250ml）、量筒。

2. 试药与试剂 阿司匹林样品、氢氧化钠滴定液（0.1mol/L）、中性乙醇、酚酞指示液。

【操作方法】

取本品约 0.4g，精密称定，加中性乙醇（对酚酞指示液显中性）20ml 溶解后，加酚酞指示液 3 滴，用氢氧化钠滴定液（0.1mol/L）滴定至淡红色。每 1ml 氢氧化钠滴定液（0.1mol/L）相当于 18.02mg 的阿司匹林（$C_9H_8O_4$）。

【注意事项】

（1）阿司匹林在水中微溶，在乙醇中易溶，同时为防止阿司匹林在测定过程中由于酯键的水解而使结果偏高，故使用中性乙醇为溶剂。乙醇对酚酞显微酸性，故乙醇在使用前需用氢氧化钠中和后使用。

（2）滴定应在不断振摇下稍快地进行，以防止局部碱浓度过大而促使阿司匹林水解。温度控制在 0~40℃时，对测定结果无显著影响。

【思考题】

（1）供试品中所含水杨酸对本测定有影响吗?

（2）直接用乙醇为溶剂对结果产生什么影响?

（彭裕红）

第六章 胺类药物分析

国内外药典收载的胺类药物品种繁多，根据化学结构特点可分为芳胺类、芳烃胺类、脂肪胺类和磺酰胺类等。本章将重点介绍芳胺类药物中的对氨基苯甲酸酯类和芳酰胺类、芳烃胺类药物中的苯乙胺类、脂肪胺类药物中的丙胺类、磺酰胺类药物的质量分析方法。

第一节 结构与性质

一、芳胺类药物

芳胺类药物根据基本结构可分为两类：第一类是芳伯氨基未被取代，而在芳环对位有取代的对氨基苯甲酸酯类药物；第二类是芳伯氨基被酰化，并在芳环对位有取代的芳酰胺类药物。

（一）对氨基苯甲酸酯类药物

本类药物分子结构中均有对氨基苯甲酸酯的基本结构，其结构通式为：

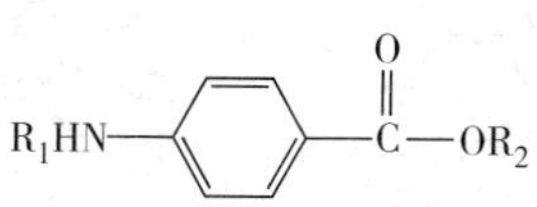

$$R_1HN-\underset{}{\bigotimes}-\overset{\overset{O}{\parallel}}{C}-OR_2$$

本类药物的游离碱多为碱性油状物或低熔点固体，难溶于水，溶于有机溶剂。其盐酸盐均为白色结晶性粉末，易溶于水和乙醇，难溶于有机溶剂。

《中国药典》收载的本类药物有盐酸普鲁卡因、苯佐卡因和盐酸丁卡因等局部麻醉药，典型药物结构与性质见表6-1。

表6-1 对氨基苯甲酸酯类典型药物的结构与性质

药　物	结构式	性　质
盐酸普鲁卡因 （Procaine hydrochloride）	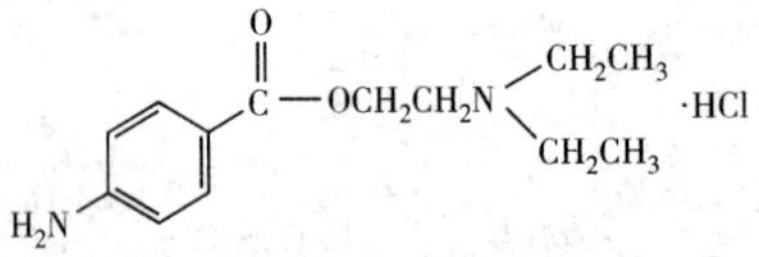	1. 弱碱性　除苯佐卡因外，分子结构中脂烃胺侧链为叔胺氮原子，故游离碱具有弱碱性
苯佐卡因 （benzocaine）	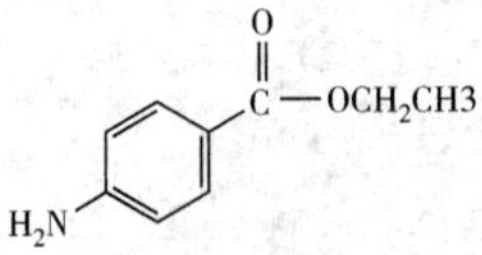	2. 芳伯氨基特性　除盐酸丁卡因外，本类药物结构中含有芳香第一胺，可发生重氮化偶合反应，可用于鉴别和含量测定
盐酸丁卡因 （tetracaine hydrochloride）	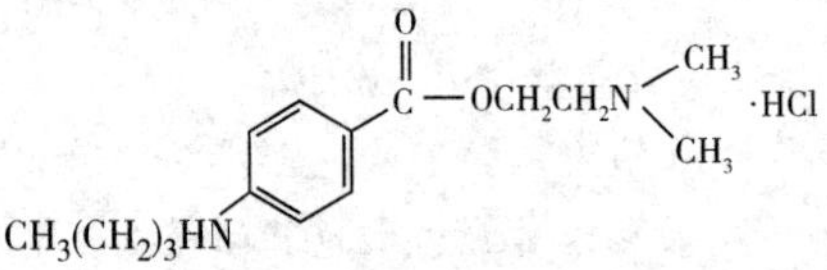	3. 水解特性　本类药物结构中含有酯键，易在光、热或碱性条件下水解 4. 吸收光谱特性　本类药物结构中均含有苯环，具有紫外吸收和红外吸收光谱特征

（二）芳酰胺类药物

本类药物属于苯胺的酰基衍生物，分子中具有芳酰氨基的基本结构，其结构通式如下：

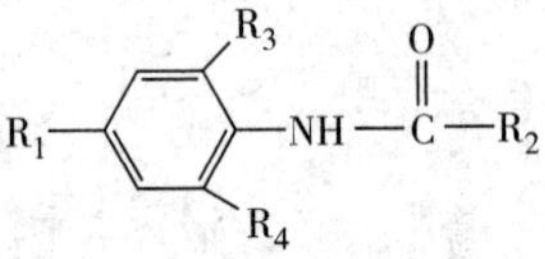

本类药物多为白色结晶或结晶性粉末，游离碱难溶于水，溶于有机溶剂，其盐酸盐易溶于水和乙醇。

《中国药典》收载的本类药物主要有解热镇痛药对乙酰氨基酚、局部麻醉药盐酸利多卡因和盐酸布比卡因等药物，典型药物结构与性质见表6-2。

表6-2 芳酰胺类典型药物的结构与性质

药　物	结构式	性　质
对乙酰氨基酚 （paracetamol）	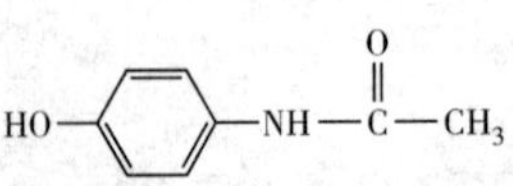	1. 弱碱性　利多卡因和布比卡因的脂烃胺侧链有叔胺氮原子，显碱性，可与酸成盐

续表

药 物	结构式	性 质
盐酸利多卡因 （lidocaine hydrochloride）		2. 酚羟基特性 对乙酰氨基酚具有酚羟基，可与三氯化铁发生显色反应，用于鉴别
		3. 水解后显芳伯氨基特性 本类药物结构中具有芳酰氨基，在酸性溶液中易水解为芳香第一胺，可发生重氮化-偶合反应。对乙酰氨基酚较易水解，而利多卡因和布比卡因在酰胺基邻位上存在两个甲基，受空间位阻的影响，较难水解，其盐的水溶液较稳定
盐酸布比卡因 （bupivacainehydrochloride）		4. 与重金属离子发生沉淀反应 利多卡因酰氨基上的氮可在水溶液中与铜离子或钴离子发生配位反应，生成有色的配位化合物沉淀。此沉淀可溶于三氯甲烷等有机溶剂后呈色
		5. 吸收光谱特性 本类药物结构中均含有苯环，具有紫外吸收和红外吸收光谱特征

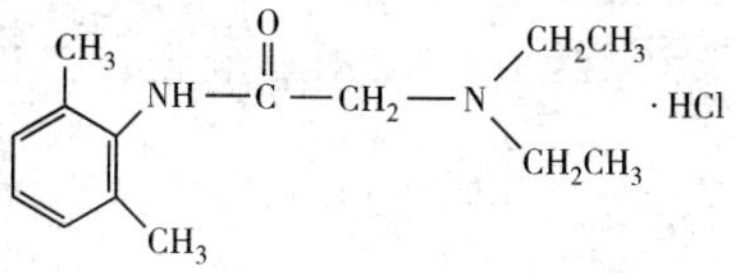

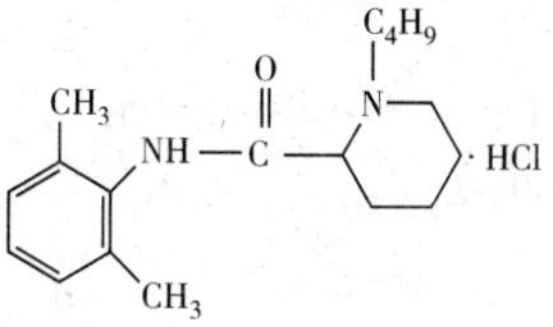

二、苯乙胺类药物

本类药物为拟肾上腺素类药物，均具有苯乙胺的基本结构，多数在苯环上有 1~2 个酚羟基取代（盐酸克仑特罗除外）。其中肾上腺素、盐酸异丙肾上腺素和盐酸多巴胺分子结构中苯环的 3、4 位上都有 2 个邻位酚羟基，与儿茶酚类似，也属于儿茶酚胺类药物。本类药物基本结构为：

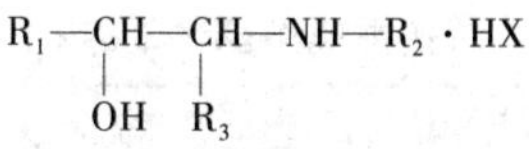

$$R_1—CH—CH—NH—R_2 \cdot HX$$
$$\quad\;\; |\qquad\; |$$
$$\quad\;\; OH\quad R_3$$

《中国药典》收载的苯乙胺类药物近 20 种，现列举肾上腺素等 6 种典型药物，结构与性质见表 6-3。

表 6-3 苯乙胺类典型药物的结构与性质

药 物	结构式	性 质
肾上腺素 （adrenaline）	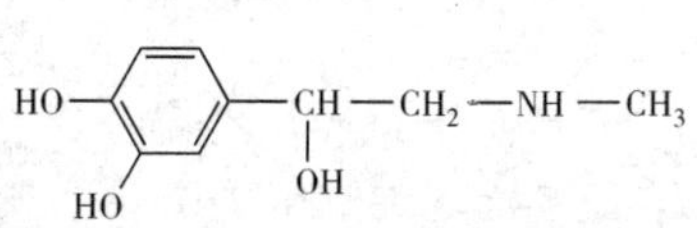	1. 酚羟基特性 药物分子结构中具有邻苯二酚或苯酚的结构，可与三氯化铁、重金属离子络合显色；可被过氧化氢等某些氧化剂氧化变色

药 物	结构式	性 质
盐酸异丙肾上腺素 （isoprenaline hydrochloride）	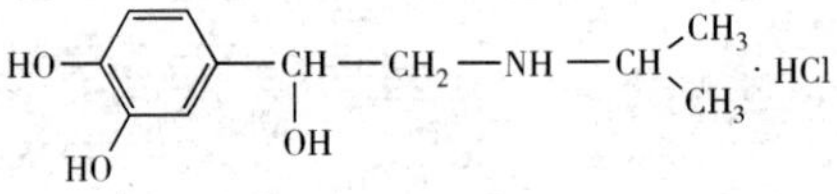	2. 旋光性　多数本类药物结构中具有手性碳原子，具有旋光性
盐酸去氧肾上腺素 （phenylephrine hydrochloride）	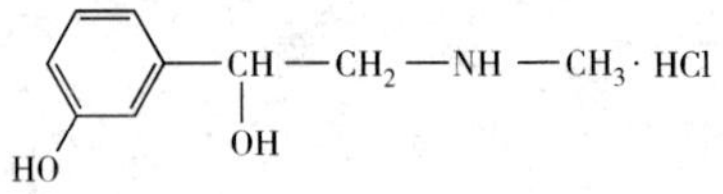	3. 芳伯氨基特性　盐酸克仑特罗具有芳香第一胺，可发生重氮化-偶合反应
重酒石酸去甲肾上腺素 （noradrenaline bitartrate）	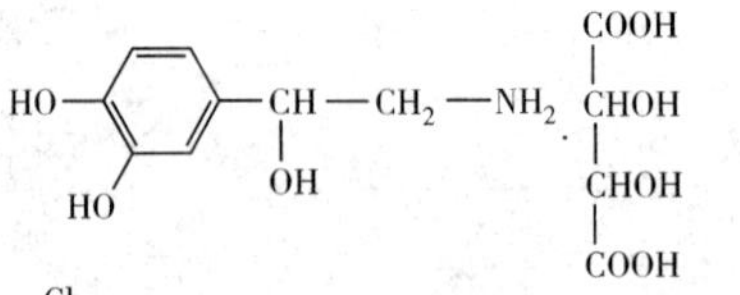	4. 吸收光谱特性　本类药物结构中均含有苯环，具有紫外吸收和红外吸收光谱特征
盐酸克仑特罗 （clenbuterol hydrochloride）	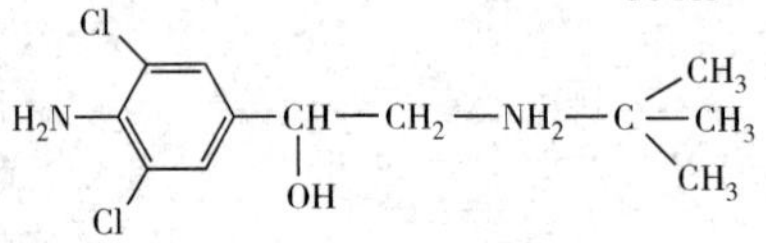	
盐酸多巴胺 （dopamine hydrochloride）	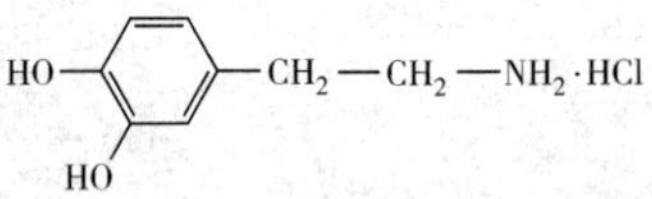	

三、丙胺类药物

丙胺类药物具有苯丙胺的基本结构，为抗组胺药，其结构通式为：

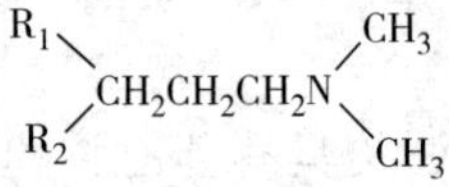

代表药物为马来酸氯苯那敏（扑尔敏），为白色结晶性粉末；无臭，味苦；在水、乙醇或氯仿溶液中易溶，在乙醚中微溶。其结构与性质见表6-4。

表6-4　丙胺类典型药物的结构与性质

药 物	结构式	性 质
马来酸氯苯那敏 （chlorphenamine maleate）	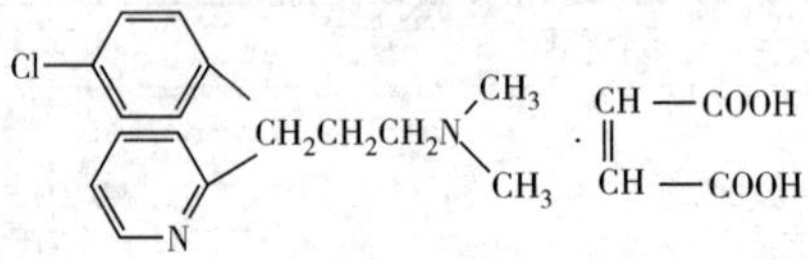	1. 弱酸性　本品分子结构中的顺丁烯二酸是较强的有机酸（$Ka = 1.2 \times 10^{-2}$），因此其水溶液显酸性 2. 叔胺的特性　本品分子结构中具有叔胺结构，可发生叔胺特有的显色反应，可用于鉴别。叔胺结构与吡啶环具有弱碱性，可用非水溶液法测定含量 3. 吸收光谱特性　本品分子结构中含有苯环和吡啶环，具有紫外吸收和红外吸收光谱特征

四、磺胺类药物

本类药物均具有对氨基苯磺酰胺的基本结构：

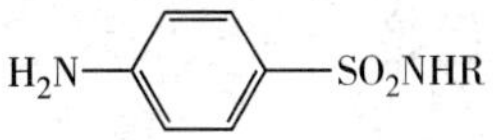

$$H_2N-\bigcirc-SO_2NHR$$

本类药物均为白色（类白色）或微黄色结晶性粉末。除钠盐外在水中几乎不溶，略溶或微溶于乙醇等有机溶剂。

《中国药典》收载的磺胺类典型药物结构与性质见表6-5。

表6-5　磺胺类典型药物的结构与性质

药　　物	结构式	性　　质
磺胺甲噁唑 （sulfamethoxazole，SMZ）	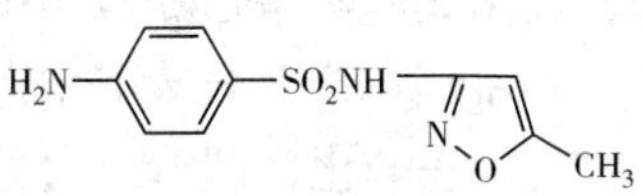 $H_2N-\bigcirc-SO_2NH$ 异噁唑-CH_3	1. 酸碱两性　本类药物分子结构中的芳伯氨基显弱碱性，磺酰氨基显弱酸性，故为酸碱两性化合物
磺胺异噁唑 （sulfafurazole，SIZ）	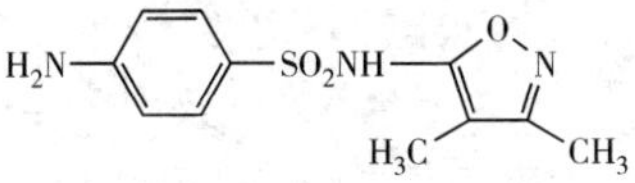 $H_2N-\bigcirc-SO_2NH$ 异噁唑 H_3C、CH_3	2. 铜盐反应的特性　磺酰氨基的吸电子效应使得该基团上的氢原子较活泼，可与金属离子（硫酸铜）生成有颜色的金属盐沉淀，可用于鉴别
磺胺嘧啶 （sulfadiazine，SD） 磺胺醋酰钠 （sulfacetamide soium，SA-Na）	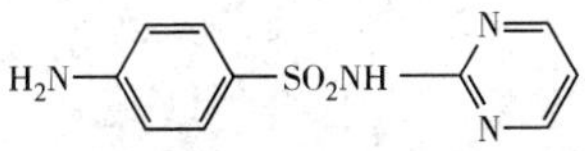 $H_2N-\bigcirc-SO_2NH$ 嘧啶 $H_2N-\bigcirc-SO_2N-COCH_3$ Na	3. 芳伯氨基特性　本类药物具有芳香第一胺基，在酸性条件下可发生重氮化-偶合反应，可用于鉴别和含量测定
磺胺多辛 （sulfadoxine）	$H_2N-\bigcirc-SO_2NH$ 嘧啶 H_3CO、OCH_3	4. 取代杂环的特性　某些磺胺类药物的取代基为含氮杂环，可在酸性条件下发生生物碱沉淀剂反应。此外，还使得这类药物具有较强的紫外吸收和红外吸收特性

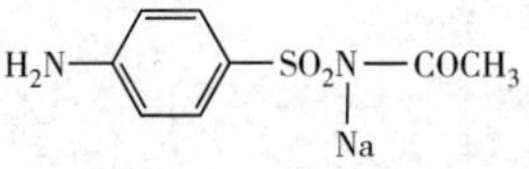

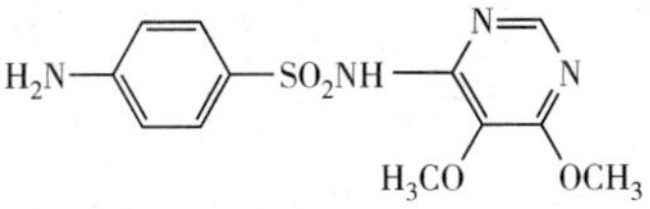

知识拓展

磺胺类药物

　　磺胺类药物属人工合成类广谱抗菌药，其结构中磺酰胺基上的 H 被不同杂环取代所形成各种磺胺类药物，而对位的游离氨基是抗菌的活性部位。临床应用磺胺类药物治疗细菌感染性疾病近 50 年，特别是高效、长效、广谱的新型磺胺和抗菌增效剂——甲氧嘧啶（TMP）合成以后，使磺胺类药物的临床治疗有了新的突破。

第二节 典型药物分析

一、对氨基苯甲酸酯类药物

实例分析　盐酸普鲁卡因及其制剂

盐酸普鲁卡因为白色结晶或结晶性粉末；无臭、味微苦，随后有麻痹感；在水中易溶，在乙醇中略溶，在三氯甲烷中微溶，在乙醚中几乎不溶；熔点为154～157℃。

（一）鉴别

1. 水解反应

方法： 取盐酸普鲁卡因约0.1g，加水2ml溶解后，加10%氢氧化钠溶液1ml，即生成白色沉淀，加热，变为油状物；继续加热，产生的蒸汽能使湿润的红色石蕊试纸变为蓝色；热至油状物消失后，放冷，加盐酸酸化，即析出白色沉淀。

反应式：

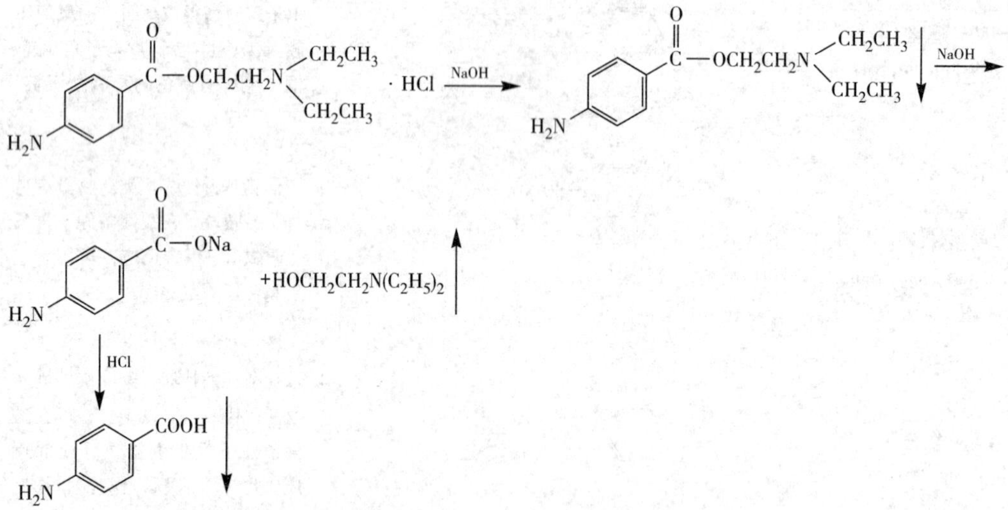

解析： 利用分子结构中的酯键。盐酸普鲁卡因遇氢氧化钠游离出普鲁卡因白色沉淀，该沉淀熔点低，加热变为油状物，继续加热则酯键水解，生成二乙氨基乙醇和对氨基苯甲酸钠，前者是碱性气体，能使润湿的红色石蕊试纸变蓝；后者经盐酸酸化后，生成对氨基苯甲酸白色沉淀。

2. 红外光谱法　盐酸普鲁卡因分子结构中存在芳伯氨基、苯环、酯基等基团，其红外光谱中显示相应的吸收峰。《中国药典》规定本品的红外吸收图谱应与对照图谱一致。

3. 氯化物的反应

（1）沉淀反应

方法： 取盐酸普鲁卡因溶液，加稀硝酸使成酸性后，滴加硝酸银试液，即生成白色凝乳状沉淀；分离，沉淀加氨试液即溶解，再加稀硝酸酸化后，沉淀复生成。

反应式：

$$Cl^- + Ag \xrightarrow{HNO_3} AgCl\downarrow$$

$$AgCl + 2NH_3 \cdot H_2O \longrightarrow Ag(NH_3)_2^+Cl^- + 2H_2O$$

$$Ag(NH_3)_2^+Cl^- + H^+ \longrightarrow AgCl\downarrow + NH_4^+$$

（2）氧化还原反应

方法： 取盐酸普鲁卡因少量，置试管中，加等量的二氧化锰，混匀，加硫酸润湿，缓缓加热，即生成氯气，能使湿润的碘化钾淀粉试纸显蓝色。

反应式：

$$Cl^- + MnO_2 \xrightarrow[\triangle]{H_2SO_4} Cl_2 + Mn^{2+}$$

$$Cl_2 + 2KI \longrightarrow I_2 + 2KCl$$

解析： 盐酸普鲁卡因中含有氯离子，按《中国药典》四部"一般鉴别试验"中"氯化物"项下的沉淀反应和氧化还原反应进行鉴别。

4. 芳香第一胺反应

方法： 取盐酸普鲁卡因约50mg，加稀盐酸1ml，必要时缓缓煮沸使溶解，放冷，加0.1mol/亚硝酸钠溶液数滴，滴加碱性β-萘酚试液数滴，生成由橙色或猩红色沉淀。

反应式：

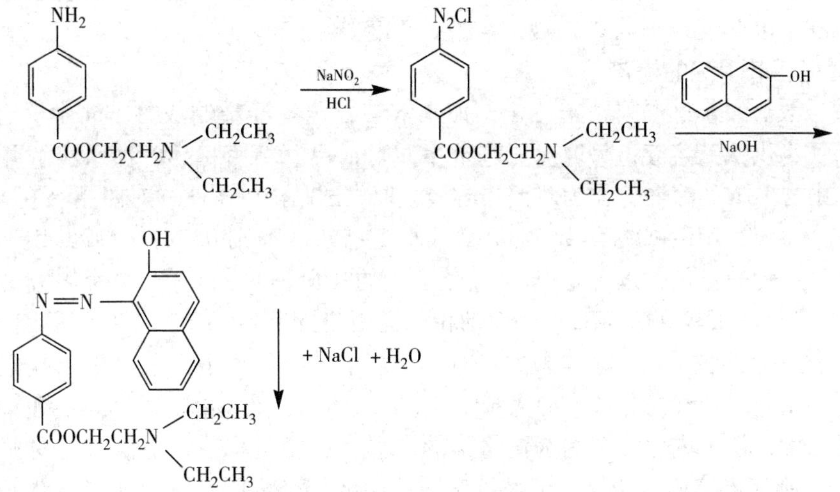

解析： 盐酸普鲁卡因具有芳伯氨基，可发生重氮化-偶合反应，即在盐酸介质中与亚硝酸钠作用，生成重氮盐，重氮盐进一步与β-萘酚偶合，生成有色的偶氮化合物。

> **知识链接**
>
> 盐酸丁卡因分子结构中无芳伯氨基，不发生重氮化-偶合反应，但其分子结构中的芳香仲胺在酸性溶液中可与亚硝酸钠反应，生成N-亚硝基化合物的乳白色沉淀，可与具有芳伯氨基的同类药物区别。反应式如下：

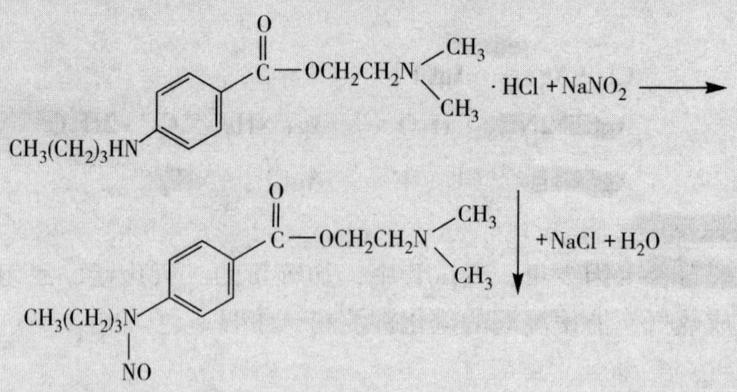

（二）检查

盐酸普鲁卡因的杂质检查项目有："酸度"、"溶液的澄清度"、"对氨基苯甲酸"、"干燥失重"、"炽灼残渣"、"铁盐"和"重金属"。

1. 酸度检查

方法：取盐酸普鲁卡因 0.40g，加水 10ml 溶解后，加甲基红指示液 1 滴，如显红色，加氢氧化钠滴定液（0.02mol/L）0.2ml，应变为橙色。

解析：盐酸普鲁卡因的生产过程包括氧化、酯化、成盐等反应，各反应均需在酸性条件下进行，可能会引入酸性杂质；此外，在储藏过程中，酯键可能会水解生成对氨基苯甲酸，因此《中国药典》规定需检查酸度。

2. 对氨基苯甲酸的检查

方法：取盐酸普鲁卡因精密称定，加水溶解并定量稀释制成每 1ml 中含有 0.2mg 的溶液，作为供试品溶液；另取对氨基苯甲酸对照品，精密称定，加水溶解并定量制成每 1ml 中含 1μg 的溶液，作为对照品溶液；取供试品溶液 1ml 与对照品溶液 9ml 混合均匀，作为系统适用性试验溶液。照高效液相色谱法（通则 0512）试验，用十八烷基硅烷键合硅胶为填充剂；以含 0.1% 庚烷磺酸钠的 0.05mol/L 磷酸二氢钾溶液（用磷酸调节 pH 至 3.0）–甲醇（68：32）为流动相；检测波长为 279nm。取系统适用性试验溶液 10μl，注入液相色谱仪，理论板数按对氨基苯甲酸峰计算不低于 2000，盐酸普鲁卡因峰和对氨基苯甲酸峰的分离度应大于 2.0。取对照品溶液 10μl，注入液相色谱仪，调节检测灵敏度，使主成分峰高约为满量程的 20%。精密量取供试品溶液与对照品溶液各 10μl，分别注入液相色谱仪，记录色谱图。供试品溶液色谱图中如有与对氨基苯甲酸峰保留时间一致的色谱峰，按外标法以峰面积计算，不得过 0.5%。

解析：因盐酸普鲁卡因结构中具有酯键，在生产中和储藏中都容易水解引入对氨基苯甲酸杂质，该杂质还可进一步脱羧转化为苯胺，而苯胺又可被氧化为有色物，使注射液变黄，从而降低疗效，增加毒性。故《中国药典》规定盐酸普鲁卡因原料药及其制剂均需检查"对氨基苯甲酸"，检查方法采用反相离子对色谱法。

（三）含量测定

1. 亚硝酸钠滴定法 《中国药典》收载的盐酸普鲁卡因原料药和注射用盐酸普鲁卡因粉针剂均采用此法测定含量。

方法：取盐酸普鲁卡因原料药约 0.6g，精密称定，按照永停滴定法（通则 0701），在 15~25℃用亚硝酸钠滴定液（0.1mol/L）滴定。每 1ml 亚硝酸钠滴定液（0.1mol/L）相当于 27.28mg 的盐酸普鲁卡因（$C_{13}H_{20}N_2O_2 \cdot HCl$）。

$$含量(\%) = \frac{V \times T \times F \times 10^{-3}}{m} \times 100\% \tag{6-1}$$

式中：V 为消耗亚硝酸钠滴定液的体积（ml）；T 为滴定度（mg/ml）；F 为亚硝酸钠滴定液的浓度校正因子；m 为供试品的取样量（g）。

解析：盐酸普鲁卡因分子结构中含有芳伯氨基，在酸性条件下可与亚硝酸钠定量反应生成重氮盐，用永停法指示反应终点。

课堂互动

说出亚硝酸钠法的测定原理、测定条件和指示终点的方法；结果如何计算？

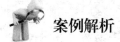 **案例解析**

盐酸普鲁卡因的含量测定

精密称取本品 0.6g，照永停滴定法，在 15~25℃，用亚硝酸钠滴定液（0.1mol/L）滴定，消耗滴定液 21.87ml。每 1ml 亚硝酸钠滴定液（0.1mol/L）相当于 27.28mg 的 $C_{13}H_{20}N_2O_2 \cdot HCl$。《中国药典》规定：本品按干燥品计算，含 $C_{13}H_{20}N_2O_2 \cdot HCl$ 不得少于 99.0%。请问本品含量测定结果是否符合规定？

解析：

$$含量(\%) = \frac{V \times T \times F \times 10^{-3}}{m} \times 100\%$$

$$= \frac{21.87 \times 27.28 \times \dfrac{0.1}{0.1} \times 10^{-3}}{0.6} \times 100\%$$

$$= 99.83\%$$

99.83% > 99.0%，故本品含量符合规定。

2. 高效液相色谱法　《中国药典》采用高效液相色谱法测定盐酸普鲁卡因注射液的含量。

（1）色谱条件与系统适用性试验　用十八烷基硅烷键合硅胶为填充剂；以含 0.1% 庚烷磺酸钠的 0.05mol/L 磷酸二氢钾溶液（用磷酸调节 pH 至 3.0）–甲醇（68：32）为流动相；检测波长为 279nm，理论板数按盐酸普鲁卡因峰计算不低于 2000。盐酸普鲁卡因峰与相邻杂质峰的分离度应符合要求。

（2）测定法　精密量取普鲁卡因注射液适量，用水定量稀释制成每 1ml 中含盐酸普鲁卡因 0.02mg 的溶液，作为供试品溶液，精密量取 10μl 注入液相色谱仪，记录色谱图；另取盐酸普鲁卡因对照品，精密称定，加水溶解并定量稀释制成每 1ml 中含盐酸普鲁卡因 0.02mg 的溶液，同法测定。按外标法以峰面积计算，即得。

$$标示量（\%）= \frac{C_R \times \dfrac{A_x}{A_R} \times D \times 每支容量}{m \times S} \times 100\% \tag{6-2}$$

式中：C_R 为对照品的浓度（mg/ml）；A_x 为供试品的峰面积；A_R 为对照品的峰面积；D 为供试品的稀释倍数；m 为供试品的取样量（ml）；S 为每支注射液的标示量（mg）。

解析： 盐酸普鲁卡因注射液在制备过程中受灭菌温度、时间、pH、光线、重金属及储藏时间的影响，很容易发生水解反应产生杂质，若不经分离直接采用化学滴定法直接测定含量，则容易彼此干扰。

二、芳酰胺类药物

实例分析 对乙酰氨基酚及其制剂

本品为白色结晶或结晶性粉末；无臭，味微苦。在热水或乙醇中易溶，在丙酮中溶解，在水中略溶。熔点为 168~172℃。

（一）鉴别

1. 与三氯化铁试液的反应

方法： 对乙酰氨基酚的水溶液加三氯化铁试液，即显蓝紫色。

反应式：

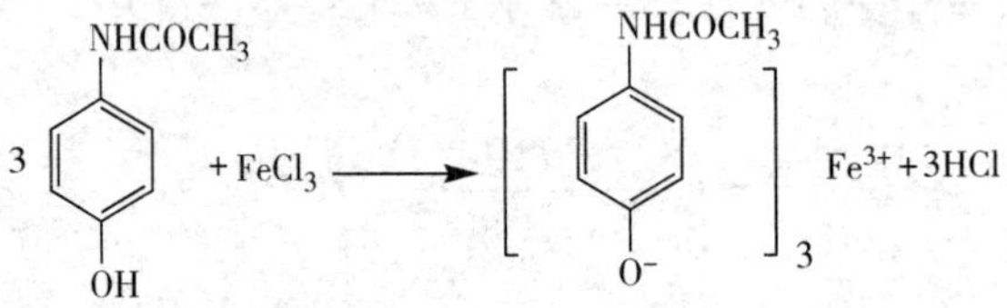

解析： 对乙酰氨基酚结构中具有酚羟基，可与 $FeCl_3$ 试液反应生成蓝紫色的配位化合物。

2. 水解后的重氮化-偶合反应

方法： 取对乙酰氨基酚约 0.1g，加稀盐酸 5ml，置水浴中加热 40min，放冷；取 0.5ml，滴加亚硝酸钠试液 5 滴，摇匀，用水 3ml 稀释后，加碱性 β-萘酚试液 2ml，振摇，即显红色。

反应式：

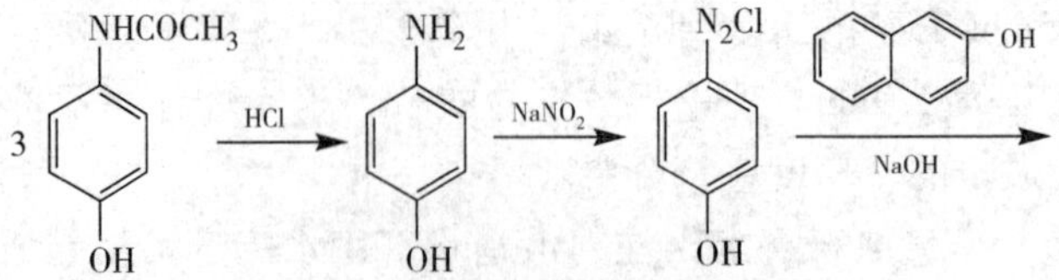

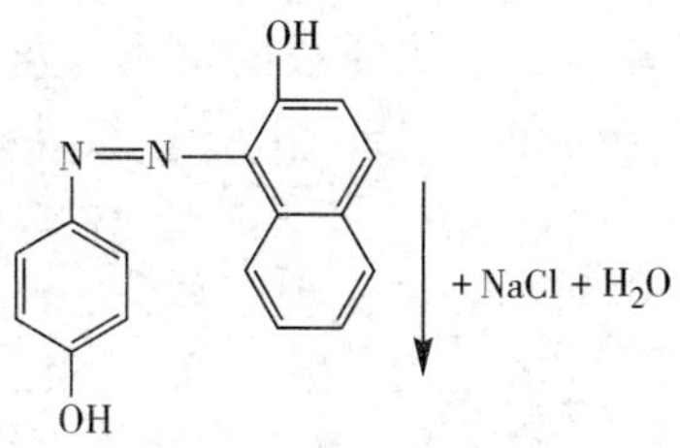

解析：对乙酰氨基酚不含有芳香第一胺基，但在盐酸酸性介质中受热后可水解生成芳香第一胺。

3. 红外光谱法　对乙酰氨基酚分子结构中有酰胺基、酚羟基和苯环，其红外光谱有相应的特征吸收。《中国药典》规定本品的红外吸收图谱应与对照的图谱一致。

（二）杂质检查

《中国药典》规定对乙酰氨基酚除了要检查"酸度"、"乙醇溶液的澄清度与颜色"、"氯化物"、"硫酸盐"、"干燥失重"、"炽灼残渣"和"重金属"，还需检查以下特殊杂质。

1. 对氨基酚及有关物质

方法：临用新制。精密称定对乙酰氨基酚适量，加溶剂［甲醇：水（4：6）］制成每1ml中约含20mg的溶液，作为供试品溶液；另取对氨基酚对照品和对乙酰氨基酚对照品适量，精密称定，加上述溶剂溶解并制成每1ml中约含对氨基酚1μg和对乙酰氨基酚20μg的混合溶液，作为对照品溶液。照高效液相色谱法（通则0512）试验。用辛烷基硅烷键合硅胶为填充剂；以磷酸盐缓冲液（取磷酸氢二钠8.95g，磷酸二氢钠3.9g，加水溶解至1000ml，加10%四丁基氢氧化铵溶液12ml）－甲醇（90：10）为流动相；检测波长为245nm；柱温为40℃；理论板数按对乙酰氨基酚峰计算不低于2000，对氨基酚峰与对乙酰氨基酚峰的分离度应符合要求。取对照品溶液20μl，注入液相色谱仪，调节检测灵敏度，使对氨基酚色谱峰的峰高约为满量程的10%，再精密量取供试品溶液与对照品溶液各20μl，分别注入液相色谱仪，记录色谱图至主成分峰保留时间的4倍；供试品溶液的色谱图中如有与对照品溶液中对氨基酚保留时间一致的色谱峰，按外标法以峰面积计算，含对氨基酚不得过0.005%；其他杂质峰面积均不得大于对照品溶液中对乙酰氨基酚的峰面积（0.1%）；杂质总量不得过0.5%。

解析：对乙酰氨基酚在合成过程中如果乙酰化不完全或储藏不当发生水解，均可引入对氨基酚。对氨基酚毒性大，且易被氧化变色，影响药品质量，必须严格加以控制。《中国药典》采用反相离子对色谱法进行检查。

2. 对氯苯乙酰胺

方法：临用新制。取对氨基酚及有关物质项下的供试品溶液作为供试品溶液；另取对氯苯乙酰胺对照品适量，精密称定，加上述溶剂溶解并制成每1ml中约含1μg的溶液，作为对照品溶液。照高效液相色谱法（通则0512）试验。用辛烷基硅烷键合硅胶为填充剂；以磷酸盐缓冲液（取磷酸氢二钠8.95g，磷酸二氢钠3.9g，加水溶解至1000ml，加10%四丁基氢氧化铵溶液12ml）－甲醇（60：40）为流动相；检测波长为245nm；柱温为40℃；理论板数按对乙酰氨基酚峰计算不低于2000，对氯苯乙酰胺峰与对乙酰氨基酚峰的分离度应符合要求。取对照品溶液 20μl，注入液相色谱仪，调节检测灵敏度，使对氯苯乙酰胺色谱峰的峰高约为满量程的 10%，再精密量取供试品溶液与对照品溶液各 20μl，分别注入液相色谱仪，记录色谱图；按外标法以峰面积计算，含对氯苯乙酰胺不得过 0.005%。

解析： 对乙酰氨基酚在生产中如果以对硝基苯氯为原料，则可引入对氯苯乙酰胺杂质。

知识链接

对乙酰氨基酚生产中杂质的引入

对乙酰氨基酚可用对硝基氯苯为原料，经水解后制得对硝基酚，经还原生产对氨基酚，再经乙酰化后制得；也可以苯酚为原料经亚硝化及还原反应制得对氨基酚，再经乙酰化后制得。因此在生产过程中，除引入一般杂质外，还可能引入中间产物、副产物等特殊杂质。

（三）含量测定

《中国药典》采用紫外-可见分光光度法中的吸收系数法测定其原料、片剂、咀嚼片、栓剂、胶囊及颗粒剂的含量。

方法： 取对乙酰氨基酚原料药约 40mg，精密称定，至 250ml 量瓶中，加 0.4% 氢氧化钠溶液 50ml 溶解后，加水至刻度，摇匀，精密量取 5ml，置 100ml 量瓶中，加 0.4% 氢氧化钠溶液 10ml 加水至刻度，摇匀。依照紫外-可见分光光度法，在 257nm 波长处测的吸光度。按对乙酰氨基酚（$C_8H_9NO_2$）的吸收系数（$E_{1cm}^{1\%}$）为 715 计算，即得。

$$含量(\%)=\frac{\frac{A}{E_{1cm}^{1\%}}\times\frac{1}{100}\times V\times D}{m}\times 100\% \qquad (6-3)$$

式中：A 为供试品溶液的吸光度；$E_{1cm}^{1\%}$ 百分吸收系数；V 为供试品溶液原始体积（ml）；D 为稀释倍数；m 为供试品的取样量（g）。

解析： 对乙酰氨基酚结构中有苯环，为共轭体系，其 0.4% 氢氧化钠溶液于 257nm 波长处有最大吸收，可用于原料和制剂的含量测定。

三、苯乙胺类药物

实例分析　肾上腺素及其制剂

本品为白色或类白色结晶性粉末；无臭，味苦；与空气接触或受日光照射，易氧化变质；在中性或碱性水溶液中不稳定；饱和水溶液显弱碱性反应。在水中极微溶解，在乙醇、三氯甲烷、乙醚、脂肪油或挥发油中不溶；在无机酸或氢氧化钠溶液中易溶，在氨溶液或碳酸钠溶液中不溶。熔点为 206～212℃，熔融时同时分解。比旋度为 -50.0°～-53.5°。

（一）鉴别

1. 三氯化铁反应

方法：取肾上腺素约 2mg，加盐酸溶液（9→1000）2~3 滴溶解后，加水 2ml 与三氯化铁试液 1 滴，即显翠绿色；再加氨试液 1 滴，即变紫色，最后变成紫红色。

解析：拟肾上腺素药物分子结构中具有邻二酚羟基结构，在弱酸性条件下可与 Fe^{3+} 配位显色；加入碱性溶液后，酚羟基还原性增强，则可进一步被 Fe^{3+} 氧化而显紫色，最终生成紫红色醌类化合物。

知识链接

其他拟肾上腺素药物的三氯化铁反应列表

药　物	反应结果
盐酸异丙肾上腺素	深绿色，滴加新制得 5% 碳酸氢钠溶液，显蓝色→红色
盐酸去氧肾上腺素	紫色
重酒石酸去甲肾上腺素	翠绿色，加碳酸氢钠试液显蓝色→红色
盐酸多巴胺	墨绿色，滴加 1% 氨溶液，紫红色

2. 氧化反应

方法：取肾上腺素 10mg，加盐酸溶液（9→1000）2ml 溶解后，加过氧化氢试液 10 滴，煮沸，即显血红色。

解析：具有酚羟基的肾上腺素类药物，在中性或酸性条件下，易被碘、过氧化氢、铁氰化钾等氧化剂氧化而呈现不同颜色。

知识链接

其他拟肾上腺素药物的氧化反应列表

药　物	氧化剂	现　象
盐酸异丙肾上腺素	碘、硫代硫酸钠	淡红色
盐酸去氧肾上腺素	硫酸铜	紫色
重酒石酸去甲肾上腺素	碘、硫代硫酸钠	无色或仅显微红色或淡紫色
硫酸沙丁胺醇	铁氰化钾	橙红色

（二）杂质检查

《中国药典》规定，肾上腺素除检查"酸性溶液的澄清度与颜色"、"干燥失重"和"炽灼残渣"外，还需检查"酮体"和"有关物质"。

1. 酮体

方法：取肾上腺素加盐酸溶液（9→2000）制成每 1ml 中含 2.0mg 的溶液，在 310nm 波长处测定，吸光度不得过 0.05。

解析： 肾上腺素在生产中由其酮体经氢化还原制得，若氢化不完全，则原料残存引入酮体杂质。《中国药典》规定检查方法为紫外-可见分光光度法，检查原理为酮体在310nm波长处有最大吸收，而药物本身在此波长处几乎无吸收。

2. 有关物质

方法： 取肾上腺素约10mg，精密称定，置10ml量瓶中，加盐酸0.1ml使溶解，用流动相稀释至刻度，摇匀，作为供试品溶液；精密量取供试品溶液1ml，置500ml量瓶中，用流动相稀释至刻度，摇匀，作为对照溶液。另取本品50mg，置50ml量瓶中，加浓过氧化氢溶液1ml，放置过夜，加盐酸0.5ml，加流动相稀释至刻度，摇匀，作为氧化破坏溶液；取重酒石酸去甲肾上腺素对照品适量，加氧化破坏溶液溶解并稀释制成每1ml含20μg的溶液，作为系统适用性试验溶液。照高效液相色谱法（通则0512）试验。用十八烷基硅烷键合硅胶为填充剂；以硫酸氢四甲基铵溶液（取硫酸氢四甲基铵4.0g，庚烷磺酸钠1.1g，0.1mol/L乙二胺四醋酸二钠溶液2ml，用水溶解并稀释至950ml）-甲醇（95∶5）（用1mol/L氢氧化钠溶液调解pH至3.5）为流动相；流速为每分钟2ml；检测波长为205nm。取系统适用性试验溶液20μl，注入液相色谱仪，去甲肾上腺素峰与肾上腺素峰之间应出现两个未知杂质峰，理论板数按去甲肾上腺素计算不低于3000，去甲肾上腺素峰、肾上腺素峰与相邻杂质峰的分离度均应符合要求。取对照溶液20μl，注入液相色谱仪，调节检测灵敏度，使主成分色谱峰的峰高约为满量程的20%；再精密量取供试品溶液和对照溶液各20μl，分别注入液相色谱仪，记录色谱图。供试品溶液色谱图中如有杂质峰，单个杂质峰面积不得大于对照溶液的主峰面积（0.2%），各杂质峰面积的和不得大于对照溶液主峰面积的2.5倍（0.5%）。

解析：《中国药典》采用反相离子对色谱法检查有关物质。极性流动相中的庚烷磺酸钠为反离子试剂，可离解成庚烷酸基带负电荷；肾上腺素脂烃按侧链具有碱性，可离解带正电荷，在流动相中与庚烷酸基生成不带电荷的中性离子对，从而增加了样品离子在非极性固定相中的溶解度，使分配系数增加，改善分离效果。

（三）含量测定

《中国药典》采用非水溶液滴定法测定肾上腺素原料药的含量。

方法： 取肾上腺素约0.15g，精密称定，加冰醋酸10ml，振摇溶解后，加结晶紫指示液1滴，用高氯酸滴定液（0.1mol/L）滴定至溶液显蓝绿色，并将滴定结果用空白试验校正。每1ml高氯酸滴定液（0.1mol/L）相当于18.32mg的肾上腺素（$C_9H_{13}NO_3$）。

$$含量(\%) = \frac{(V-V_0) \times T \times F \times 10^{-3}}{m} \times 100\% \tag{6-4}$$

式中：V为滴定时消耗高氯酸滴定液的体积（ml）；V_0为空白试验消耗高氯酸滴定液的体积（ml）；F为高氯酸滴定液的浓度校正因子；T为滴定度（mg/ml）；m为供试品的取样量（g）。

解析： 肾上腺素的烃胺侧链具有弱碱性，在水溶液中不能直接滴定，以非水溶剂冰醋酸作为滴定介质，可提高药物的碱性程度，增加药物的溶解度，从而能被测定。

课堂互动

用最简便的化学方法区别盐酸普鲁卡因、盐酸丁卡因、对乙酰氨基酚和肾上腺素。

四、磺胺类药物

实例分析 磺胺甲噁唑及其制剂

本品为白色结晶性粉末；无臭，味微苦。在水中几乎不溶；在稀盐酸、氢氧化钠试液或氨试液中易溶。熔点为 $168 \sim 172 \, ^\circ\mathrm{C}$。

（一）鉴别

1. 硫酸铜反应

方法：取磺胺甲噁唑约 0.1g，加水与 0.4% 氢氧化钠溶液各 3ml，振摇使溶解，滤过，取滤液，加硫酸铜试液 1 滴，即生成草绿色沉淀。

反应式：

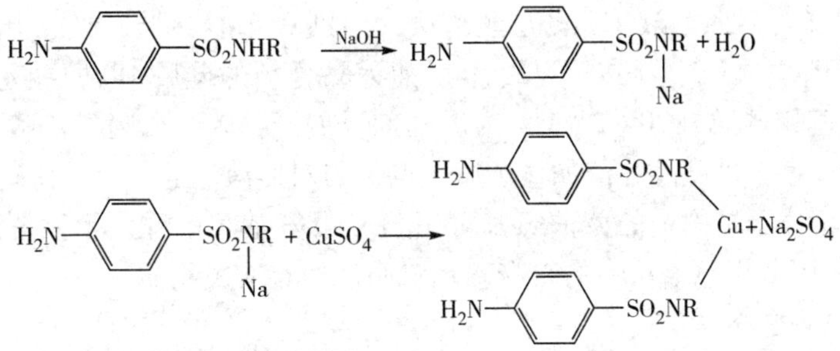

解析：苯磺酰氨基 N 上的氢具有弱酸性，可与碱成盐，再与硫酸铜反应生成有颜色的难溶性铜盐。

知识链接

其他磺胺类药物的铜盐反应列表

药物	铜盐沉淀颜色	放置后颜色变化
磺胺异噁唑	淡棕色	暗绿色絮状
磺胺嘧啶	黄绿色	紫色
磺胺醋酰钠	蓝绿色	
磺胺多辛	黄绿色	淡蓝色

2. 红外光谱法 磺胺甲噁唑分子结构中含有芳伯氨基、苯环、磺酰胺基和异噁唑环，在红外光谱吸收图谱中均有特征吸收峰。

3. 芳香第一胺反应

方法：取供试品约 50mg，加稀盐酸 1ml，必要时缓缓煮沸使溶解，放冷，加 0.1mol/L 亚硝酸钠溶液数滴，滴加碱性 β-萘酚试液数滴，生成橙黄至猩红色沉淀。

解析：磺胺甲噁唑具有芳伯氨基，可用重氮化-偶合反应来鉴别。

（二）杂质检查

《中国药典》规定，本品除需要检查"酸度"、"氯化物"、"硫酸盐"、"干燥失重"、"炽灼残渣"和"重金属"等一般杂质外，还需检查以下两个项目：

1. 碱性溶液的澄清度和颜色

方法： 取本品 1.0g，加氢氧化钠试液 5ml 与水 20ml 溶解后，溶液应澄清无色；如显浑浊，与 1 号浊度标准液（通则 0902）比较，不得更浓；如显色，与对照液（取黄色 3 号标准比色液 12.5ml，加水至 25ml）比较，不得更深。

解析： 主要检查不溶于碱性溶液的杂质和有色杂质，检查原理为磺酰胺基显弱酸性，在氢氧化钠溶液中易溶。

2. 有关物质

方法： 取本品，加乙醇-浓氨溶液（9∶1）稀释制成每 1ml 中约含 10mg 的溶液，作为供试品溶液；精密量取适量，加乙醇-浓氨溶液（9∶1）稀释制成每 1ml 中约含 50μg 的溶液，作为对照溶液。照薄层色谱法（通则 0502）试验，吸取上述两种溶液各 10μl，分别点于同一以 0.1% 羧甲基纤维素钠为黏合剂的硅胶 H 薄层板上，以三氯甲烷-甲醇-二甲基甲酰胺（20∶2∶1）为展开剂，展开，晾干，喷以乙醇制对二甲氨基苯甲醛试液使显色。供试品溶液如显杂质斑点，与对照溶液的主斑点比较，不得更深。

解析： 本品分子结构中的芳伯氨基可以与二甲氨基苯甲醛发生缩合反应显色，故《中国药典》采用薄层色谱法中的自身稀释对照法检查有关物质。

（三）含量测定

《中国药典》规定，磺胺甲噁唑及其片剂均采用亚硝酸钠滴定法测定含量，采用永停滴定法指示终点。

方法： 取本品约 0.5g，精密称定，加盐酸溶液（1→2）25ml 溶解后，再加水 25ml，振摇使溶解，照永停滴定法，用亚硝酸钠滴定液（0.1mol/L）滴定。每 1ml 亚硝酸酸钠滴定液（0.1mol/L）相当于 25.33mg 的 $C_{10}H_{11}N_3O_3S$。

$$含量(\%) = \frac{V \times T \times F \times 10^{-3}}{m} \times 100\% \tag{6-5}$$

式中：V 为消耗亚硝酸钠滴定液的体积（ml）；T 为滴定度（mg/ml）；F 为亚硝酸钠滴定液的浓度校正因子；m 为供试品的取样量（g）。

解析： 分子结构中有芳香第一胺或经水解后具有芳香第一胺的磺胺类药物均可用亚硝酸钠法测定含量。

知识链接

高效液相色谱法在胺类药物含量测定中的应用

高效液相色谱法专属性强、灵敏度高，可以消除药物中的杂质、制剂中的附加剂及共存的药物对测定的干扰，在药物含量测定中的应用十分广泛。胺类药物中不少药物及其制剂的含量测定也越来越多地采用了高效液相色谱法，如对乙酰氨基酚注射剂、泡腾片、滴剂、凝胶、盐酸利多卡因的原料药、注射剂、肾上腺素注射液、盐酸异丙肾上腺素、马来酸氯苯那敏制剂和磺胺类复方制剂等药物均采用该法测定含量。

本 章 小 结

		结构与性质	实例　盐酸普鲁卡因		
			鉴别	特殊杂质	含量测定
芳胺类药物	对氨基苯甲酸酯类	R_1HN-〔苯环〕$-\overset{O}{\underset{\|}{C}}-OR_2$ 1. 弱碱性 2. 芳伯氨基特性 3. 水解性 4. 光谱特性	1. 水解反应 2. IR 法 3. 氯化物反应 4. 芳香第一胺反应	1. 酸度 2. 对氨基苯甲酸	1. 亚硝酸钠滴定法（原料、粉针剂） 2. HPLC 法（注射剂）
		结构与性质	实例　对乙酰氨基酚		
			鉴别	特殊杂质	含量测定
	芳酰胺类	R_1-〔苯环 R_3, R_4〕$-NH-\overset{O}{\underset{\|}{C}}-R_2$ 1. 弱碱性 2. 酚羟基 3. 水解显芳伯氨基 4. 重金属离子反应 5. 光谱特性	1. 三氯化铁反应 2. 水解后的芳香第一胺反应 3. IR 法	1. 对氨基酚 2. 对氯苯乙酰胺	1. UV 法（原料药、片剂等） 2. HPLC 法（注射剂、滴剂等）
苯乙胺类药物		结构与性质	实例　肾上腺素		
			鉴别	特殊杂质	含量测定
		$R_1-\underset{\underset{OH}{\|}}{CH}-\underset{\underset{R_3}{\|}}{CH}-NH-R_2 \cdot HX$ 1. 弱碱性 2. 酚羟基特性 3. 旋光性 4. 芳伯氨基特性 5. 光谱特征	1. 三氯化铁反应 2. 氧化反应	1. 酮体 2. 有关物质	1. 非水溶液滴定法（原料） 2. HPLC 法（注射剂）
丙胺类药物		$\underset{R_2}{\overset{R_1}{\diagdown}}CH_2CH_2CH_2N\underset{CH_3}{\overset{CH_3}{\diagup}}$　1. 弱酸性 　2. 叔胺的特性 　3. 光谱特性			
磺胺类药物		结构与性质	实例　磺胺甲噁唑		
			鉴别	特殊杂质	含量测定
		H_2N-〔苯环〕$-SO_2NHR$ 1. 酸碱两性 2. 铜盐反应特性 3. 芳伯氨基特性 4. 取代杂环特性	1. 硫酸铜反应 2. IR 法 3. 芳香第一胺反应	1. 碱性溶液的澄清度和颜色 2. 有关物质	1. 亚硝酸钠滴定法（原料、片剂） 2. HPLC 法（复方制剂）

目标检测

一、单项选择题

1. 下列药物中,经水解后可以发生重氮化-偶合反应的是 (　　)

　　A. 苯佐卡因　　　　B. 对乙酰氨基酚　　C. 肾上腺素

　　D. 盐酸丁卡因　　　E. 盐酸普鲁卡因

2. 在下列药物的水溶液中,加入三氯化铁试液,即显蓝紫色,该药物应是 (　　)

　　A. 苯佐卡因　　　　　B. 醋氨苯砜　　　　C. 盐酸利多卡因

　　D. 对乙酰氨基酚　　　E. 盐酸普鲁卡因

3. 鉴别肾上腺素,加入氧化性试剂,煮沸,即显血红色。加入的氧化性试剂是 (　　)

　　A. 过氧化氢　　　　　B. 硫酸　　　　　　C. 高锰酸钾

　　D. 三氯化铁　　　　　E. 硝酸

4. 磺胺类药物具有的共同基本结构为 (　　)

　　A. 对氨基苯磺酰胺　　B. 芳伯氨基　　　　C. 甲噁唑

　　D. 丙二酰脲　　　　　E. 杂环

5. 中国药典规定,盐酸普鲁卡因的含量测定采用 (　　)

　　A. UV 法　　　　　　B. 非水溶液滴定法　C. 旋光法

　　D. 溴量法　　　　　　E. 亚硝酸钠滴定法

二、配伍选择题

[6~8]

　　A. 盐酸普鲁卡因注射液　　　　　　B. 对乙酰氨基酚

　　C. 肾上腺素　　　　　　　　　　　D. 马来酸氯苯那敏

　　E. 磺胺甲噁唑

下列特殊杂质来源于药物

6. 对氨基苯甲酸 (　　)

7. 酮体 (　　)

8. 对氨基酚 (　　)

三、多项选择题

9. 下列药物中可以采用重氮化-偶合反应来鉴别的药物是 (　　)

　　A. 盐酸普鲁卡因　　B. 对乙酰氨基酚　　C. 磺胺甲噁唑

　　D. 盐酸利多卡因　　E. 肾上腺素

10. 《中国药典》采用三氯化铁反应来鉴别的药物是 (　　)

　　A. 阿司匹林　　　　B. 对乙酰氨基酚　　C. 肾上腺素

　　D. 盐酸利多卡因　　E. 盐酸普鲁卡因

四、简答题

1. 鉴别盐酸普鲁卡因常用哪些方法?

2. 苯乙胺类药物中酮体的检查方法和原理是什么?

五、计算题

对乙酰氨基酚的含量测定:精密称取本品 0.041g,置 250ml 两瓶中,加 0.4% 氢氧化钠溶液 50ml,溶解后,加水至刻度,摇均。精密量取该溶液 5ml,置 100ml,量瓶中,加 0.4% 氢氧化钠溶液 10ml,加水至刻度,摇均。在 257nm 波长处测得吸光度为 0.588,按 $C_8H_9NO_2$ 的吸收系数 ($E_{1cm}^{1\%}$) 为 715 计算其百分含量。

实训六　对乙酰氨基酚片溶出度的测定

【实训目的】

(1) 掌握对乙酰氨基酚的结构性质,片剂中溶出度检查的操作方法、结果计算和判断标准。

(2) 熟悉溶出仪、紫外可见分光光度计的正确操作方法。

(3) 了解溶出仪的主要结构,了解溶出度检查的目的和意义。

【实训原理】

(1) 溶出度系指药物从片剂或胶囊剂等固体制剂在规定溶剂中溶出的速度和程度。固体制剂中的活性成分只有溶解之后,才能为机体吸收。溶出度试验能有效地区分同一药物生物利用度的差异,是控制固体制剂内在的重要指标之一。

(2) 对乙酰氨基酚结构中有苯环,其 0.04% 氢氧化钠溶液中,在 257nm 波长处有最大吸收,因此可用紫外分光光度法进行测定,测定其在 257nm 的吸收度,用 $E_{1cm}^{1\%} = 715$ 计算其对应浓度。

(3) 对乙酰氨基酚的溶解度大小、辅料的亲水性程度和制片工艺都会影响制剂的溶出度,对乙酰氨基酚片溶出度测定采用转篮法。

【实训条件】

1. 仪器　溶出度测定仪、紫外可见分光光度计、超声波清洗仪、溶出杯 (1000ml)、量筒 (10ml,1000ml)、微孔滤膜 (不大于 0.8μm)、滤器、取样器、温度计。

2. 试药与试剂　对乙酰氨基酚片 (500mg/片)、纯化水、稀盐酸溶液、0.04% 氢氧化钠溶液。

【操作方法】

1. 转篮法仪器装置的调试　依据第一法 (转篮法) 准备溶出仪。转篮是用 40 目不锈钢制成的圆筒,高 3.66cm,直径 2.5cm,顶部通过金属棒连接于变速小马达上。转篮悬吊于盛有溶媒的容器中,距溶出杯底 2.5cm,使用前安装就绪,开动电机空转,检查电路是否畅通，有无异常噪声，转篮的转动是否平稳，加热恒温装置及变速装置是否正常，如一切符合要求，就可以开始测定样品。将溶出仪水槽中注入水，至标记的水位，接通电源，选择温度档 37℃，并按下加温开关，开始加温。

2. 溶出度的测定　以稀盐酸 24ml 加水至 1000ml 为溶剂，注入每个操作容器中，加温使溶剂温度保持在 37℃±0.5℃，调转速为 100r/min。取对乙酰氨基酚 6 片，分别投入 6 个转篮中，将转篮降入容器中，立即开始计时，经 30min 时，取溶液 5ml，滤过，精密量取续滤液 1ml，加 0.04%氢氧化钠溶液稀释至 50ml，摇匀，照分光光度法，在 257nm 的波长处测定吸收度，按 $C_8H_9NO_2$ 的吸收系数（$E_{1cm}^{1\%}$）为 715 计算出每片的溶出量。限度为标示量的 80%，应符合规定。

$$溶出量（\%）=\dfrac{\dfrac{A}{E_{1cm}^{1\%}}\times\dfrac{1}{100}\times V\times D}{标示量}\times100\%$$

3. 实验数据记录与处理

编号	1	2	3	4	5	6
吸光度（A）						
溶出度						
平均溶出度						

4. 结果判断

（1）6 片中，每片的溶出量按标示含量计算，均不低于规定限度（Q）；

（2）6 片中，如有 1~2 片低于 Q，但不低于 Q-10%，且其平均溶出量不低于 Q；

（3）6 片中，如有 1~2 片低于 Q，其中仅有 1 片低于 Q-10%，但不低于 Q-20%，且其平均溶出量不低于 Q 时，应另取 6 片复试；初、复试的 12 片中有 1~3 片低于 Q，其中仅有 1 片低于 Q-10%，但不低于 Q-20%，且其平均溶出量不低于 Q。

【注意事项】

（1）溶出介质要脱气，一般采用方法是超声波脱气。

（2）溶出度测定放置药片间隔 30s，注意排气泡。应在仪器开启的状态下取样，取样时，自取样至过滤应在 30s 内完成。

（3）当溶出度测定不符合规定时，应从溶出介质、溶出温度与时间、转速、供试液的稀释与定容、吸光度测定操作等因素进行分析。

【思考题】

（1）欲使溶出度测定结果准确，实验操作应注意哪些问题？

（2）对本次实验结果进行讨论。

附：溶液的配制（《中国药典》通则 8002）

1. 稀盐酸溶液 取盐酸 234ml，加水稀释至 1000ml，即得。

2. 0.04%氢氧化钠溶液 取氢氧化钠 0.4g，加水使溶解成 1000ml，即得。

（梁　可）

第七章 杂环类药物分析

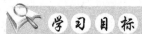

知识目标

1. 掌握吡啶类、吩噻嗪类、苯并二氮杂䓬类和喹诺酮类药物的结构特征、性质与分析方法之间的联系。
2. 熟悉异烟肼、盐酸氯丙嗪、地西泮和左氧氟沙星的鉴别、杂质检查及含量测定的原理与方法。
3. 了解咪唑类药物的结构与性质。

能力目标

1. 正确理解异烟肼及其制剂、盐酸氯丙嗪及其制剂、地西泮及其制剂和左氧氟沙星及其制剂典型药物的质量分析。
2. 能运用药品质量标准进行溴酸钾法、非水溶液滴定法的操作及计算；学会紫外-可见分光光度法和高效液相色谱法的含量测定及计算方法。
3. 应用旋光度法检测左氧氟沙星的纯度。

各国药典收载的杂环类药物种类众多，此类药物的分子结构中具有非碳原子的杂环，环中杂原子一般是氮、氧、硫等。根据药物分子母核所含杂原子及环的化学结构特点可分为吡啶类、吩噻嗪类、苯并二氮杂䓬类、喹诺酮类和咪唑类等大类。本章将介绍杂环类药物的结构与性质特点，并重点介绍吡啶类、吩噻嗪类、苯并二氮杂䓬类、喹诺酮类代表性药物的质量分析方法。

第一节 结构与性质

一、吡啶类药物

吡啶类药物分子的基本结构是含氮杂原子的不饱和六元单环。《中国药典》收载的本类药物有异烟肼、硝苯地平、尼可刹米和尼群地平等，典型药物的结构与性质见表7-1。

表 7-1 吡啶类典型药物的结构与性质

药 物	结构式	性 质
异烟肼 （isoniazid）	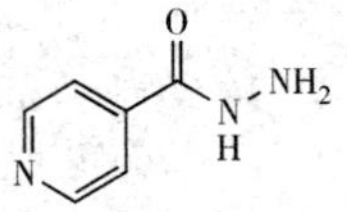	1. 吡啶环的特性 （1）吡啶环特征 本类药物分子结构中都含吡啶环母核，若环上 α 和 α′ 位未被取代，β 或 γ 位被羧基衍生物取代的，可发生开环反应。如尼可刹米、异烟肼等 （2）弱碱性 母核吡啶环上的氮原子是碱性氮原子，吡啶环的 pK_b 值为 8.8（水中），利用此性质采用非水溶液滴定法可进行含量测定 （3）紫外吸收光谱特性 吡啶环的芳香性在紫外光区有特征吸收，利用此性质可进行药物的鉴别和含量测定
硝苯地平 （nifedipine）	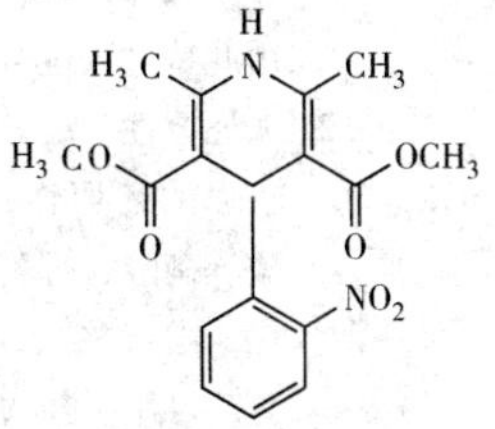	2. 取代基的特性 （1）水解性 分子结构中含酰肼基的异烟肼、含酯键的硝苯地平和尼群地平、含酰胺基的尼可刹米，在一定条件下可发生水解反应，利用此性质可进行药物的鉴别
尼可刹米 （nikethamide）	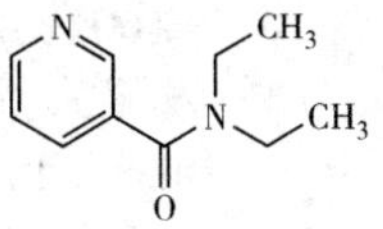	（2）还原性 异烟肼吡啶环 γ 位上具有较强还原性的酰肼取代基，能被氧化剂氧化。硝苯地平由于苯环邻位的硝基取代，具光不稳定性和易发生自身氧化还原反应性
尼群地平 （nitrendipine）	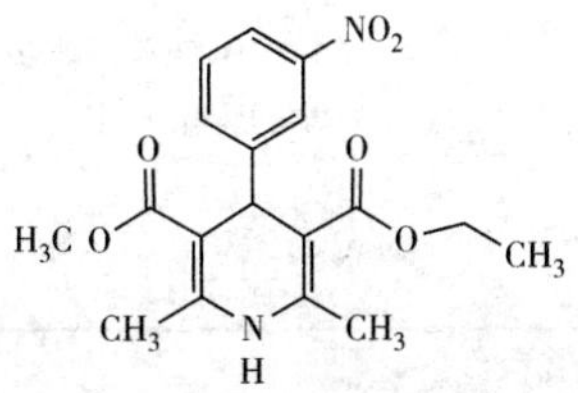	（3）缩合反应性 异烟肼分子结构中含酰肼基，可与某些含羰基的试剂发生缩合反应，产物是有特定熔点和颜色的腙，利用此性质可进行药物的鉴别和含量测定

二、吩噻嗪类药物

吩噻嗪类药物是苯并噻嗪的衍生物，此类药物的分子结构中都具有硫氮杂蒽的基本母核，区别主要是母核 2 位上的 R_2 取代基以及 10 位上的 R_1 取代基不同。侧链 R_2 常连接—H、—Cl、—CF_3、—COOH、—SCH_3 等原子或基团。R_1 取代基则是含有 2~3 个碳链的二甲氨基或二乙氨基，或者是哌嗪、哌啶的衍生物等含氮杂环。本类药物的基本结构为：

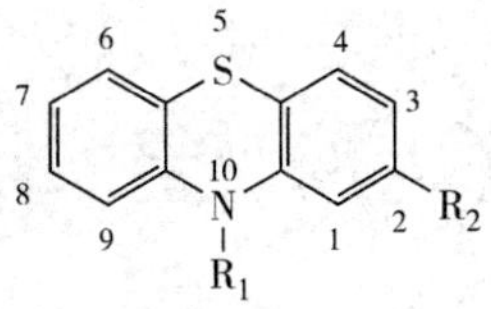

《中国药典》（2015 年版）收载的吩噻嗪类典型药物有盐酸氯丙嗪、奋乃静、盐酸异丙嗪、盐酸三氟拉嗪等药，结构与性质见表 7-2。

表 7-2　吩噻嗪类典型药物的结构与性质

药　物	结构式	性　质
盐酸氯丙嗪 （chlorpromazine hydrochloride）	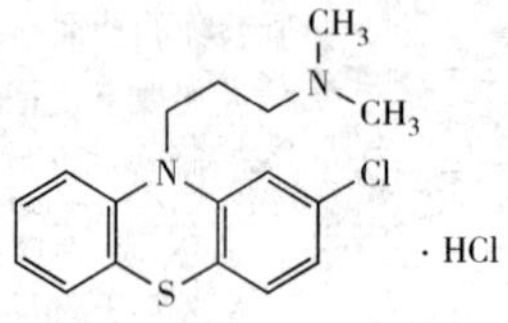	1. 紫外吸收光谱特性　吩噻嗪类药物母核分子三环共轭的 π 体系在紫外光区有较强的特征吸收，分别在 205nm、254nm 和 300nm 附近有吸收峰，最强吸收峰位于 254nm 附近，利用此特性可进行本类药物的鉴别和含量测定 2. 强还原性　硫氮杂蒽母核中的硫为二价，有较强的还原性，易被氧化。本类药物遇硫酸、硝酸、过氧化氢等不同氧化剂可以被氧化，随着取代基的不同，产物呈不同的颜色，可用于药物的鉴别。在酸性介质中可被硫酸铈定量氧化，用于药物的含量测定 3. 与金属离子络合　硫氮杂蒽母核中未被氧化的硫原子，可与金属离子（如 Pd^{2+} 等）形成有色配位化合物，利用此性质可进行药物的鉴别和含量测定 4. 弱碱性　吩噻嗪母核中的氮原子呈弱碱性，不能直接进行滴定，10 位的 R 取代基多为烃胺，碱性较强，可用非水溶液滴定法进行药物的含量测定
奋乃静 （promethazine hydrochloride）	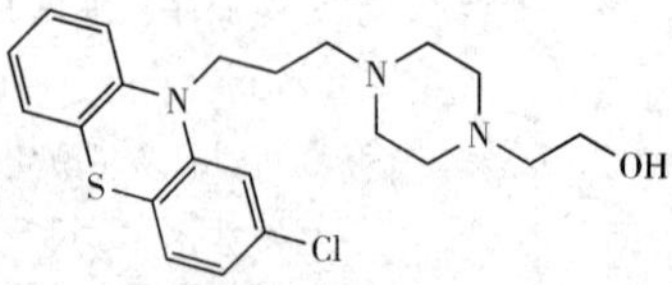	
盐酸异丙嗪 （promethazine hydrochloride）	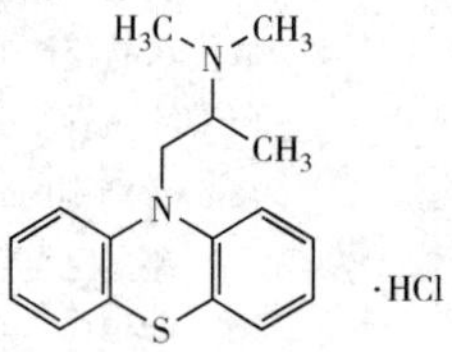	
盐酸三氟拉嗪 （trifluoperazine hydrochloride）	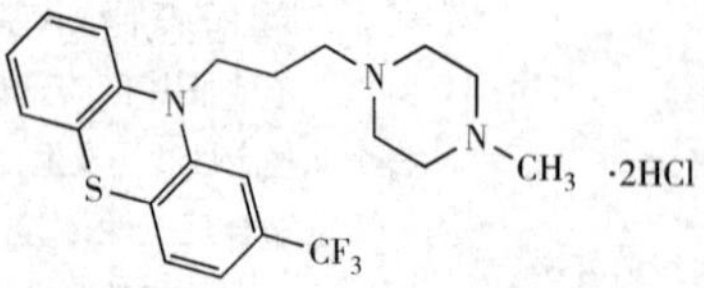	

三、苯并二氮杂䓬类药物

　　苯并二氮杂䓬类药物为苯环和七元含氮杂环稠合而成的有机药物。本类药物中的 1，4-苯并二氮杂䓬类是目前临床上应用最为广泛的抗焦虑、抗惊厥药物。《中国药典》收载的本类药物有地西泮、氯氮䓬、奥沙西泮、艾司唑仑、阿普唑仑等，典型药物的结构与性质见表 7-3。

表 7-3　苯并二氮杂䓬类典型药物的结构与性质

药　物	结构式	性　质
地西泮 （diazepam）	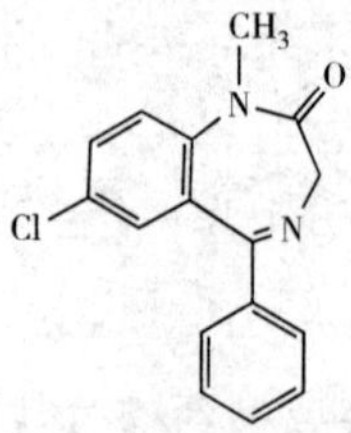	1. 弱碱性　苯并二氮杂䓬环上的亚胺氮原子因苯环的共轭使碱性降低，可用非水溶液滴定法进行药物的含量测定

续表

药　物	结构式	性　质
氯氮䓬 （chlordiazepoxide）	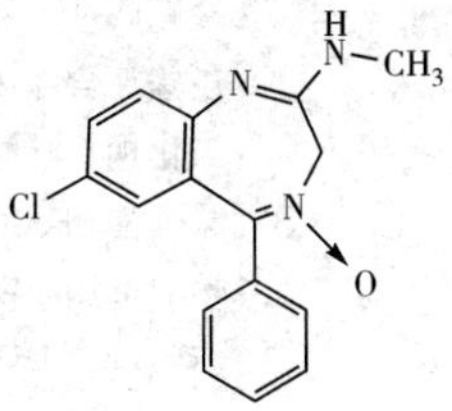	
奥沙西泮 （oxazepam）	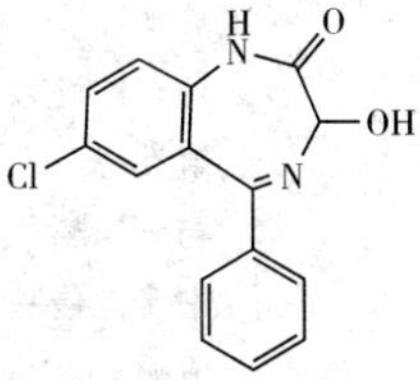	2. 沉淀反应　氮原子可与某些沉淀试剂反应生成沉淀，如与碘化铋钾生成红色沉淀，用于药物的鉴别 3. 紫外吸收光谱特性　苯并二氮䓬类药物分子结构中具有共轭体系，在紫外光区有相应的特征吸收，利用此性质可进行药物的鉴别 4. 硫酸-荧光反应　苯并二氮䓬类药物溶于硫酸后，在紫外光（365nm）下，呈现不同颜色的荧光，用于鉴别 5. 二氮䓬环的水解性　二氮䓬环在强酸性介质中可水解开环，产物为含芳香第一胺的二苯甲酮衍生物，利用水解产物性质的不同可进行药物的鉴别
艾司唑仑 （estazolam）	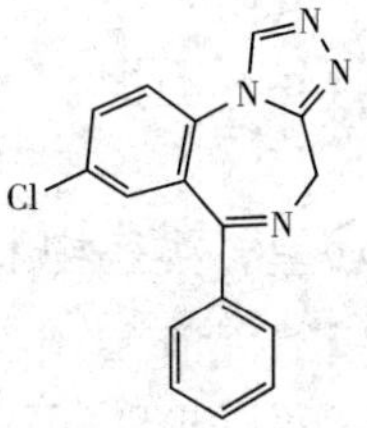	
阿普唑仑 （alprazolam）	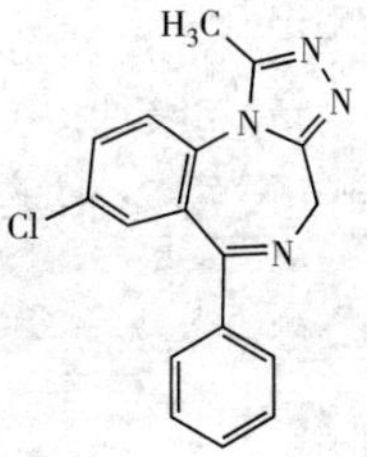	

四、喹诺酮类药物

喹诺酮类药物产生于 20 世纪 70 年代，是一类由人工合成的含有 4-喹诺酮母核的抗菌药，具有抗菌活性强、抗菌谱广且不良反应和耐药性小的特点，临床上应用广泛，在国内外药企已经开发上市有数十种药物。《中国药典》收载的本类药物有左氧氟沙星、诺氟沙星、环丙沙星等药，典型药物的结构与性质见表 7-4。

表 7-4　喹诺酮类典型药物的结构与性质

药　物	结构式	性　质
左氧氟沙星 （levofloxacin）	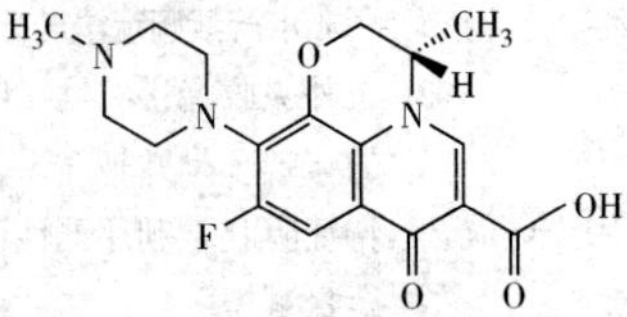 ·1/2H$_2$O	1. 紫外吸收光谱特性　喹诺酮类药物分子结构中含共轭体系，在紫外光区有相应的特征吸收，利用此性质可进行药物的鉴别和含量测定

药　物	结构式	性　质
诺氟沙星 （norfloxacin） 环丙沙星 （ciprofloxacin）		2. 酸碱两性　喹诺酮类药物分子结构中既含羧基又含哌嗪基，具酸碱两性，易溶于氢氧化钠、盐酸、醋酸等溶液中。哌嗪基还能与醋酐、丙二酸等反应生成有色的产物，可用于药物的鉴别 3. 还原性　哌嗪基有还原性，见光易被氧化，导致颜色逐渐加深 4. 分解反应　喹诺酮类药物 7 位所连含氮杂环在酸性条件下，水溶液经光照可发生分解反应 5. 与金属离子反应　喹诺酮类药物分子结构中含有羧基和酮羰基，极易和金属离子形成螯合物

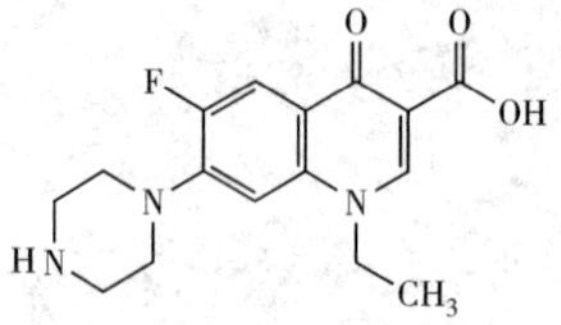

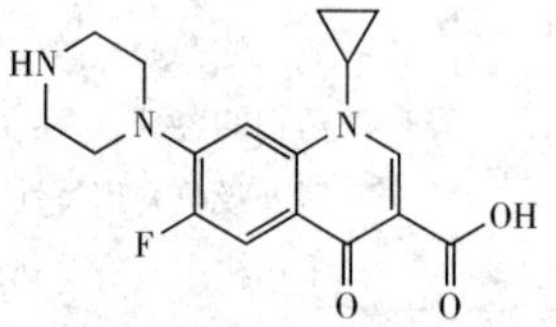

知识拓展

细菌的杀手——“沙星”类药物

　　喹诺酮类药物就是人们常说的“沙星”类药物，临床常用的广谱、高效、使用方便、不良反应少的抗生素。按其发明时间及抗菌性能的不同共分为四代，主要用于泌尿生殖系统、呼吸系统、消化系统感染性疾病的治疗。其作用机制是抑制细菌核酸的合成，且不与其他抗生素形成交叉耐药性，对其他抗生素产生的耐药菌株仍有较好的抗菌活性。因此，目前喹诺酮类药物已成为临床应用最广泛、研发迅速发展的一类药物。

五、咪唑类药物

　　咪唑类药物是一类分子结构中含有咪唑环的高效广谱驱虫药和抗厌氧菌药物。《中国药典》收载的本类药物有甲硝唑、替硝唑和阿苯达唑等药，典型药物的结构与性质见表 7-5。

表 7-5　咪唑类典型药物的结构与性质

药　物	结构式	性　质
甲硝唑 （metronidazole） 替硝唑 （tinidazole）		1. 碱性　咪唑类药物分子结构中含碱性的咪唑环，酸性条件下能与某些沉淀试剂如碘化铋钾、三硝基苯酚等发生沉淀反应，生成有色沉淀，用于药物的鉴别；由于咪唑环中氮原子处于共轭体系中，碱性较弱，不能直接进行滴定，可用非水溶液滴定法进行药物的含量测定 2. 紫外吸收光谱特性　咪唑类药物分子结构中的咪唑环是共轭体系，在紫外光区有相应的特征吸收，利用此性质可用于药物的鉴别和含量测定

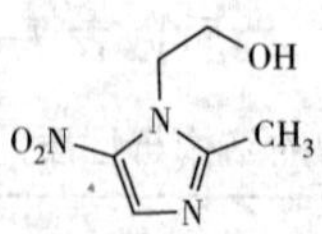

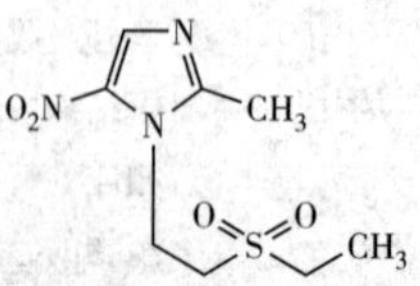

续表

药　物	结构式	性　质
阿苯达唑 (albendazole)	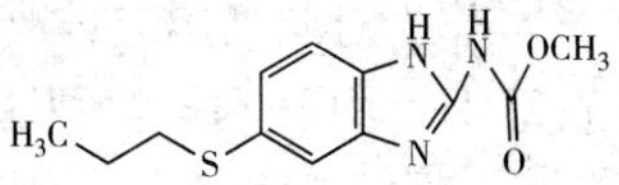	3. 显色反应　某些咪唑类药物在酸碱溶液中加热可呈现不同颜色，用于药物的鉴别；含硫原子的药物，用醋酸铅试纸可以鉴别硫元素的存在

第二节　典型药物分析

一、吡啶类药物

实例分析　异烟肼及其制剂

异烟肼为无色结晶，白色或类白色的结晶性粉末；无臭，味微甜后苦；遇光渐变质。在水中易溶，在乙醇中微溶，在乙醚中极微溶解；熔点为170~173℃。

(一) 鉴别

1. 与氨制硝酸银试液反应

方法：取异烟肼约10mg，置试管中，加水2ml溶解后，加氨制硝酸银试液1ml，即发生气泡与黑色混浊，并在试管壁上生成银镜。

反应式：

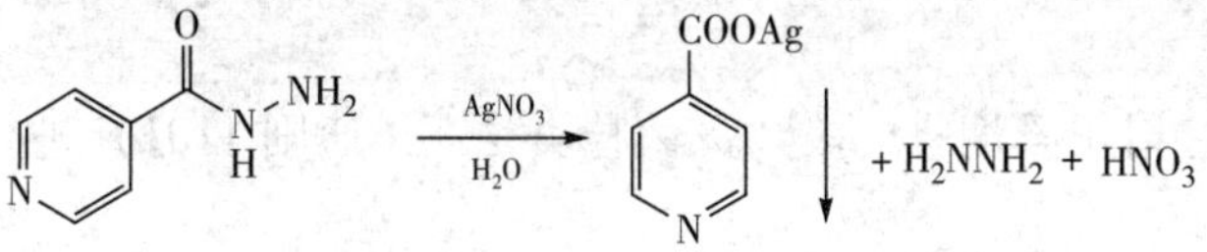

$$H_2NNH_2 \xrightarrow{4AgNO_3} 4HNO_3 + 4Ag\downarrow + N_2\uparrow$$

解析：异烟肼具有还原性的酰肼基，能够将硝酸银试液中的Ag^+还原成单质银，从而附着在试管内壁上。

2. 高效液相色谱法　在含量测定项下记录的色谱图中，供试品溶液主峰的保留时间应与对照品溶液主峰的保留时间一致。

3. 红外光谱法　异烟肼分子结构中存在吡啶环，其红外光谱中显示相应的吸收峰。《中国药典》（2015年版）规定本品的红外吸收图谱应与对照品的图谱一致。

(二) 检查

异烟肼的检查项目除“酸碱度”、“溶液的澄清度与颜色”、“干燥失重”、“炽灼残渣”、“重金属”等一般杂质外，还要进行“游离肼”、“有关物质”和“无菌”特殊检查。

1. 游离肼的检查

方法：取异烟肼，加丙酮-水（1∶1）溶解并稀释制成每1ml中约含100mg的溶液，作为供试品溶液；另取硫酸肼对照品，加丙酮-水（1∶1）溶解并稀释制成每1ml中约含0.08mg（相当于游离肼20μg）的溶液，作为对照品溶液；取异烟肼与硫酸肼各适量，加丙酮-水（1∶1）溶解并稀释制成每1ml中分别含异烟肼100mg及硫酸肼0.08mg的混合溶液，作为系统适用性试验溶液。照薄层色谱法（通则0502）试验，吸取上述三种溶液各5μl，分别点于同一硅胶G薄层板上，以异丙醇-丙酮（3∶2）为展开剂，展开，晾干，喷以乙醇制对二甲氨基苯甲醛试液，15分钟后检视。系统适用性试验溶液所显游离肼与异烟肼的斑点应完全分离，游离肼的R_f值约为0.75，异烟肼的R_f值约为0.56。在供试品溶液主斑点前方与对照品溶液主斑点相应的位置上，不得显黄色斑点。

解析：经展开、显色后的薄层板上，异烟肼应呈棕橙色斑点，R_f值约为0.56。游离肼应呈鲜黄色斑点，R_f值约为0.75。此操作方法以试验条件下检不出游离肼的鲜黄色斑点为合格。肼的检测限度为0.1μg，控制限量是0.02%。

2. 有关物质的检查

方法：取异烟肼，加水溶解并稀释制成每1ml中约含0.5mg的溶液，作为供试品溶液；精密量取1ml，置100ml量瓶中，用水稀释至刻度，摇匀，作为对照溶液。照含量测定项下的色谱条件，取对照溶液10μl注入液相色谱仪，调节检测灵敏度，使主成分色谱峰的峰高约为满量程的20%；再精密量取供试品溶液与对照溶液各10μl，分别注入液相色谱仪，记录色谱图至主成分峰保留时间的3.5倍。供试品溶液的色谱图中如有杂质峰，单个杂质峰面积不得大于对照溶液主峰面积的0.35倍（0.35%），各杂质峰面积的和不得大于对照溶液主峰面积（1.0%）。

解析：有关物质检查是《中国药典》新增的杂质检查项目，目的是为了控制杂质的限量。

3. 无菌 取注射用异烟肼，按"无菌检查法"（通则1101）进行检查，结果应符合规定。

（三）含量测定

1. 高效液相色谱法 《中国药典》收载的异烟肼原料药和片剂均采用此法测定含量。规定异烟肼的含量按干燥品计算，含异烟肼（$C_6H_7N_3O$）应为98.0%~102.0%。

色谱条件与系统适用性试验：用十八烷基硅烷键合硅胶为填充剂；以0.02mol/L磷酸氢二钠溶液（用磷酸调pH至6.0）-甲醇（85∶15）为流动相；检测波长为262nm。理论板数按异烟肼峰计算不低于4000。

测定方法：取异烟肼，精密称定，加水溶解并定量稀释制成每1ml中约含0.1mg的溶液，精密量取10μl注入液相色谱仪，记录色谱图；另取异烟肼对照品，同法测定。按外标法以峰面积计算，即得。

$$含量（\%）=\frac{C_R\times\dfrac{A_x}{A_R}\times V\times D}{m}\times100\% \tag{7-1}$$

式中：C_R为对照品溶液的浓度（g/ml）；A_x为供试品溶液的峰面积；A_R为对照品溶液

的峰面积；V 为供试品溶液的初始体积（ml）；D 为供试品的稀释倍数；m 为供试品的取样量（g）。

2. 溴酸钾法　《中国药典》（2015 年版）采用溴酸钾法测定注射用异烟肼的含量。规定注射用异烟肼的含量按平均装量计算，含异烟肼（$C_6H_7N_3O$）应为标示量的 95.0% ~ 105.0%。

方法：取注射用异烟肼装量差异项下的内容物，混合均匀，精密称取约 0.2g，置 100ml 量瓶中，加水使溶解并稀释至刻度，摇匀；精密量取 25ml，加水 50ml、盐酸 20ml 与甲基橙指示液 1 滴，用溴酸钾滴定液（0.016 67mol/L）缓缓滴定（温度保持在 18~25℃）至粉红色消失。每 1ml 溴酸钾滴定液（0.016 67mol/L）相当于 3.429mg 的异烟肼（$C_6H_7N_3O$）。

反应式：

$$3 \quad \text{吡啶-CONHNH}_2 \xrightarrow[\text{HCl}]{2KBrO_3} 3 \quad \text{吡啶-COOH} + 2KBr + 3H_2O + 3N_2 \uparrow$$

含量计算：

$$含量(\%) = \frac{V \times T \times F \times 10^{-3}}{m} \times 100\% \tag{7-2}$$

式中：V 为消耗溴酸钾滴定液的体积（ml）；T 为滴定度（mg/ml）；F 为溴酸钾滴定液的浓度校正因子；m 为供试品的取样量（g）。

解析：溴酸钾法属于氧化还原滴定法，为了提高溴酸钾的氧化能力，反应中往往需要加入盐酸等强酸。测定过程中使用甲基橙指示剂，变色原理不同于酸碱滴定法指示剂的变色原理，而是不可逆的氧化破坏，当反应到达终点后，稍过量的溴酸钾滴定液立刻氧化甲基橙致使其粉红色消失从而指示终点。

> **课堂互动**
>
> 　说出溴酸钾法的测定原理、测定条件、注意事项和终点的变色原理；含量测定结果如何计算？

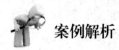 **案例解析**

注射用异烟肼的含量测定

精密称取注射用异烟肼装量差异项下混合均匀的内容物 0.201 8g，置 100ml 容量瓶中，加水适量，溶解并稀释至刻度，摇匀，过滤。精密量取续滤液 25.00ml，加水 50ml，盐酸 20ml，加甲基橙指示液 1 滴，用溴酸钾滴定液（0.016 98mol/L）滴定至终点，消耗溴酸钾滴定液 14.32ml。已知每 1ml 溴酸钾滴定液（0.016 67mol/L）相当于 3.429mg 的异烟肼。计算异烟肼的百分含量并判断含量是否符合《中国药典》

的规定。

解析：

$$含量(\%)=\frac{V \times T \times F \times 10^{-3}}{m} \times 100\%$$

$$=\frac{14.32 \times 3.429 \times \dfrac{0.016\ 98}{0.016\ 67} \times 10^{-3}}{0.201\ 8 \times \dfrac{25.00}{100.00}} \times 100\%$$

$$=99.14\%$$

根据《中国药典》规定，本品按平均装量计算，含异烟肼（$C_6H_7N_3O$）应为标示量的 95.0% ~ 105.0%，故本品含量测定结果符合规定。

二、吩噻嗪类药物

实例分析　盐酸氯丙嗪及其制剂

盐酸氯丙嗪为白色或乳白色结晶性粉末；有微臭，味极苦；有引湿性；遇光渐变色；水溶液显酸性反应；在水、乙醇或三氯甲烷中易溶，在乙醚或苯中不溶。熔点为 194 ~ 198℃。

（一）鉴别

1. 与硝酸等氧化剂的反应

方法： 取盐酸氯丙嗪约 10mg，加水 1ml 溶解后，加硝酸 5 滴即显红色，渐变淡黄色。

解析： 硝酸具有氧化性，盐酸氯丙嗪能够被具氧化性的硝酸、硫酸等氧化而呈现红色，该反应用于鉴别。

2. 紫外-可见分光光度法

方法： 取盐酸氯丙嗪，加盐酸溶液（9→1000）制成每 1ml 中含 5μg 的溶液，照紫外-可见分光光度法（通则 0401）测定，在 254nm 与 306nm 的波长处有最大吸收，在 254nm 的波长处吸光度约为 0.46。

解析： 盐酸氯丙嗪等吩噻嗪类药物分子结构中的吩噻嗪环呈现三环共轭的 π 系统，有较强的紫外吸收，《中国药典》利用紫外-可见分光光度法对盐酸氯丙嗪进行鉴别。

3. 红外分光光度法　盐酸氯丙嗪分子结构中有苯环和特征性官能团，其红外光谱有相应的特征吸收。《中国药典》规定本品的红外吸收图谱应与对照的图谱一致。

4. 氯离子的反应　盐酸氯丙嗪的水溶液显氯化物的鉴别反应（通则 0801）。

（1）取盐酸氯丙嗪供试品溶液，加稀硝酸使成酸性后，滴加硝酸银试液，即生成白色凝乳状沉淀；分离，沉淀加氨试液即溶解，再加稀硝酸酸化后，沉淀复生成。

（2）取盐酸氯丙嗪供试品少量，置试管中，加等量的二氧化锰，混匀，加硫酸湿润，缓缓加热，即发生氯气，能使用水湿润的碘化钾淀粉试纸显蓝色。

解析： 盐酸氯丙嗪是盐酸盐，含有氯离子，显氯离子的鉴别反应。

（二）检查

1. 溶液的澄清度与颜色

方法： 取盐酸氯丙嗪 0.50g，加水 10ml，振摇使溶解后，溶液应澄清无色；如显混浊，与 1 号浊度标准液（通则 0902）比较，不得更浓；如显色，与黄色 3 号或黄绿色 3 号标准比色液（通则 0901 第一法）比较，不得更深，并不得显其他颜色。

解析： 对盐酸氯丙嗪进行溶液的澄清度检查，目的主要是控制其中的游离氯丙嗪。由于吩噻嗪类药物容易被氧化剂氧化呈色，所以对盐酸氯丙嗪进行溶液的颜色检查以控制其氧化产物的量。

2. 有关物质

方法： 避光操作。取盐酸氯丙嗪 20mg，置 50ml 量瓶中，加流动相溶解并稀释至刻度，摇匀，作为供试品溶液；精密量取适量，用流动相定量稀释制成每 1ml 中含 2μg 的溶液，作为对照溶液。照高效液相色谱法（通则 0512）试验，用辛烷基硅烷键合硅胶为填充柱；以乙腈–0.5% 三氟乙酸（用四甲基乙二胺调节 pH 至 5.3）（50∶50）为流动相；检测波长为 254nm。取对照溶液 10μl 注入液相色谱仪，调节检测灵敏度，使主成分色谱峰的峰高约为满量程的 20%。精密量取供试品溶液和对照溶液各 10μl，分别注入液相色谱仪，记录色谱图至主成分峰保留时间的 4 倍。供试品溶液的色谱图中如有杂质峰，单个杂质峰面积不得大于对照溶液主峰面积（0.5%），各杂质峰面积的和不得大于对照溶液主峰面积的 2 倍（1.0%）。

解析： 盐酸氯丙嗪的工艺合成需要用到氯吩噻嗪和间氯二苯胺等原料，有关物质的检查主要是利用高效液相色谱法控制合成过程中的这些原料，操作过程应注意避光。

知识链接

盐酸氯丙嗪的合成与杂质

工业上生产盐酸氯丙嗪大多采用先合成 2-氯吩噻嗪主环，然后再与侧链 N，N-二甲胺基丙基的衍生物缩合形成。2-氯吩噻嗪主环的合成是由间氯二苯胺在碘的催化下与升华硫作用生成。因此，在生产过程中，除引入一般杂质外，还可能残留有未反应完全的原料药等特殊杂质。

（三）含量测定

1. 非水溶液滴定法 盐酸氯丙嗪分子结构的 10 位侧链上连接显碱性的烃胺基，《中国药典》采用非水溶液滴定法测定其原料药的含量。规定盐酸氯丙嗪按干燥品计算，含盐酸氯丙嗪（$C_{17}H_{19}ClN_2S \cdot HCl$）不得少于 99.0%。

方法： 取盐酸氯丙嗪约 0.2g，精密称定，加冰醋酸 10ml 与醋酐 30ml 溶解后，照电位滴定法（通则 0701），用高氯酸滴定液（0.1mol/L）滴定，并将滴定的结果用空白试验校正。每 1ml 高氯酸滴定液（0.1mol/L）相当于 35.53mg 的盐酸氯丙嗪（$C_{17}H_{19}ClN_2S \cdot HCl$）。

$$含量(\%) = \frac{(V-V_0) \times T \times F \times 10^{-3}}{m} \times 100\% \tag{7-3}$$

式中：V 为供试品测定消耗高氯酸滴定液的体积（ml）；V_0 为空白试验消耗高氯酸滴定

液的体积（ml）；T 为滴定度（mg/ml）；F 为高氯酸滴定液的浓度校正因子；m 为供试品的取样量（g）。

解析： 盐酸氯丙嗪分子母核上的氮原子碱性极弱，可以采用非水溶液滴定法测定含量，电位滴定法指示终点，滴定结果用空白试验校正。

2. 紫外-可见分光光度法 《中国药典》（2015 年版）采用灵敏度高的紫外-可见分光光度法测定盐酸氯丙嗪片和盐酸氯丙嗪注射液等制剂的含量。规定盐酸氯丙嗪片含盐酸氯丙嗪（$C_{17}H_{19}ClN_2S \cdot HCl$）应为标示量的 $93.0\% \sim 107.0\%$。

方法： 避光操作。取盐酸氯丙嗪片 10 片，除去包衣后，精密称定，研细，精密称取适量（约相当于盐酸氯丙嗪 10mg），置 100ml 量瓶中，加盐酸溶液（9→1000）70ml，振摇使盐酸氯丙嗪溶解，用溶剂稀释至刻度，摇匀，滤过，精密量取续滤液 5ml，置 100ml 量瓶中，加溶剂稀释至刻度，摇匀，照紫外-可见分光光度法（通则 0401），在 254nm 的波长处测定吸光度。按盐酸氯丙嗪（$C_{17}H_{19}ClN_2S \cdot HCl$）的吸收系数（$E_{1cm}^{1\%}$）为 915 计算，即得。

$$标示量(\%) = \frac{\dfrac{A}{E_{1cm}^{1\%}} \times \dfrac{1}{100} \times V \times D \times \overline{w}}{m \times S} \times 100\% \tag{7-4}$$

式中：A 为供试品溶液测得的吸光度；$E_{1cm}^{1\%}$ 百分吸收系数；V 为供试品溶液的初始体积（ml）；D 为稀释倍数；$\overline{w}$ 为平均片重（g）；m 为供试品的取样量（g）；S 为标示量（g）。

解析： 盐酸氯丙嗪分子结构中的吩噻嗪环呈现三环共轭的 π 系统，其盐酸溶液（9→1000）在 254nm 波长处有最大吸收，《中国药典》利用紫外-可见分光光度法对盐酸氯丙嗪片和盐酸氯丙嗪注射液进行含量测定。

三、苯并二氮杂䓬类药物

实例分析　地西泮及其制剂

地西泮为白色或类白色的结晶性粉末；无臭，味微苦；在丙酮或三氯甲烷中易溶，在乙醇中溶解，在水中几乎不溶。熔点为 130~134℃。本品 0.5% 硫酸的甲醇溶液在 284nm 波长处的吸收系数（$E_{1cm}^{1\%}$）为 440~468。

（一）鉴别

1. 与硫酸的呈色反应 取地西泮约 10mg，加硫酸 3ml，振摇使溶解，在紫外光灯（365nm）下检视，显黄绿色荧光。

2. 紫外-可见分光光度法 取地西泮，加 0.5% 硫酸的甲醇溶液制成每 1ml 中含 5μg 的溶液，照紫外-可见分光光度法（通则 0401）测定，在 242nm、284nm 与 366nm 的波长处有最大吸收；在 242nm 波长处的吸光度约为 0.51，在 284nm 波长处的吸光度约为 0.23。

解析： 地西泮分子结构中含有较长的共轭体系，在紫外光区有相应的特征吸收。介质的 pH 值不同，紫外吸收光谱也相异。溶于硫酸后在 365nm 波长处显黄绿色荧光。

3. 红外分光光度法 地西泮分子结构中存在苯环和特征性官能团，其红外光谱中显示相应的吸收峰。《中国药典》规定本品的红外吸收图谱应与对照的图谱一致。

4. 氯化物的鉴别反应 地西泮分子结构中有机结合的氯原子经氧瓶燃烧法破坏得到的氯离子显氯化物的鉴别反应（通则0801）。

方法： 取地西泮20mg，用氧瓶燃烧法（通则0703）进行有机破坏，以5%氢氧化钠溶液5ml为吸收液，燃烧完全后，用稀硝酸酸化，并缓缓煮沸2min，溶液显氯化物的鉴别反应（通则0801）。

解析： 地西泮分子结构中C_7位连接的氯原子和苯环以牢固程度较高的共价键相连，必须先用氧瓶燃烧法破坏共价键，将有机结合的氯原子转为游离的无机氯离子，再采用氯化物的鉴别反应进行鉴别。

知识链接

苯并二氮杂䓬类代表药物与硫酸的呈色反应列表

药物	与硫酸呈色	与稀硫酸呈色
地西泮	黄绿色	黄色
氯氮䓬	黄色	紫色
艾司唑仑	亮绿色	天蓝色
硝西泮	淡蓝色	蓝绿色

（二）检查

《中国药典》规定，地西泮应检查"乙醇溶液的澄清度与颜色"、"氯化物"、"干燥失重"和"炽灼残渣"等一般杂质，还需进行"有关物质"的检查。

方法： 取地西泮，加甲醇溶解并稀释制成每1ml中含1mg的溶液作为供试品溶液；精密量取1ml，置200ml量瓶中，用甲醇稀释至刻度，摇匀，作为对照溶液。照高效液相色谱法（通则0512）试验。用十八烷基硅烷键合硅胶为填充剂；以甲醇-水（70∶30）为流动相；检测波长为254nm。理论板数按地西泮峰计算不低于1500。取对照溶液10μl注入液相色谱仪，调节检测灵敏度，使主成分色谱峰的峰高约为满量程的25%；再精密量取供试品溶液与对照溶液各10μl，分别注入液相色谱仪，记录色谱图至主成分峰保留时间的4倍。供试品溶液色谱图中如有杂质峰，各杂质峰面积的和不得大于对照液主峰面积的0.6倍（0.3%）。

解析： 在合成地西泮的过程中，如果N^1位的甲基化不完全，有可能会产生去甲基地西泮杂质，去甲基地西泮再分解可得到2-甲氨基-5-氯二苯酮等杂质。结构式如下：

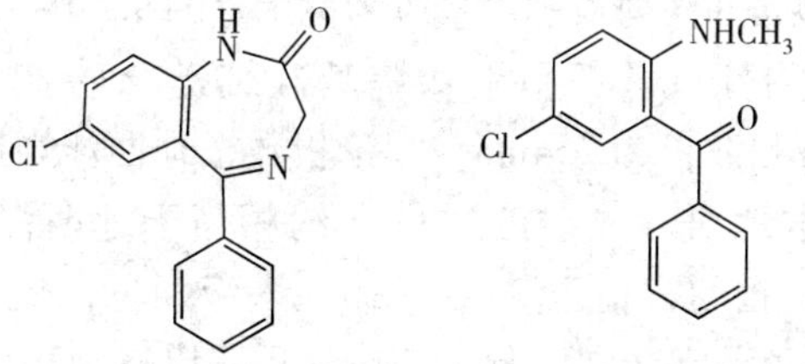

去甲基地西泮　　　　　　　　2-甲氨基-5-氯二苯酮

各国药典都要求检查去甲基地西泮和2-甲氨基-5-氯二苯酮。《中国药典》（2015年版）采用高效液相色谱法的不加校正因子的主成分自身对照法进行地西泮中有关物质的检查。

（三）含量测定

1. 非水溶液滴定法　《中国药典》（2015年版）采用非水溶液滴定法测定地西泮原料药的含量。规定地西泮按干燥品计算，含地西泮（$C_{16}H_{13}ClN_2O$）不得少于98.5%。

方法： 取地西泮约0.2g，精密称定，加冰醋酸与醋酐各10ml使溶解，加结晶紫指示液1滴，用高氯酸滴定液（0.1mol/L）滴定至溶液显绿色。每1ml高氯酸滴定液（0.1mol/L）相当于28.47mg的地西泮（$C_{16}H_{13}ClN_2O$）。

$$含量(\%) = \frac{V \times T \times F \times 10^{-3}}{m} \times 100\% \tag{7-5}$$

式中：V 为滴定时消耗高氯酸滴定液的体积（ml）；T 为滴定度（mg/ml）；F 为高氯酸滴定液的浓度校正因子；m 为供试品的取样量（g）。

解析： 地西泮等苯并二氮杂䓬类药物分子中由于苯基与二氮杂䓬七元环直接相连，大大降低了七元环中亚胺氮原子的碱性，含量测定时用酸碱滴定法在水溶液中不能直接滴定，以非水溶剂冰醋酸和醋酐混合液作为滴定介质，可提高药物的碱性程度，增加药物的溶解度，从而进行测定。

课堂互动

采用非水溶液滴定法测定药物及其制剂的含量时，操作过程中的注意事项有哪些？

知识链接

非水溶液滴定法在杂环类药物含量测定中的应用

吡啶类和苯并二氮杂䓬类药物，临床用药多以游离碱形式，两者分子结构中的氮原子碱性较弱，可采用非水溶液滴定法进行药物的含量测定。由于各药物的碱性强弱不一致，在测定时宜选用合适的溶剂、指示剂和指示终点的方法。吩噻嗪类药物，临床上多用其盐酸盐，测定时，以冰醋酸作溶剂。但氢卤酸在冰醋酸中显较强酸性，对测定会产生干扰，故应先加入过量的醋酸汞冰醋酸溶液，使氢卤酸形成难电离的卤化汞，氢卤酸盐药物则转变为可以测定的醋酸盐，再用高氯酸滴定液进行滴定，可以获得比较满意的结果。

---

2. 高效液相色谱法　《中国药典》采用高效液相色谱法测定地西泮片和地西泮注射液等制剂的含量。规定地西泮注射液的含量应为标示量的90.0%～110.0%。

色谱条件与系统适用性试验： 用十八烷基硅烷键合硅胶为填充剂；以甲醇-水（70：30）为流动相；检测波长为254nm。理论板数按地西泮峰计算不低于1500。

测定方法： 精密量取地西泮注射液适量（约相当于地西泮10mg），置50ml量瓶中，用甲醇稀释至刻度，摇匀，精密量取10μl注入液相色谱仪，记录色谱图；另取地西泮对照品约10mg，精密称定，同法测定。按外标法以峰面积计算，即得。

$$标示量(\%) = \frac{C_R \times \dfrac{A_x}{A_R} \times D \times 每支容量}{m \times S} \times 100\% \qquad (7-6)$$

式中，C_R 为对照品溶液的浓度（mg/ml）；A_x 为供试品溶液的峰面积；A_R 为对照品溶液的峰面积；D 为供试品的稀释倍数；m 为供试品的取样量（ml）；S 为注射剂的标示量（mg）；每支容量为注射剂的标示体积（ml）。

解析：地西泮片和地西泮注射液等制剂中都含有能够影响滴定分析和紫外-可见分光光度法的附加剂，比如注射剂中的苯甲酸、苯甲酸钠等。因此，《中国药典》（2015版）采用高效液相色谱法，利用反相高效液相色谱法在上述条件下的分离能力将药物和附加剂、分解产物等完全分离后测定含量。

四、喹诺酮类药物

实例分析　左氧氟沙星及其制剂

左氧氟沙星为类白色至淡黄色结晶性粉末；无臭、味苦；在水中微溶，在乙醇中极微溶解，在乙醚中不溶，在冰醋酸中易溶，在 0.1mol/L 盐酸溶液中略溶。

比旋度：取左氧氟沙星，精密称定，加甲醇溶解并定量稀释制成每 1ml 中约含 10mg 的溶液，依法测定（通则 0621），比旋度应为 -92°～-99°。

解析：左氧氟沙星为氧氟沙星的左旋异构体，其体外抗菌活性比氧氟沙星强，在制备过程中有可能存在右氧氟沙星等光学异构体杂质。通过测定左氧氟沙星的比旋度可以起到了解、控制其纯度的作用。

（一）鉴别

1. 高效液相色谱法

方法：取左氧氟沙星与氧氟沙星对照品适量，分别加光学异构体项下的流动相溶解并稀释制成每 1ml 中含 0.02mg 与 0.04mg 的溶液，作为供试品溶液与对照品溶液。照光学异构体项下的方法试验，供试品溶液主峰的保留时间应与对照品溶液主峰中左氧氟沙星（后）的保留时间一致。

解析：左氧氟沙星等喹诺酮类药物的鉴别，《中国药典》都采用高效液相色谱法。

2. 紫外-可见分光光度法

方法：取左氧氟沙星适量，加 0.1mol/L 盐酸溶液溶解并稀释制成每 1ml 中约含 5μg 的溶液，照紫外-可见分光光度法（通则 0401）测定，在 226nm 与 294nm 波长处有最大吸收，在 263nm 波长处有最小吸收。

解析：左氧氟沙星分子结构中存在共轭体系，在紫外光区呈现相应的特征吸收，可以利用最大、最小吸收波长进行定性鉴别。

3. 红外光谱法　《中国药典》规定本品的红外吸收图谱应与对照的图谱一致。

解析：利用左氧氟沙星分子结构中的喹诺酮环在红外光谱中有相应特征吸收，用于定性鉴别。

（二）检查

左氧氟沙星需要检查"酸碱度"、"溶液的澄清度"、"残留溶剂"、"水分"、"炽灼残渣"和"重金属"等一般杂质,还要进行"吸光度"、"有关物质"和"光学异构体"等特殊杂质检查。

1. 吸光度

方法:取左氧氟沙星5份,分别加水溶解并定量稀释制成每1ml中含10mg的溶液,照紫外-可见分光光度法(通则0401)在450nm波长处测定吸光度,均不得过0.1。

解析:左氧氟沙星在合成和降解过程中都可能产生有色的光学杂质,限定450nm波长处的吸光度值可以控制这些光学杂质。

2. 有关物质

方法:取左氧氟沙星,精密称定,加0.1mol/L盐酸溶液溶解并定量稀释制成每1ml中约含6.0mg的溶液,作为供试品溶液,精密量取适量,用0.1mol/L盐酸溶液定量稀释制成每1ml中含12μg的溶液,作为对照溶液。另精密称取杂质A对照品约18mg,置100ml量瓶中,加6mol/L氨溶液1ml与水适量使溶解,用水稀释至刻度,摇匀,精密量取1ml,置10ml量瓶中,加水稀释至刻度,摇匀,作为杂质A对照品溶液。照高效液相色谱法(通则0512)测定,用十八烷基硅烷键合硅胶为填充剂;以醋酸铵高氯酸钠溶液(取醋酸铵4.0g和高氯酸钠7.0g,加水1300ml使溶解,用磷酸调节pH至2.2)-乙腈(85:15)为流动相A,乙腈为流动相B;按表7-6进行线性梯度洗脱。检测波长为294nm;柱温为40℃;流速为每分钟1ml。称取左氧氟沙星对照品、环丙沙星对照品和杂质E对照品各适量,加0.1mol/L盐酸溶液溶解并稀释制成每1ml中约含左氧氟沙星6.0mg、环丙沙星和杂质E各30μg的混合溶液,取10μl注入液相色谱仪,记录色谱图,左氧氟沙星峰的保留时间约为15min。左氧氟沙星峰与杂质E峰和左氧氟沙星峰与环丙沙星峰的分离度应分别大于2.0与2.5。量取对照溶液10μl注入液相色谱仪,调节检查灵敏度,使主成分色谱峰的峰高约为满量程的25%。精密量取供试品溶液、对照溶液和杂质A对照品溶液各10μl,分别注入液相色谱仪,记录色谱图。供试品溶液色谱图中如有杂质峰,杂质A按外标法以峰面积计算,不得过0.3%,其他单个杂质峰面积不得大于对照溶液主峰面积(0.2%),其他各杂质峰面积的和不得大于对照溶液主峰面积的2.5倍(0.5%)。供试品溶液色谱图中任何小于对照溶液主峰面积0.1倍的峰可忽略不计。

表7-6 左氧氟沙星流动相线性梯度洗脱表

时间(min)	流动相A(%)	流动相B(%)
0	100	0
18	100	0
25	70	30
39	70	30
40	100	0
50	100	0

附:杂质A为(±)9,10-二氟-3-甲基-7-氧代-2,3-二氢-7H-吡啶并[1,2,3-de]-1,4-苯并噁唑-6-羧酸

杂质 E 为（±）9-氟-3-甲基-7-氧代-10-（1-哌嗪基）-2，3-二氢-7H-吡啶并［1，2，3-de］-1,4-苯并噁唑-6-羧酸

解析：《中国药典》（2015 年版）对左氧氟沙星等喹诺酮类药物的有关物质检查主要用高效液相色谱法，十八烷基硅烷键合硅胶色谱柱（C$_{18}$柱），流动相采用线性梯度洗脱，紫外检测器检测。

3. 光学异构体

方法：取左氧氟沙星适量，加流动相溶解并稀释制成每 1ml 中约含 1.0mg 的溶液，作为供试品溶液，精密量取适量，用流动相定量稀释制成每 1ml 中约含 10μg 的溶液，作为对照溶液。照高效液相色谱法（通则 0512）测定。用十八烷基硅烷键合硅胶为填充剂；以硫酸铜 D-苯丙氨酸溶液（取 D-苯丙氨酸 1.32g 与硫酸铜 1g，加水 1000ml 溶解后，用氢氧化钠试液调节 pH 至 3.5）-甲醇（82：18）为流动相；柱温 40℃，检测波长为 294nm。取氧氟沙星对照品适量，加流动相溶解并定量稀释制成每 1ml 中约含 0.2mg 的溶液，取 20μl 注入液相色谱仪，记录色谱图，右氧氟沙星与左氧氟沙星依次流出，右、左旋异构体峰的分离度应符合要求。取对照溶液 20μl 注入液相色谱仪，调节检测灵敏度，使主成分色谱峰的峰高约为满量程的 25%，再精密量取供试品溶液和对照溶液各 20μl，分别注入液相色谱仪，记录色谱图，供试品溶液色谱图中右氧氟沙星峰面积不得大于对照溶液主峰面积（1.0%）。

解析：左氧氟沙星和右氧氟沙星是光学异构体，药物在制备过程中除了有效成分左氧氟沙星外，还可能存在无效的光学异构体杂质右氧氟沙星。利用高效液相色谱的高分离效能特性可以实现有效控制右氧氟沙星杂质量的目的。

（三）含量测定

课堂互动

采用高效液相色谱法测定左氧氟沙星的含量，流动相中为什么要加入醋酸铵高氯酸钠溶液？试以此例分析离子对色谱的原理。

高效液相色谱法 《中国药典》收载的左氧氟沙星原料药和左氧氟沙星片剂均采用此法测定含量。规定左氧氟沙星按无水物计算，含左氧氟沙星（C$_{18}$H$_{20}$FN$_3$O$_4$）不得少于 98.5%。

色谱条件与系统适用性试验：用十八烷基硅烷键合硅胶为填充剂；以醋酸铵高氯酸钠溶液（取醋酸铵 4.0g 和高氯酸钠 7.0g，加水 1300ml 使溶解，用磷酸调节 pH 至 2.2）-乙腈（85：15）为流动相；检测波长为 294nm。称取左氧氟沙星对照品、环丙沙星对照品和杂质 E 对照品各适量，加 0.1mol/L 盐酸溶液溶解并稀释制成每 1ml 中约含左氧氟沙星 0.12mg、环丙沙星和杂质 E 各 6μg 的混合溶液，取 10μl 注入液相色谱仪，记录色谱图，左氧氟沙星峰的保留时间约为 15min，左氧氟沙星峰与杂质 E 峰和左氧氟沙星峰与环丙沙星峰的分离度应分别大于 2.0 与 2.5。

测定方法：取左氧氟沙星约 60mg，精密称定，置 50ml 量瓶中，加 0.1mol/L 盐酸溶液溶解并定量稀释至刻度，摇匀，精密量取 5ml，置 50ml 量瓶中，用 0.1mol/L 盐酸溶液稀释至刻度，摇匀，精密量取 10μl 注入液相色谱仪，记录色谱图；另取左氧氟沙

星对照品适量，同法测定，按外标法以峰面积计算，即得。

$$含量（\%）=\dfrac{C_R \times \dfrac{A_x}{A_R} \times V \times D}{m} \times 100\% \qquad (7-7)$$

式中：C_R 为对照品溶液的浓度（g/ml）；A_x 为供试品溶液的峰面积；A_R 为对照品溶液的峰面积；V 为供试品溶液的初始体积（ml）；D 为供试品的稀释倍数；m 为供试品的取样量（g）。

解析：左氧氟沙星既含有显酸性的羧基又含有显碱性的哌嗪基，是酸碱两性化合物，在水溶液中能够解离，采用常规的甲醇-水系统或乙腈-水系统作为流动相洗脱时，会出现拖尾峰，不对称峰增多，分离度低等现象。本方法的流动相中加入醋酸铵高氯酸钠溶液，可以有效克服以上缺点，是离子对色谱技术的有效应用。

知识拓展

甲硝唑的临床应用及分析

甲硝唑是临床上常用的抗滴虫和抗阿米巴原虫的药物，此外，还广泛应用于抗厌氧菌感染，对需氧菌或兼性需氧菌则无效。目前市场上常见甲硝唑的剂型有片剂、阴道泡腾片、注射液、栓剂、胶囊剂、葡萄糖注射液和氯化钠注射液几种。

甲硝唑分子结构中的咪唑基具弱碱性，可采用非水溶液滴定法进行含量测定；分子中存在共轭体系，在紫外光区有相应的特征吸收，可用于甲硝唑的鉴别和含量测定；甲硝唑在碱溶液中微温可呈现不同的颜色，以此用于药物的鉴别。

本 章 小 结

结构与性质	实例　异烟肼		
	鉴别	检查	含量测定
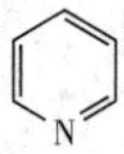 吡啶类药物　　 吡啶环的结构式 1. 吡啶环的特性 （1）开环反应（特性反应） （2）弱碱性 （3）紫外吸收光谱特性 2. 取代基的特性 （1）水解性 （2）还原性 （3）缩合反应	1. 与氨制硝酸银反应　发生气泡与黑色混浊，并在试管壁上生成银镜 2. HPLC　供试品溶液主峰的保留时间应与对照品溶液主峰的保留时间一致 3. IR　供试品的红外吸收图谱应与对照的图谱一致	1. 游离肼的检查（薄层色谱法） 2. 有关物质检查（高效液相色谱法） 3. 无菌（无菌检查法）	1. 高效液相色谱法（原料药、片剂） 2. 溴酸钾法（注射剂）

结构与性质	实例 盐酸氯丙嗪		
	鉴别	检查	含量测定
吩噻嗪类药物 1. 紫外吸收光谱特性 2. 还原性 3. 与金属离子的反应 4. 弱碱性	1. 与氧化剂的氧化反应 显红色，渐变淡黄色。 2. 紫外-可见分光光度法 在254nm与306nm的波长处有最大吸收，在254nm的波长处吸光度约为0.46。 3. 红外光谱法 供试品的红外吸收图谱应与对照的图谱一致。 4. 氯离子的反应 水溶液显氯化物的鉴别反应	1. 溶液的澄清度与颜色 2. 有关物质（高效液相色谱法）	1. 非水溶液滴定法（原料药） 2. 紫外-可见分光光度法（片剂、注射剂）

结构与性质	实例 地西泮		
	鉴别	检查	含量测定
苯并二氮杂䓬类药物 1. 弱碱性 2. 沉淀反应 3. 紫外吸收光谱特性 4. 硫酸-荧光反应 5. 二氮杂䓬环的水解性	1. 与硫酸的呈色反应 紫外光灯（365nm）下检视，显黄绿色荧光。 2. 紫外-可见分光光度法 在242nm、284nm与366nm的波长处有最大吸收；242nm波长处的吸光度约为0.51，284nm波长处的吸光度约为0.23。 3. 红外光谱法 供试品的红外吸收图谱应与对照的图谱一致 4. 氯化物的鉴别反应 经氧瓶燃烧法破坏得到的氯离子显氯化物的鉴别反应	有关物质检查（高效液相色谱法）	1. 非水溶液滴定法（原料药） 2. 高效液相色谱法（片剂、注射剂）

结构与性质	实例 左氧氟沙星		
	鉴别	检查	含量测定
喹诺酮类药物 1. 紫外吸收光谱特性 2. 酸碱两性 3. 还原性	1. 高效液相色谱法 供试品溶液主峰的保留时间应与对照品溶液主峰中左氧氟沙星（后）的保留时间一致 2. 紫外-可见分光光度法 在226nm与294nm波长处有最大吸收，在263nm波长处有最小吸收。 3. 红外光谱法 供试品的红外吸收图谱应与对照的图谱一致	1. 吸光度（紫外-可见分光光度法） 2. 有关物质（高效液相色谱法） 3. 光学异构体（高效液相色谱法）	高效液相色谱法（原料药、片剂）

咪唑类药物	结构与性质 1. 碱性 2. 紫外吸收光谱特性 3. 显色反应

目标检测

一、单项选择题

1.《中国药典》规定鉴别某药物的方法：取药物约 10mg，置试管中，加水 2ml 溶解后，加氨制硝酸银试液 1ml，即发生气泡与黑色浑浊，并在试管壁上形成银镜，该药物是（　　）

    A. 地西泮　　　　　　B. 奥沙西泮　　　　　C. 异烟肼

    D. 奋乃静　　　　　　E. 盐酸氯丙嗪

2.《中国药典》采用高效液相色谱法测定含量的药物是（　　）

    A. 盐酸氯丙嗪注射液　　　　　　　　B. 硝苯地平

    C. 地西泮　　　　　　　　　　　　　D. 左氧氟沙星

    E. 氟康唑

3. 能和硫酸铜及硫氰酸铵反应，生成草绿色沉淀的药物是（　　）

    A. 尼可刹米　　　　B. 异烟肼　　　　　C. 对乙酰氨基酚

    D. 维生素 E　　　　E. 地西泮

4. 异烟肼可由原料反应不完全或储藏中的降解反应而引入哪种杂质（　　）

    A. 间氨基酚　　　　B. 水杨酸　　　　　C. 对氨基苯甲酸

    D. 硝基苯　　　　　E. 游离肼

5. 检查盐酸氯丙嗪中的"有关物质"时，采用的对照溶液是（　　）

    A. 杂质的标准溶液　B. 供试品溶液　　　C. 供试品溶液的稀释液

    D. 对照溶液　　　　E. 标准"有关物质"溶液

二、配伍选择题

[6~7]

    A. 紫外-可见分光光度法　　　　　　B. 溴酸钾法

    C. 铈量法　　　　　　　　　　　　D. 非水溶液滴定法

    E. 高效液相色谱法

下列药物的含量测定，《中国药典》（2015 年版）采用的方法是

6. 地西泮注射液（　　）

7. 盐酸氯丙嗪注射液（　　）

[8~9]

    A. 紫外-可见分光光度法　　　　　　B. 溴酸钾法

    C. 高效液相色谱法　　　　　　　　D. 红外分光光度法

    E. 薄层色谱法

下列药物检查有关物质，《中国药典》（2015 年版）采用的方法是

8. 地西泮（　　）

9. 盐酸氯丙嗪（　　）

三、多项选择题

10. 溴酸钾法测定注射用异烟肼含量的方法是（　　）

  A. 属于氧化还原滴定法   B. 采用永停滴定法指示终点

  C. 在 HCl 酸性条件下进行滴定 D. 1mol 溴酸钾相当于 $\frac{3}{2}$mol 的异烟肼

  E. 还可以用于异烟肼片的含量测定

11. 《中国药典》（2015 年版）检查盐酸氯丙嗪中"有关物质"杂质的组分主要有（　　）

  A. 氯丙嗪   B. 氯吩噻嗪   C. 间氯二苯胺

  D. 二苯胺   E. 氯苯胺

四、简答题

1. 吩噻嗪类药物的结构和性质有何特点？利用这些性质怎样进行鉴别和含量测定？

2. 如何进行异烟肼中游离肼的检查？

五、计算题

精密称定奥沙西泮 0.014 9g，置 200ml 量瓶中，加乙醇 150ml，置温水浴中加热，并时时振摇，使奥沙西泮溶解，放冷，用乙醇稀释到刻度，摇匀，精密量取 5ml，置 100ml 量瓶中，用乙醇稀释至刻度，摇匀，照紫外-可见分光光度法，在 229nm 波长处测定吸光度值为 0.491；另精密称取奥沙西泮对照品 0.015 2g，同法操作并测定，测得 229nm 波长处的吸光度值为 0.507。《中国药典》（2015 年版）规定，本品按干燥品计算，含奥沙西泮（$C_{15}H_{11}ClN_2O_2$）应为 98.0% ~ 102.0%。请计算该供试品的含量测定结果是否符合规定？

实训七　诺氟沙星滴眼液的含量测定（HPLC 法）

【实训目的】

（1）掌握高效液相色谱法测定诺氟沙星滴眼液含量的基本原理和操作技术。

（2）熟悉用外标法进行药物含量的计算和结果的判断。

（3）了解高效液相色谱法在药物含量测定中的应用。

【实训原理】

（1）诺氟沙星属于喹诺酮类药物，其分子结构中具有共轭体系，在紫外光区有相应的特征吸收，利用这个性质可以进行药物的含量测定。其结构式如下：

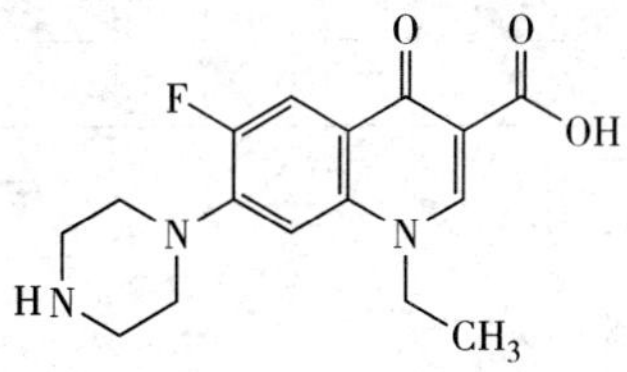

（2）诺氟沙星滴眼液为无色至淡黄色澄明液体。《中国药典》采用高效液相色谱法测定诺氟沙星滴眼液的含量，要求含诺氟沙星（$C_{16}H_{18}FN_3O_3$）应为标示量的90.0% ~ 110.0%。按外标法计算如下：

$$标示量(\%) = \frac{C_R \times \dfrac{A_x}{A_R} \times D \times 每支容量}{m \times S} \times 100\%$$

式中：C_R为对照品溶液的浓度（mg/ml）；A_x为供试品溶液的峰面积；A_R为对照品溶液的峰面积；D为供试品的稀释倍数；m为供试品的取样量（ml）；S为滴眼液的标示量（mg）；每支容量为滴眼液的标示体积（ml）。

【实训条件】

1. 仪器　高效液相色谱仪、高效液相色谱柱（C18柱）、分析天平、刻度移液管（5ml）、量瓶（100ml）。

2. 试药与试剂　诺氟沙星滴眼液（8ml：24mg）、诺氟沙星对照品、环丙沙星对照品、依诺沙星对照品、磷酸、三乙胺、乙腈、盐酸、纯化水。

【操作方法】

1. 色谱条件与系统适用性试验　用十八烷基硅烷键合硅胶为填充剂；以0.025mol/L磷酸溶液（用三乙胺调节pH至3.0±0.1）-乙腈（87：13）为流动相，检测波长为278nm。称取诺氟沙星对照品、环丙沙星对照品和依诺沙星对照品适量，加0.1mol/L盐酸溶液适量使溶解，用流动相稀释制成每1ml中含诺氟沙星25μg、环丙沙星和依诺沙星各5μg的混合溶液，取20μl注入液相色谱仪，记录色谱图，诺氟沙星峰的保留时间约为9min。诺氟沙星峰与环丙沙星峰和诺氟沙星峰与依诺沙星峰的分离度均应大于2.0。

2. 测定方法　精密量取诺氟沙星滴眼液适量（约相当于诺氟沙星2.5mg），置100ml量瓶中，用流动相稀释至刻度，摇匀，滤过；精密量取续滤液20μl注入液相色谱仪，记录色谱图。另精密称取诺氟沙星对照适量（约2.5mg），同法测定。按外标法以峰面积计算，即得。

3. 实验数据记录与处理

项　目	进样量（μl）	保留时间（min）	峰面积
对照品			
供试品			
对照品浓度（μg/ml）			
供试品浓度（μg/ml）			
标示量（%）			

【注意事项】

（1）流动相使用前应先脱气和过滤，使用中避免储液瓶排空。

（2）流动相中含有缓冲盐，试验完毕后注意按要求冲洗色谱柱。

（3）色谱柱安装时注意流动相的流向与色谱柱的箭头指向是否一致。

（4）保存色谱柱宜用无水甲醇或乙腈，并拧紧色谱柱两端的堵头。

（5）外标法测定药物的含量，最好选用定量环或自动进样装置进样。

【思考题】

（1）什么是外标法？外标法的特点和适用范围是什么？

（2）对本次实验及其结果进行讨论。

附：溶液的配制（《中国药典》通则 8002）

1. 0.025mol/L 磷酸溶液 取浓磷酸 1.66ml，加水稀释至 1000ml，即得。

2. 0.1mol/L 盐酸溶液 取浓盐酸 8.3ml，加水稀释至 1000ml，即得。

（王梦禅）

第八章　生物碱类药物分析

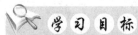

学习目标

知识目标

1. 掌握生物碱类药物的结构特征、性质与分析方法之间的联系。
2. 熟悉苯烃胺类、托烷类、喹啉类及异喹啉类生物碱典型药物的质量分析。
3. 了解吲哚类、黄嘌呤类生物碱典型药物的质量分析。

能力目标

1. 正确理解盐酸麻黄碱及其制剂、硫酸阿托品及其制剂、硫酸奎宁和盐酸吗啡及其制剂典型药物的质量分析。
2. 能运用药品质量标准学会非水溶液滴定法、酸性染料比色法的操作及计算；学会紫外-可见分光光度法和高效液相色谱法含量测定及计算方法。
3. 运用所学知识检查氢溴酸山莨菪碱片质量及结果判断。

　　生物碱（alkaloids）是一类存在自然界中的含氮有机化合物，大多呈碱性，故有生物碱之称。大多存在植物体内，少数存在于动物体内（如蟾蜍碱），目前通过提取或人工合成方式得到的生物碱有 10 000 多种，其中近百种具有特殊而显著的药理及生理作用，已广泛应用于临床医疗。但大部分生物碱具有毒性，治疗剂量与中毒剂量较接近，因此，临床应用须十分慎重，且对其质量也应严格控制，以确保用药安全有效。

第一节　结构与性质

　　生物碱类药物数目众多，结构复杂，一般按母核的化学结构分类，现重点讨论《中国药典》收载的六类常见生物碱药物的结构、性质与分析方法的关系，包括苯烃胺类、托烷类、喹啉类、异喹啉类、吲哚类、黄嘌呤类。

一、苯烃胺类

　　本类生物碱的结构特点是其氮原子不在环状结构内，而是在侧链上，常见药物有盐酸麻黄碱、盐酸伪麻黄碱和秋水仙碱等，现以盐酸麻黄碱和盐酸伪麻黄碱为代表，其结构与性质见表8-1。

表8-1 苯烃胺类典型药物的结构与性质

药　物	结构式	性　质
盐酸麻黄碱 （ephedrine hydrochloride）	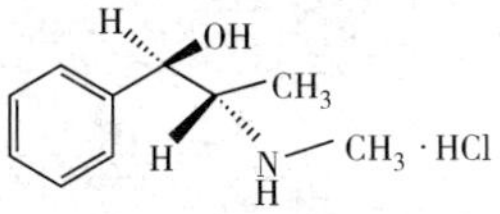	1. 碱性　盐酸麻黄碱和盐酸伪麻黄碱为苯烃胺类，氮原子均仲胺，碱性较强，易与酸成盐
盐酸伪麻黄碱 （pseudoephedrine hydrochloride）	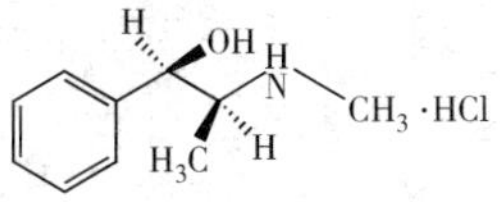	2. 氨基醇性质　芳环侧链上具有氨基醇结构，可与双缩脲试液反应，用于鉴别
		3. 旋光性　该类生物碱侧链上均有不对称碳原子，因此具有旋光性。麻黄碱为左旋体，伪麻黄碱为右旋体
		4. 吸收光谱特性　该类生物碱结构中含有芳环结构，具有紫外和红外吸收光谱特征，可用于鉴别和含量测定

知识链接

严格管理的麻黄碱

麻黄碱亦称麻黄素，是从中药麻黄中分离的一种生物碱，有松弛支气管平滑肌，收缩血管、兴奋中枢等作用，但服用麻黄碱后可以明显增加运动员的兴奋程度，属于国际奥委会严格禁止的兴奋剂。同时，由于麻黄碱与冰毒的化学结构的极相似，为制造冰毒的重要原料，已被纳入易制毒化学品管理。有不法分子通过提炼感冒药中的麻黄碱成分后用来制造冰毒。2012年9月《关于加强含麻黄碱类复方制剂管理有关事宜的通知》将单位剂量麻黄碱类药物含量大于30mg（不含30mg）的含麻黄碱类复方制剂列为处方药，药品零售企业销售时要登记购买者姓名及身份证号码；除处方药按处方剂量销售外，一次销售不得超过2个最小包装。

二、托烷类

托烷类（莨菪烷类）是由莨菪烷衍生的莨菪醇和不同有机酸缩合成酯类的生物碱，常见的有颠茄生物碱类和古柯生物碱类，现以硫酸阿托品和氢溴酸山莨菪碱为例进行讨论，其结构与性质见表8-2。

表 8-2 托烷类典型药物的结构与性质

药　物	结构式	性　质
硫酸阿托品 （atropine sulfate）	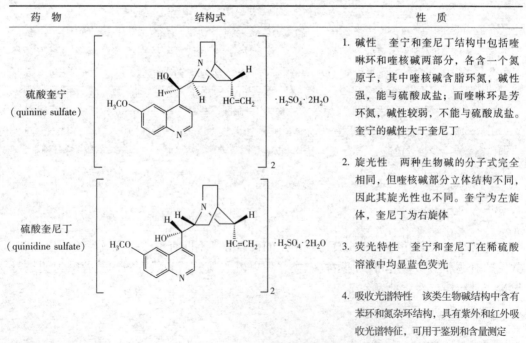	1. 碱性　阿托品和山莨菪碱的五元环分子结构中均有叔胺氮原子，故碱性较强，易与酸成盐 2. 水解性　该类生物碱是由莨菪醇和莨菪酸组成的酯类化合物，易水解 3. 维他立（Vitali）反应　酯键水解后生成的莨菪酸能发生维他立反应，可用于鉴别
氢溴酸山莨菪碱 （anisodamine hydrobromide）		4. 旋光性　山莨菪碱中有不对称碳原子，呈左旋体，阿托品虽也有不对称碳原子，但为消旋体，无旋光性 5. 吸收光谱特性　药物结构中含有苯环结构和特征管能团，具有紫外和红外吸收光谱特征

三、喹啉类

喹啉类生物碱分子结构中含有苯环与吡啶稠合而成的喹啉杂环，常见药物有硫酸奎宁、硫酸奎尼丁、喜树碱等，现以硫酸奎宁和硫酸奎尼丁为代表，结构与性质见表 8-3。

表 8-3 喹啉类典型药物的结构与性质

药　物	结构式	性　质
硫酸奎宁 （quinine sulfate）		1. 碱性　奎宁和奎尼丁结构中包括喹啉环和喹核碱两部分，各含一个氮原子，其中喹核碱含脂环氮，碱性强，能与硫酸成盐；而喹啉环是芳环氮，碱性较弱，不能与硫酸成盐。奎宁的碱性大于奎尼丁 2. 旋光性　两种生物碱的分子式完全相同，但喹核碱部分立体结构不同，因此其旋光性也不同。奎宁为左旋体，奎尼丁为右旋体
硫酸奎尼丁 （quinidine sulfate）		3. 荧光特性　奎宁和奎尼丁在稀硫酸溶液中均显蓝色荧光 4. 吸收光谱特性　该类生物碱结构中含有苯环和氮杂环结构，具有紫外和红外吸收光谱特征，可用于鉴别和含量测定

四、异喹啉类

异喹啉类生物碱结构类型较多，生理活性广泛，常见药物有盐酸吗啡、磷酸可待因、罂粟碱和盐酸小檗碱等，现以盐酸吗啡和磷酸可待因为代表，结构与性质见表8-4。

表8-4　异喹啉类典型药物的结构与性质

药　物	结构式	性　质
盐酸吗啡 （morphine hydrochloride）	$\cdot HCl \cdot 3H_2O$	1. 酸碱两性　吗啡分子中含有酚羟基和叔胺基团，属两性化合物，但碱性略强于酸性。可待因分子中仅有叔胺基团，无酚羟基，碱性比吗啡强，不能溶于氢氧化钠溶液
		2. 旋光性　盐酸吗啡和磷酸可待因分子结构中均含有不对称碳原子，为左旋体
磷酸可待因 （codeine phosphate）	$\cdot H_3PO_4 \cdot 1\frac{1}{2} H_2O$	3. 显色反应　盐酸吗啡与甲醛硫酸、钼硫酸试液反应为显色反应，可用于鉴别。也可与铁氰化钾试液显色，可待因则无此反应
		4. 吸收光谱特性　药物分子结构中均含有共轭体系和特征官能团，具有紫外吸收和红外吸收光谱特征

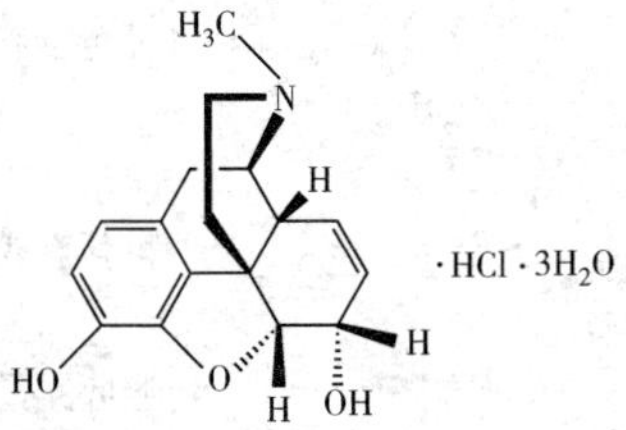

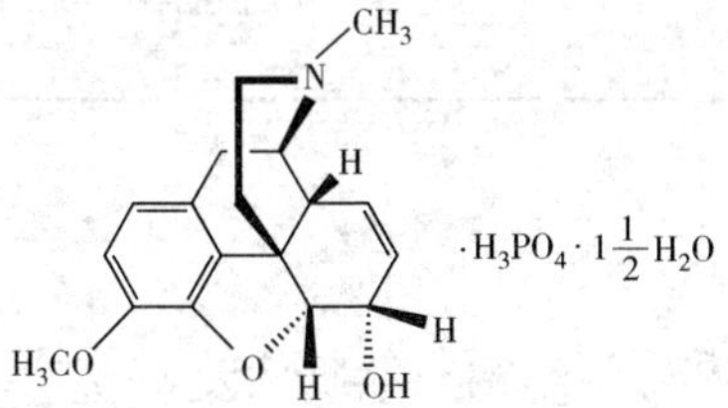

五、吲哚类

该类生物碱结构中含有苯环和吡咯环稠合而成的吲哚杂环，药物数目繁多，结构复杂且有显著或重要的生理活性，常见药物有硝酸士的宁、利血平、长春碱、长春新碱、麦角新碱、毒扁豆碱、钩藤碱等。现以硫酸长春碱和利血平为例，结构与性质见表8-5。

表8-5　吲哚类典型药物的结构与性质

药　物	结构式	性　质
硫酸长春碱 （vinblastine sulfate）	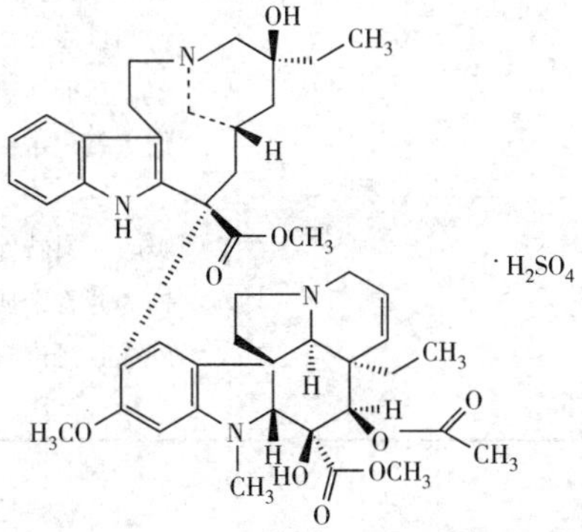 $\cdot H_2SO_4$	1. 氮原子的碱性　本类药物分子结构吲哚环中的 N 由于与芳香环共轭，氮上的电子云密度小，几乎无碱性。硫酸长春碱结构中脂环叔胺氮原子碱性较强，可与硫酸成盐。而利血平脂环叔胺氮由于受空间位阻的影响，碱性极弱，不能与酸结合成稳定的盐，故以游离状态存在

药　物	结构式	性　质
利血平 （reserpine）	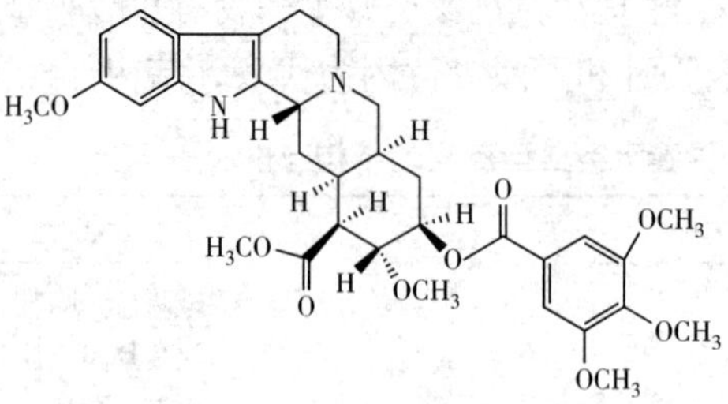	2. 还原性和荧光性　利血平在光照和氧气存在情况下极易被氧化，氧化产物为3,4-二去氢利血平，呈黄色，并显黄绿色荧光，进一步氧化为3,4,5,6-四去氢利血平，显蓝色荧光 3. 水解性　利血平具有酯结构，与弱碱接触或受热条件下易水解 4. 吸收光谱特性　该类药物都具有苯环和杂环，具有紫外吸收和红外吸收光谱特征

六、黄嘌呤类

常用黄嘌呤类生物碱药物有咖啡因和茶碱，结构与性质见表8-6。

表8-6　黄嘌呤类典型药物的结构与性质

药　物	结构式	性　质
咖啡因 （caffeine） 茶碱 （theophyline）	 	1. 酸碱性　咖啡因和茶碱是咪唑和嘧啶相并合的二环化合物，分子结构中虽含有4个氮原子，但两个氮原子受邻位羰基吸电子基团酰胺键的p-π共轭影响，几乎不显碱性。茶碱咪唑环氮原子上的氢非常活泼，可解离呈酸性，可溶于碱的水溶液中 2. 紫脲酸铵反应　黄嘌呤类生物碱的特征反应，加盐酸和氯酸钾置水浴蒸干后的残渣遇氨气即变紫色，再加氢氧化钠，紫色即消失 3. 吸收光谱特性　该类生物碱分子结构为芳香杂环，具有紫外吸收和红外吸收光谱特征

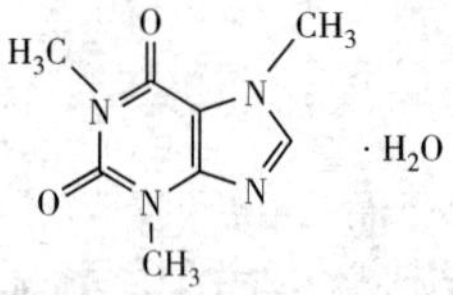

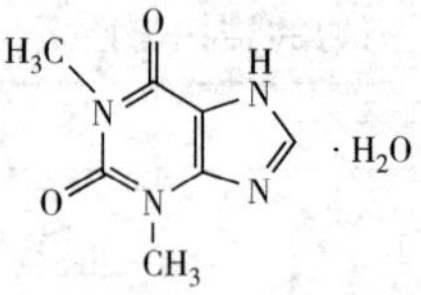

天然植物中的生物碱

生物碱类化合物是许多中草药及药用植物的有效成分之一，大多具有显著的生理活性，如黄连、黄柏中的小檗碱具有抗菌作用；麻黄中的麻黄碱具有平喘作用；曼陀罗、颠茄中的莨菪碱具有解痉和解有机磷中毒的作用等；鸦片中的吗啡具有强烈的镇痛作用；可待因具有止咳作用；罂粟碱具有松弛平滑肌作用等。

第二节　典型药物分析

一、苯烃胺类

实例分析　盐酸麻黄碱及其制剂

盐酸麻黄碱为白色针状结晶或结晶性粉末；无臭，味苦。在水中易溶，在乙醇中溶解，在三氯甲烷或乙醚中不溶。熔点为 $217 \sim 220 ℃$。加水配制成 $50mg/ml$ 的溶液依法测定的比旋度为 $-33° \sim -35.5°$。

（一）鉴别

1. 双缩脲反应

方法：取盐酸麻黄碱约 10mg，加水 1ml 溶解后，加硫酸铜试液 2 滴与 20% 氢氧化钠溶液 1ml，即显蓝紫色；加乙醚 1ml，振摇后，放置，乙醚层即显紫红色，水层变成蓝色。

反应式：

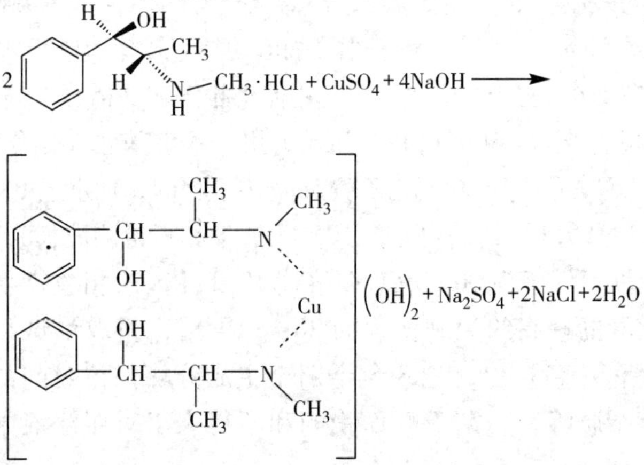

解析：双缩脲反应是芳环侧链具有氨基醇结构生物碱的特征反应。在碱性溶液中，盐酸麻黄碱的仲胺基与 Cu^{2+} 形成紫堇色配位化合物，加入乙醚后，无水铜配位化合物及含有 2 分子水的铜配位化合物溶于醚层显紫红色，而具有 4 分子水的铜配位化合物

和剩余的硫酸铜则溶于水层显蓝色。

2. 红外光谱法　盐酸麻黄碱分子结构中存在苯环、氨基醇等基团，其红外光谱中显示相应的吸收峰。《中国药典》规定本品原料药的红外光吸收图谱应与对照图谱一致。

3. 氯化物的反应

（1）沉淀反应

方法：取盐酸麻黄碱水溶液，加稀硝酸使成酸性后，滴加硝酸银试液，即生成白色凝乳状沉淀；分离，沉淀加氨试液即溶解，再加稀硝酸酸化后，沉淀复生成。

反应式：

$$Cl^- + Ag \xrightarrow{HNO_3} AgCl \downarrow$$

$$AgCl + 2NH_3 \cdot H_2O \longrightarrow Ag(NH_3)_2^+ Cl^- + 2H_2O$$

$$Ag(NH_3)_2^+ Cl^- + H^+ \longrightarrow AgCl \downarrow + NH_4^+$$

（2）氧化还原反应

方法：取少量盐酸麻黄碱，置试管中，加等量的二氧化锰，混匀，加硫酸润湿，缓缓加热，即生成氯气，能使润湿的碘化钾淀粉试纸显蓝色。

反应式：

$$Cl^- + MnO_2 \xrightarrow[\triangle]{H_2SO_4} Cl_2 + Mn^{2+}$$

$$Cl_2 + 2KI \longrightarrow I_2 + 2KCl$$

解析：盐酸麻黄碱为盐酸盐，按《中国药典》通则0301"一般鉴别试验"中"氯化物"项下的沉淀反应和氧化还原反应进行鉴别。

（二）检查

《中国药典》规定盐酸麻黄碱除了要检查"溶液澄清度"、"酸碱度"、"硫酸盐"、"干燥失重"、"炽灼残渣"和"重金属"，还需检查特殊杂质"有关物质"。

方法：取本品约50mg，置50ml量瓶中，加流动相溶解并稀释至刻度，摇匀，作为供试品溶液；精密量取1ml，置100ml量瓶中，用流动相溶解并稀释至刻度，摇匀，作为对照溶液。照高效液相色谱法（通则0512）试验，用十八烷基硅烷键合硅胶为填充剂；以磷酸盐缓冲液（取磷酸二氢钾6.8g、三乙胺5ml、磷酸4ml，加水至1000ml，用稀磷酸或三乙胺调节pH至3.0±0.1）-乙腈（90：10）为流动相；检测波长为210nm。理论板数按盐酸麻黄碱峰计算不低于3000。取对照溶液10μl注入液相色谱仪，调节检测灵敏度，使主成分色谱峰的峰高约为满量程的20%；再精密量取供试品溶液与对照溶液各10μl，分别注入液相色谱仪，记录色谱图至主成分峰保留时间的2倍。供试品溶液的色谱图中如有杂质峰，各杂质峰面积的和不得大于对照溶液主峰面积的0.5倍（0.5%）。

解析：在提取或合成盐酸麻黄碱的工艺过程中，可能会带进光学异构体盐酸伪麻黄碱、其他麻黄碱或降解产物等有关物质，《中国药典》采用高效液相色谱法检查。

（三）含量测定

1. 非水溶液滴定法　《中国药典》收载的盐酸麻黄碱原料药采用此法测定含量。

方法：取本品约 0.15g，精密称定，加冰醋酸 10ml，加热溶解后，加醋酸汞溶液 4ml 与结晶紫指示液 1 滴，用高氯酸滴定液（0.1mol/L）滴定至溶液显翠绿色，并将滴定结果用空白试验校正。每 1ml 高氯酸滴定液（0.1mol/L）相当于 20.17mg 的盐酸麻黄碱 $C_{10}H_{15}NO \cdot HCl$。

$$含量(\%) = \frac{(V-V_0) \times T \times F \times 10^{-3}}{m} \times 100\% \tag{8-1}$$

式中：V 为供试液消耗高氯酸的体积（ml）；V_0 为空白试验消耗高氯酸的体积（ml）；F 为高氯酸滴定液的浓度校正因子；T 为滴定度（mg/ml）；m 为供试品取量（g）。

解析：生物碱类药物通常具有弱碱性，在水溶液中用酸直接滴定没有明显的突跃，得不到满意的结果，而在非水酸性介质（如冰醋酸、醋酐）中，碱强度明显增强，可用高氯酸滴定液顺利滴定，以指示剂或电位法指示终点。除咖啡因以游离碱形式与高氯酸直接反应外，大部分生物碱为盐类，那么生物碱盐类药物的高氯酸滴定过程实际上是一个置换滴定过程，即强酸（高氯酸）滴定液置换出与生物碱结合的较弱的酸，反应通式为：

$$BH^+ \cdot A^- + HClO_4 \longrightarrow BH^+ \cdot ClO_4 + HA$$

盐酸麻黄碱是以氢卤酸盐形式存在，当溶于冰醋酸时，由于氢卤酸在冰醋酸中的酸性较强，反应不能完全进行，对滴定终点有干扰，因此不能直接滴定，需要先加入过量的醋酸汞冰醋酸溶液，使形成难以电离的卤化汞，而氢卤酸盐变为可测的醋酸盐，再用高氯酸滴定，反应式为：

$$2BH^+ \cdot X^- + Hg(AC)_2 \longrightarrow 2BH^+ \cdot AC^- + HgX_2 \downarrow$$

课堂互动

说出非水溶液法的测定原理、测定条件和指示终点的方法；结果如何计算？

2. 高效液相色谱法　《中国药典》采用高效液相色谱法测定盐酸麻黄碱注射液和滴鼻剂的含量。现以盐酸麻黄碱注射剂液的含量测定为例进行讨论。

（1）色谱条件与系统适用性试验　用十八烷基硅烷键合硅胶为填充剂；以磷酸盐缓冲液（取磷酸二氢钾 6.8g、三乙胺 5ml、磷酸 4ml，加水至 1000ml，用稀磷酸或氢氧化钠试液调剂 pH 至 3.0±0.1）–乙腈（90∶10）为流动相；检测波长为 210nm。理论板数按盐酸麻黄碱峰计算不低于 3000，盐酸麻黄碱峰与相邻杂质峰的分离应符合要求。

（2）测定方法　精密量取本品适量，用流动相稀释制成每 1ml 中约含 30μg 的溶液，精密量取 10μl 注入液相色谱仪，记录色谱图；另取盐酸麻黄碱对照品，同法测定。按外标法以峰面积计算，即得。

$$标示量(\%) = \frac{C_R \times \dfrac{A_x}{A_R} \times D \times 每支容量}{m \times S} \times 100\% \tag{8-2}$$

式中：C_R 为对照品的浓度（mg/ml）；A_x 为供试品的峰面积；A_R 为对照品的峰面积；D 为供试品的稀释倍数；m 为供试品的取样量（ml）；S 为每支注射液的标示量（mg）。

解析：盐酸麻黄碱注射液在生产制备过程中受高温灭菌、时间、pH 等因素的影响，容易产生异构体等有关杂质，会干扰非水溶液滴定法。高效液相色谱法具有选择性高、灵敏度高、专属性强、适用范围广等特点，在生物碱类制剂中的应用非常广泛。

二、托烷类

实例分析　硫酸阿托品及其制剂

硫酸阿托品为无色结晶或白色结晶性粉末；无臭。在水中极易溶解，在乙醇中易溶。在 120℃ 干燥 4h 后，熔点不得低于 189℃，熔融同时分解。分子结构中虽具有不对称碳原子，但为外消旋体，故无旋光性；有酯键，容易水解成莨菪醇和莨菪酸。

（一）鉴别

1. 红外光谱法　硫酸阿托品的红外光谱图应与对照图谱一致。

2. 维他立反应（Vitali 反应）

方法：取硫酸阿托品约 10mg，加发烟硝酸 5 滴，置水浴上蒸干，得黄色的残渣，放冷，加乙醇 2~3 滴湿润，加固体氢氧化钾一小粒，即显深紫色。

反应式：

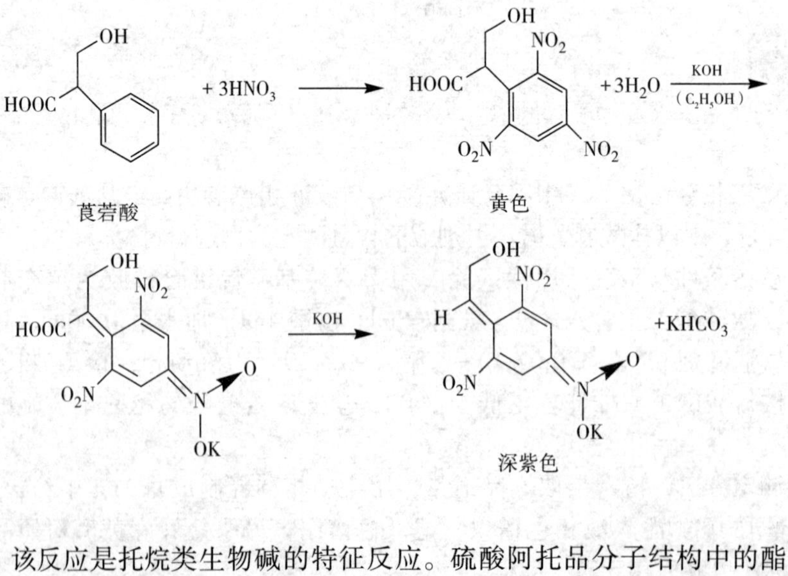

莨菪酸　　　　　　　　　　　　　　黄色

深紫色

解析：该反应是托烷类生物碱的特征反应。硫酸阿托品分子结构中的酯键水解后生成莨菪酸，经发烟硝酸热处理后生成黄色的三硝基衍生物，再与醇制氢氧化钾溶液或固体氢氧化钾作用，生成深紫色的醌型化合物。

3. 硫酸盐反应

（1）取硫酸阿托品溶液，滴加氯化钡试液，即生成白色沉淀；分离，沉淀在盐酸或硝酸中均不溶解。

反应式：

$$SO_4^{2-}+Ba^{2+}\xrightarrow{\text{HCl}}BaSO_4\downarrow$$

（2）取硫酸阿托品溶液，滴加醋酸铅试液，即生成白色沉淀；分离，沉淀在醋酸铵试液或氢氧化钠试液中溶解。

反应式：

$$SO_4^{2-}+Pb^{2+}\xrightarrow{\text{HCl}}PbSO_4\downarrow$$

$$PbSO_4+2(NH_4AC)\longrightarrow Pb(Ac)_2+(NH_4)_2SO_4$$

（3）取硫酸阿托品溶液，加盐酸，不生成白色沉淀（与硫代硫酸盐区别）。

解析：硫酸阿托品含有硫酸根，按《中国药典》通则 0301 "一般鉴别试验"中"硫酸盐"项下的沉淀反应和氧化还原反应进行鉴别。

（二）检查

《中国药典》规定硫酸阿托品除了要检查"酸度"、"干燥失重"和"炽灼残渣"，还需检查以下特殊杂质：

1. 莨菪碱

方法：取硫酸阿托品，按干燥品计算，加水溶解并制成每 1ml 中含 50mg 的溶液，依《中国药典》（通则 0621）法测定，旋光度不得过−0.40°。

解析：莨菪碱是阿托品在制备过程中消旋化不完全而引入的杂质，毒性较大，应予检查。检查原理是硫酸阿托品为外消旋体，无旋光性，而莨菪碱为左旋体，因此可以利用旋光法来检查莨菪碱杂质。

2. 有关物质

方法：取本品，加水溶解并稀释制成每 1ml 中含 0.5mg 的溶液，作为供试品溶液；精密量取 1ml，置 100ml 量瓶中，用水稀释至刻度，摇匀，作为对照溶液。照高效液相色谱法（通则 0512）试验。用十八烷基硅烷键合硅胶为填充剂，以 0.05mol/L 磷酸二氢钾溶液（含 0.002 5mol/L 庚烷磺酸钠）–乙腈（84∶16）（用磷酸或氢氧化钠试液调节 pH 至 5.0）为流动相，检测波长为 225nm，阿托品峰与相邻杂质峰的分离度应符合要求。取对照溶液 20μl 注入液相色谱仪，调节检测灵敏度，使主成分色谱峰的峰高约为满量程的 20%；再精密量取供试品溶液与对照溶液各 20μl，分别注入液相色谱仪，记录色谱图至主成分峰保留时间的 2 倍。供试品溶液色谱图中如有杂质峰，除相对主峰保留时间 0.17 前的溶剂峰外，各杂质峰面积的和不得大于对照溶液主峰面积（1.0%）。

解析：硫酸阿托品的生产过程中，可能会引入中间体、分解产物及副产物，如莨菪碱、颠茄碱等有关物质，《中国药典》规定采用高效液相色谱法检查有关物质的量。

（三）含量测定

1. 非水溶液滴定法　《中国药典》采用非水溶液滴定法测定硫酸阿托品原料药

的含量。

测定方法：取硫酸阿托品约0.5g，精密称定，加冰醋酸与醋酐各10ml溶解后，加结晶紫指示液1~2滴，用高氯酸滴定液（0.1mol/L）滴定至溶液显纯蓝色，并将滴定结果用空白试验校正。每1ml高氯酸滴定液（0.1mol/L）相当于67.68mg的 $(C_{17}H_{23}NO_3)_2 \cdot H_2SO_4$。

$$(BH^+)_2 \cdot SO_4^{2-} + HClO_4 \longrightarrow B^+ \cdot ClO_4^- + BH^+ \cdot HSO_4^- \tag{8-3}$$

$$含量(\%) = \frac{(V-V_0) \times T \times F \times 10^{-3}}{m} \times 100\%$$

式中：V 为供试液消耗高氯酸的体积（ml）；V_0 为空白试验消耗高氯酸的体积（ml）；F 为高氯酸滴定液的浓度校正因子；T 为滴定度（mg/ml）；m 为供试品取量（g）。

解析：硫酸是二元酸，水溶液可以发生二级电离，但在冰醋酸溶液中的酸性很强，只能发生一级电离，因此生物碱的硫酸盐用高氯酸滴定时，只能滴定至 HSO_4^-。

2. 酸性染料比色法　《中国药典》采用酸性染料比色法测定硫酸阿托品片及其注射液的含量。现以硫酸阿托品片的含量测定为例进行讨论。

（1）供试品液与对照液的制备　取本品20片，精密称定，研细，精密称取适量（约相当于硫酸阿托品2.5mg），置50ml量瓶中，加水振摇使硫酸阿托品溶解并稀释至刻度，滤过，取续滤液，作为供试品溶液。另取硫酸阿托品对照约25mg，精密称定，置25ml量瓶中，加水溶解并稀释至刻度，摇匀；精密量取5ml，置100ml量瓶中，用水稀释至刻度，摇匀，作为对照品溶液。

（2）测定方法　精密量取供试品溶液与对照品溶液各2ml，分别置预先精密加入三氯甲烷10ml的分液漏斗中，各加溴甲酚绿溶液（取溴甲酚绿50mg与邻苯二甲酸氢钾1.021g，加0.2mol/L氢氧化钠溶液6.0ml使溶解，再用水稀释至100ml，摇匀，必要时滤过）2.0ml，振摇提取2min后，静置使分层，分取澄清的三氯甲烷液，按照紫外一可见分光光度法，在420nm波长处分别测定吸光度，计算，并将结果乘1.027，即得。

$$标示量(\%) = \frac{C_R \times \dfrac{A_x}{A_R} \times V \times 1.027 \times \overline{w}}{m \times S} \times 100\% \tag{8-4}$$

式中：C_R 为对照品溶液的浓度（mg/ml）；A_x 为供试品溶液的吸光度；A_R 为对照品溶液的吸光度；V 为供试品溶液的体积（ml）；1.027为带有结晶水的硫酸阿托品和无水硫酸阿托品的相对分子质量换算因数；$\overline{w}$ 为平均片重（g）；m 为供试品的取样量（g）；S 为标示量（mg）。

解析：生物碱药物在适当pH下可与一些酸性染料定量结合显色，故可采用酸性染料比色法测定其含量。《中国药典》对硫酸阿托品和氢溴酸山莨菪碱的制剂均采用此法测定。

酸性染料比色法

　　在适当的 pH 介质中，生物碱类药物（B）可与氢离子结合成阳离子（BH⁺），一些酸性染料在此介质中能解离为阴离子（In⁻），上述阳离子和阴离子可定量地结合成有色配位化合（BH⁺In⁻），即离子对，可被某些有机溶剂定量地提取，形成有色溶液。在一定波长处测定该有机相中有色离子对的吸光度，即可计算出生物碱药物的含量。反应式如下：

$$B + H^+ \rightleftharpoons BH^+$$

$$HIn \rightleftharpoons H^+ + In^-$$

$$BH^+ + In^- \rightleftharpoons (BH^+ \cdot In^-)_{水相} \rightleftharpoons (BH^+ \cdot In^-)_{有机相}$$

　　该法具有样品用量少、灵敏度高、专属性和准确性较好的特点，常选用溴甲酚绿为酸性染料，三氯甲烷为有机溶剂，适合小剂量的有机碱药物及其制剂或体内有机碱性药物的定量分析。

三、喹啉类

实例分析　硫酸喹宁及其制剂

　　硫酸奎宁为白色细微的针状结晶，轻柔，易压碎；无臭，味极苦；遇光渐变色，水溶液显中性反应。在三氯甲烷-无水乙醇（2∶1）中易溶，在水、乙醇、三氯甲烷或乙醚中微溶。本品为左旋体，精密称量后加 0.1mol/L 盐酸溶液定量稀释制成每 1ml 中含 20mg 的溶液，依法测定的比旋度应为−237°~−244°。

　　（一）鉴别

1. 荧光反应

　　方法：取硫酸奎宁约 20mg，加水 20ml 溶解后，分取溶液 10ml，加稀硫酸使成酸性，即显蓝色荧光。

　　解析：利用奎宁和奎尼丁在稀硫酸溶液中均显蓝色荧光的特性进行鉴别。

2. 绿奎宁反应

　　方法：取"鉴别 1"项剩余的溶液 5ml，加溴试液 3 滴与氨试液 1ml，即显翠绿色。

反应式：

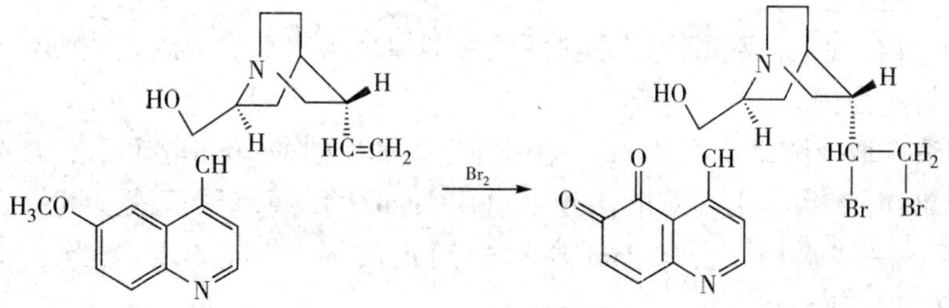

翠绿色

解析： 绿奎宁反应是含氧喹啉衍生物的专属特征反应。硫酸奎宁为 6 位含氧喹啉，经氯水（或溴水）氯化（氧化），再与氨水缩合，可生成绿色的二醌基亚胺的铵盐。

3. 硫酸根的反应 取"鉴别 1"项剩余的溶液 5ml，加盐酸使成酸性后，加氯化钡试液 1ml，即发生白色沉淀。

4. 红外光谱法 本品的红外光吸收图谱应与对照图谱一致。

（二）检查

硫酸奎宁除需要检查"酸度"、"干燥失重"和"炽灼残渣"等杂质，还需检查以下特殊杂质。

1. 三氯甲烷–二乙醇中不溶物

方法： 取硫酸奎宁 2.0g，加三氯甲烷–无水乙醇（2∶1）的混合液 15ml，在 50℃ 加热 10min 后，用称定重量的垂熔坩埚滤过，滤渣用上述混合液分 5 次洗涤，每次 10ml，在 105℃ 干燥至恒重，遗留残渣不得过 2mg。

解析： 此项检查主要是控制药物中醇不溶性物或无机盐类等杂质。

2. 其他金鸡纳碱

方法： 取硫酸奎宁，加稀乙醇制成每 1ml 中含 10mg 的溶液，作为供试品溶液；精密量取适量，加稀乙醇稀释制成每 1ml 中约含 50μg 的溶液，作为对照溶液。照薄层色谱法（通则 0502）试验，吸取上述两种溶液各 5μl，分别点于同一硅胶 G 薄层板上，以三氯甲烷–丙酮–二乙胺（5∶4∶1.25）为展开剂，展开，微热使展开剂挥散，喷以碘铂酸钾试液使显色。供试品溶液如显杂质斑点，与对照溶液的主斑点比较，不得更深。

解析： 此项检查主要控制硫酸奎宁在生产过程中可能引入的其他金鸡纳碱。《中国药典》采用薄层色谱法以供试品溶液自身稀释对照法（高低浓度对比法）检查。

（三）含量测定

《中国药典》规定，硫酸奎宁原料药及片剂均采用非水溶液滴定法测定含量，现以硫酸奎宁原料药为例。

测定方法： 取硫酸奎宁约 0.2g，精密称定，加冰醋酸 10ml 溶解后，加醋酐 5ml 与结晶紫指示液 1~2 滴，用高氯酸滴定液（0.1mol/L）滴定至溶液显蓝绿色，并将滴定的结果用空白试验校正。每 1ml 高氯酸滴定液（0.1mol/L）相当于 24.90mg 的 $(C_{20}H_{24}N_2O_2) \cdot 2H_2SO_4$。

$$(C_{20}H_{24}N_2O_2 \cdot H^+)_2 \cdot SO_4^{2-} + 3HClO_4 \longrightarrow$$

$$(C_{20}H_{24}N_2O_2 \cdot 2H^+) \cdot 2ClO_4^- + (C_{20}H_{24}N_2O_2 \cdot 2H^+) \cdot HSO_4^- \cdot ClO_4^-$$

$$含量（\%）=\frac{(V-V_0)\times T\times F\times10^{-3}}{m}\times100\% \tag{8-5}$$

式中：V 为供试液消耗高氯酸的体积（ml）；V_0 为空白试验消耗高氯酸的体积（ml）；F 为高氯酸滴定液的浓度校正因子；T 为滴定度（mg/ml）；m 为供试品取量（g）。

解析： 硫酸奎宁为二元碱，喹核碱的碱性较强，可以与硫酸成盐；而喹啉环的碱性极弱，不能与硫酸成盐而保持游离状态。硫酸奎宁原料与高氯酸滴定液的化学计量摩尔比为 1∶3，即其中的 2mol 奎宁可以结合 4mol 质子（1mol 质子是由硫酸提供，其他 3mol 质子是由高氯酸提供的）。

知识链接

硫酸奎宁片剂的含量测定

测定时需先经强碱氢氧化钠溶液碱化处理，生成奎宁游离碱后再用高氯酸滴定液滴定，1mol 硫酸奎宁可转化为 2mol 奎宁，每 1mol 奎宁消耗 2mol 高氯酸，因此，硫酸奎宁片与高氯酸滴定液的化学计量摩尔比为 1∶4。硫酸奎宁片剂的滴定度为 19.57mg/ml。

四、异喹啉类

实例分析　盐酸吗啡及其制剂

盐酸吗啡为白色、有丝光的针状结晶或结晶性粉末；无臭；遇光易变质。在水中溶解，在乙醇中略溶，在三氯甲烷或乙醚中几乎不溶。取本品约 1g，精密称定，置 50ml 量瓶中，加水适量使溶解后，用水稀释至刻度，依法测定，比旋度为 −110.0°~ −115.0°。吗啡分子结构中 3 位有酚羟基，呈弱酸性；17 位的有叔胺氮原子，呈碱性，属酸碱两性生物碱，但碱性略强于酸性，临床上常用其盐酸盐。

（一）鉴别

1. 甲醛-硫酸反应（Marquis 反应）

方法： 取盐酸吗啡约 1mg，加甲醛硫酸试液 1 滴，即显紫堇色。

解析： 此反应为含苯环的异喹啉类生物碱的特征反应，该类药物与甲醛硫酸可生成具有醌式结构的有色化合物。

2. 钼硫酸反应（Frohde 反应）

方法： 取盐酸吗啡约 1mg，加钼硫酸试液 0.5ml，即显紫色，继变为蓝色，最后变为棕绿色。

解析： 此反应为盐酸吗啡的专属鉴别反应，盐酸吗啡可与生物碱显色试剂（钼硫酸）发生显色反应。

3. 还原反应

方法： 取盐酸吗啡约 1mg，加水 1ml 溶解后，加稀铁氰化钾试液 1 滴，即显蓝绿色

（与可待因的区别）。

反应式：

$$4C_{17}H_{19}NO_3+4KFe(CN)_6 \longrightarrow H_4Fe(CN)_6+2C_{34}H_{35}N_2O_6+3K_4Fe(CN)_6$$

$$3K_4Fe(CN)_6+4FeCl_3 \longrightarrow Fe_4[Fe(CN)_6]_3+12KCl$$

解析： 吗啡分子结构中含有酚羟基，有弱还原性，被铁氰化钾氧化成伪吗啡，而铁氰化钾则被还原成亚铁氰化钾，亚铁氰化钾再被三氯化铁试液反应生成亚铁氰化铁（普鲁士蓝）。磷酸可待因不含酚羟基，无还原性，故无此反应。

4. 红外光谱法 盐酸吗啡的红外光吸收图谱应与对照的图谱一致。

5. 氯化物的反应 盐酸吗啡的水溶液显氯化物鉴别反应。

（二）检查

《中国药典》规定盐酸吗啡除需检查"酸度"、"溶液的澄清度与颜色"、"铵盐"，"干燥失重"和"炽灼残渣"等一般杂质外，还应检查以下特殊杂质。

1. 阿扑吗啡

方法： 取本品 50mg，加水 4ml 溶解后，加碳酸氢钠 0.10g 与 0.1mol/L 碘溶液 1 滴，加乙醚 5ml，振摇提取，静置分层后，乙醚层不得显红色，水层不得显绿色。

解析： 吗啡在酸性溶液中经加热、脱水和分子重排，生成阿扑吗啡。阿扑吗啡具有邻二酚结构，可被碘溶液氧化，生成绿色化合物，此化合物溶于乙醚显宝石红色，水层仍显绿色。

2. 罂粟酸

方法： 取盐酸吗啡 0.15g，加水 5ml 溶解后，加稀盐酸 5ml 与三氯化铁试液 2 滴，不得显红色。

解析： 从阿片中提取吗啡时，可能引入罂粟酸。罂粟酸在微酸性溶液中与三氯化铁生成红色的罂粟酸铁。

3. 有关物质

方法： 取盐酸吗啡适量，加流动相溶解并稀释制成每 1ml 中约含盐酸吗啡 0.5mg 的溶液，作为供试品溶液；精密量取适量，用流动相定量稀释制成每 1ml 中含 5μg 的溶液作为对照溶液，另取盐酸吗啡对照品适量，加水溶解，制成每 1ml 中含 0.2mg 的溶液，量取 5ml，加 0.4% 的三氯化铁溶液 1ml，置沸水浴中加热 10min，放冷；量取该溶液 1ml，加入磷酸可待因对照品溶液（取磷酸可待因对照品适量，加流动相溶解并稀释制成每 1ml 中约含磷酸可待因 25μg 的溶液）1ml，摇匀，作为系统适用性试验溶液。照高效液相色谱法（通则 0512）试验。用十八烷基硅烷键合硅胶为填充剂；以 0.0025mol/L 庚烷磺酸钠的 0.01mol/L 磷酸二氢钾水溶液（含 0.1% 三乙胺，用磷酸调 pH 至 2.5±0.1）-乙腈（85∶15）为流动相；检测波长为 210nm；柱温为 30℃。取系统适用性试验溶液 20μl 注入液相色谱仪，记录色谱图，主要色谱峰的出峰顺序为：吗啡、伪吗啡和可待因。吗啡的保留时间约为 7~8min，伪吗啡的相对保留时间为 1.2~1.5，可待因的相对保留时间为 2.0~2.3；各色谱峰之间的分离度均应符合要求。取对照溶液 20μl 注入液相色谱仪，调节检测灵敏度，使主成分色谱峰的峰高约为满量程的 20%。精密量取对照溶液和供试品溶液各 20μl，分别注入液相色谱仪，记录色谱图至主成分色谱峰保留时间的 4 倍。供试品溶液中如有与伪吗啡峰保留时间一致的色谱峰，其峰面积乘以校正因子 2 后，不得大于对照溶液主峰面积的 0.4 倍（0.4%），可待因和其他单个杂质峰均不得大于对照溶液主峰面积的 0.25 倍（0.25%），各杂质峰面积的和不得大于对照溶液主峰面积（1.0%）。供试品溶液色谱图中任何小于对照溶液主峰面积 0.05 倍的峰忽略不计。

解析：盐酸吗啡在生产和储藏过程中易引入伪吗啡、可待因、罂粟酸等有关物质，《中国药典》采用高效液相色谱法控制这些有关物质的量。

（三）含量测定

1. 非水溶液滴定法 《中国药典》规定非水碱量法测定盐酸吗啡原料的含量。

测定方法：取本品约 0.2g，精密称定，加冰醋酸 10ml 与醋酸汞试液 4ml 溶解后，加结晶紫指示液 1 滴，用高氯酸滴定液（0.1mol/L）滴定至溶液显绿色，并将滴定结果用空白试验校正。每 1ml 高氯酸滴定液（0.1mol/L）相当于 32.18mg 的盐酸吗啡 $C_{17}H_{19}NO_3 \cdot HCl$。

$$含量（\%）= \frac{(V-V_0) \times T \times F \times 10^{-3}}{m} \times 100\% \tag{8-6}$$

式中：V 为供试液消耗高氯酸的体积（ml）；V_0 为空白试验消耗高氯酸的体积（ml）；F 为高氯酸滴定液的浓度校正因子；T 为滴定度（mg/ml）；m 为供试品取量（g）。

解析：盐酸吗啡的碱性强于酸性，且为氢卤酸盐，在冰醋酸和醋酸汞介质中，能顺利被高氯酸滴定。

2. 紫外-可见分光光度法 《中国药典》规定盐酸吗啡片剂及其注射剂的含量测定采用紫外-可见分光光度法。

测定方法：取本品 20 片，精密称定，研细，精密称取适量（约相当于盐酸吗啡 10mg），置 100ml 量瓶中，加水 50ml，振摇，使盐酸吗啡溶解，用水稀释至刻度，摇匀，滤过，精密量取续滤液 15ml，置 50ml 量瓶中，加 0.2mol/L 氢氧化钠溶液 25ml，用水稀释至刻度，摇匀，照紫外-可见分光光度法，在 250nm 处测定吸光度；另取吗啡对照品适量，精密称定，用 0.1mol/L 氢氧化钠溶液溶解并定量稀释制成每 1ml 中约含 20μg 的溶液，同法测定。计算，结果乘以 1.317，即得盐酸吗啡（$C_{17}H_{19}NO_3 \cdot HCl \cdot 3H_2O$）的含量。

$$标示量（\%）= \frac{C_R \times \dfrac{A_x}{A_R} \times 10^{-3} \times V \times D \times 1.317 \times \overline{w}}{m \times S} \times 100\% \tag{8-7}$$

式中：C_R 为对照品溶液的浓度（mg/ml）；A_x 为供试品溶液的吸光度；A_R 为对照品溶液的吸光度；V 为供试品溶液的初始体积（ml）；D 为供试品的稀释倍数；1.317 为相对分子质量换算因数；$\overline{w}$ 为平均片重（g）；m 为供试品的取样量（g）；S 为标示量（mg）。

解析：盐酸吗啡分子结构中有苯环共轭体系，其氢氧化钠水溶液在 250nm 波长处有最大吸收。《中国药典》采用对照品比较法测定可消除测定中的各种误差，使准确度更高。

五、吲哚类

实例分析　利血平及其制剂

利血平为白色至淡黄色褐色的结晶或结晶性粉末；无臭，几乎无味，遇光色渐变深。在三氯甲烷中易溶，在丙酮中微溶，在水、甲醇、乙醇或乙醚中几乎不溶。加三氯甲烷中配制成 10mg/ml 溶液依法测得的比旋度为−115°～−131°。

（一）鉴别

（1）取利血平约 1mg，加 0.1% 钼酸钠的硫酸溶液 0.3ml，即显黄色，约 5min 后转变为蓝色。

解析：利血平可与生物碱显色剂（钼硫酸）反应显色。

（2）取利血平约 1mg，加新制的香草醛试液 0.2ml，约 2min 后显玫瑰红色。

解析："鉴别（1）"与"鉴别（2）"项属于芳醛缩合反应，是吲哚类生物碱的特征反应。利血平结构中吲哚环上的 β 位氢原子较活泼，能与芳醛缩合显色。

（3）取本品约 0.5mg，加对二甲氨基苯甲醛 5mg、冰醋酸 0.2ml 与硫酸 0.2ml，混匀，即显绿色；再加冰醋酸 1ml，转变为红色。

（4）本品的红外光吸收图谱应与对照的图谱一致。

（二）检查

《中国药典》规定利血平需检查"干燥失重"和"炽灼残渣"外，还需检查以下特殊杂质。

1. 氧化产物

方法：取利血平 20mg，置 100ml 量瓶中，加冰醋酸溶解并稀释至刻度，摇匀，照紫外−可见分光光度法，在 388nm 的波长处测定吸光度，不得过 0.10。

2. 有关物质

方法：避光操作。取利血平约 10mg，置 10ml 量瓶中，加冰醋酸 1ml 使溶解，加甲醇稀释至刻度，摇匀，作为供试品溶液；精密量取 1ml，置 100ml 量瓶中，用流动相稀释至刻度，摇匀，作为对照溶液。照含量测定项下的色谱条件，取对照溶液 10μl，注入液相色谱仪，调节检测灵敏度，使主成分色谱峰的峰高约为满量程的 20%。再精密量取供试品溶液与对照溶液各 10μl，分别注入液相色谱仪，记录色谱图至主成分峰保留时间的 2 倍。供试品溶液色谱图中如有杂质峰，各杂质峰面积的和不得大于对照溶液主峰面积的 1.5 倍（1.5%）。

解析：利血平在光照、氧气存在情况下极易被氧化；结构中含有酯键，受热容易水解。

（三）含量测定

1. 高效液相色谱法　《中国药典》规定，利血平原料与利血平注射剂的含量测定均采用高效液相色谱法。现以利血平原料药为例进行讨论。

（1）色谱条件与系统适用性试验　用十八烷基硅烷键合硅胶为填充剂；以乙腈−1% 醋酸铵溶液（46∶54）为流动相；检测波长为 268nm。理论板数按利血平峰计算不低于 4000；利血平峰与相邻杂质峰的分离度应符合要求。

（2）测定方法　避光操作。取利血平原料约 50mg，置 100ml 量瓶中，加冰醋酸 3ml 使溶解，用甲醇稀释至刻度，摇匀，精密量取适量，用甲醇定量稀释制成每 1ml 约含 40μg 的溶液，精密量取 20μl，注入液相色谱仪，记录色谱图；另取利血平对照品，同法测定。按外标法以峰面积计算，即得。

$$含量（\%）= \frac{C_R \times \dfrac{A_x}{A_R} \times V \times D}{m} \times 100\% \qquad (8-8)$$

式中：C_R 为对照品的浓度（mg/ml）；A_x 为供试品的峰面积；A_R 为对照品的峰面积；V 为供试品初次配制的体积（ml）；D 为供试品的稀释倍数；m 为供试品的取样量（mg）。

解析：利血平在制备过程和储藏过程中，受光线、空气、pH 及加热的条件影响，容易发生氧化反应和水解反应引入杂质，若不经分离则会干扰化学滴定法的结果。

2. 荧光分析法　《中国药典》规定采用荧光分析法测定利血平片剂的含量测定。

测定方法：避光操作。取本品 20 片，如为糖衣片应除去包衣，精密称定，研细、精密称取适量（约相当于利血平 0.5mg），置 100ml 棕色量瓶中，加热水 10ml，摇匀后，加三氯甲烷 10ml，振摇，用乙醇定量稀释至刻度，摇匀，滤过，精密量取续滤液，用乙醇定量稀释成每 1ml 约含利血平 2μg 的溶液，作为供试品溶液；另精密称取利血平对照品 10mg，置 100ml 棕色量瓶中，加三氯甲烷 10ml 溶解后，再用乙醇稀释至刻度、摇匀；精密量取 2ml，置 100ml 棕色量瓶中，用乙醇稀释至刻度，摇匀，作为对照品溶液。精密量取对照品溶液与供试品溶液各 5ml，分别置具塞试管中，加五氧化二钒试液 2.0ml，激烈振摇后，在 30℃ 放置 1h，照荧光分析法，在激发光波长 400nm、发射光波长 500nm 处测定荧光强度，计算，即得。

$$标示量（\%）= \frac{\dfrac{R_x - R_{x0}}{R_r - R_{r0}} \times C_r \times D \times \overline{w}}{m \times S} \times 100\% \qquad (8-9)$$

式中：R_x 为供试品溶液的读数；R_{x0} 为供试品溶液试剂空白的读数；R_r 为对照品溶液的读数；R_{r0} 为对照品溶液试剂空白的读数；C_r 为对照品溶液的浓度（μg/ml）；D 为供试品的稀释倍数；$\overline{w}$ 为平均片重（g）；m 为供试品的取样量（g）；S 为供试品规格（μg）。

解析：利血平易被氧化，氧化产物具有荧光特性，而荧光分析法的灵敏度较紫外分光光度法高。

知识拓展

荧光分析法

　　某些物质受紫外光或可见光照射后能发射出比激发光波长较长的光，当激发光强度、波长、所用溶剂及温度等条件固定时，物质在一定浓度范围内，其荧光强度（发射光强度）与溶液中该物质的浓度成正比关系，从而可用于定量分析。较之紫外-可见分光光度法，荧光分析法的灵敏度高、选择性好，但干扰因素多、浓度-响应线性范围窄，限制了其广泛应用。

六、黄嘌呤类

实例分析　咖啡因的分析

咖啡因为白色或带极微黄绿色、有丝光的针状结晶；无臭，味苦；有风化性。在热水或三氯甲烷中易溶，在水、乙醇或丙酮中略溶，在乙醚中极微溶解。熔点为235~238℃。

（一）鉴别

1. 紫脲酸铵反应

方法：取咖啡因约 10mg，加盐酸 1ml 与氯酸钾 0.1g，置水浴中蒸干，残渣遇氨气即显紫色；再加氢氧化钠试液数滴，紫色即消失。

反应式：

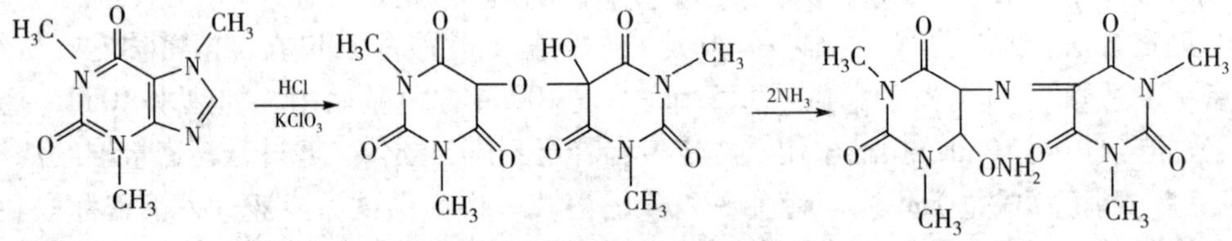

解析：此反应为咖啡因、茶碱等黄嘌呤类生物碱的特征反应。药物加盐酸和氯酸钾，在水浴上共热蒸干，残渣遇氨气即生成紫色的四甲基紫尿酸铵，再加氢氧化钠溶液紫色即消失。

2. 沉淀反应

方法：取咖啡因的饱和水溶液 5ml，加碘试液 5 滴，不生成沉淀；再加稀盐酸 3 滴，即生成红棕色的沉淀，并能在稍过量的氢氧化钠试液中溶解。

解析：咖啡因在酸性溶液中，遇生物碱沉淀剂反应生成沉淀。

3. 红外光谱法　本品的红外光吸收图谱应与对照的图谱一致。

（二）检查

《中国药典》规定咖啡因需检查"溶液的澄清度"、"干燥失重""炽灼残渣"、"重金属"等一般杂质外，还需检查特殊杂质"有关物质"。

方法：取咖啡因加三氯甲烷-甲醇（3∶2）溶解制成每 1ml 中约含 20mg 的溶液，作为供试品溶液；精密量取适量，加上述溶剂定量稀释成每 1ml 中约含 0.10mg 的溶液，作为对照溶液。照薄层色谱法试验，吸取上述两种溶液各 10μl，分别点于同一硅胶 GF$_{254}$薄层板上，以正丁醇-丙酮-三氯甲烷-浓氨溶液（40∶30∶30∶10）为展开剂，展开，晾干，在紫外光灯（254nm）下检视。供试品溶液如显杂质斑点，与对照溶液的主斑点比较，不得更深。

解析：利用药物与杂质各组分吸附性质的差异，采用硅胶 G 薄层色谱分离后，主成分自身对照法检查。

（三）含量测定

《中国药典》规定非水溶液法测定咖啡因的含量。

方法：取咖啡因约 0.15g，精密称定，加醋酐-冰醋酸（5∶1）的混合液 25ml，微温使溶解，放冷，加结晶紫指示液 1 滴，用高氯酸滴定液（0.1mol/L）滴定至溶液显黄色，并将滴定的结果用空白试验校正。每 1ml 高氯酸滴定液（0.1mol/L）相当于 19.42mg 的 $C_8H_{10}N_4O_2$。

$$含量(\%) = \frac{(V-V_0)\times T\times F\times 10^{-3}}{m}\times 100\% \tag{8-10}$$

式中：V 为供试液消耗高氯酸的体积（ml）；V_0 为空白试验消耗高氯酸的体积（ml）；F 为高氯酸滴定液的浓度校正因子；T 为滴定度（mg/ml）；m 为供试品取量（g）。

课堂互动

用化学方法区别盐酸麻黄碱、硫酸阿托品、硫酸奎宁、盐酸吗啡、利血平和咖啡因。

本 章 小 结

<table>
<tr><td rowspan="2" colspan="2" align="center">结构与性质</td><td colspan="3" align="center">实例：盐酸麻黄碱</td></tr>
<tr><td align="center">鉴别</td><td align="center">特殊杂质</td><td align="center">含量测定</td></tr>
<tr><td rowspan="2" align="center">苯烃胺类</td><td>芳环侧链具有氨基醇结构。
1. 碱性
2. 氨基醇特性
3. 旋光性
4. 光谱特性</td><td>1. 双缩脲反应
2. IR 法
3. 氯化物反应</td><td>有关物质</td><td>1. 非水溶液滴定法（原料）
2. HPLC 法（注射剂、滴鼻剂）</td></tr>
<tr><td colspan="2" align="center">结构与性质</td><td colspan="3" align="center">实例 硫酸阿托品</td></tr>
<tr><td></td><td></td><td align="center">鉴别</td><td align="center">特殊杂质</td><td align="center">含量测定</td></tr>
<tr><td align="center">托烷类</td><td>莨菪烷衍生物莨菪醇与莨菪酸缩合而成的酯类化合物：
1. 碱性
2. 水解性
3. 维他立反应
4. 光谱特性</td><td>1. IR 法
2. 维他立反应
3. 硫酸盐反应</td><td>1. 莨菪碱
2. 有关物质</td><td>1. 非水溶液滴定法（原料）
2. 酸性染料比色法（片剂、注射剂）</td></tr>
<tr><td colspan="2" align="center">结构与性质</td><td colspan="3" align="center">实例：硫酸奎宁</td></tr>
<tr><td></td><td></td><td align="center">鉴别</td><td align="center">特殊杂质</td><td align="center">含量测定</td></tr>
<tr><td align="center">喹啉类</td><td>含有苯环与吡啶稠合的喹啉杂环，包括喹啉环和喹核碱：
1. 碱性
2. 旋光性
3. 荧光特性
4. 光谱特性</td><td>1. 硫酸荧光反应
2. 绿奎宁反应
1. 硫酸盐反应
4. IR 法</td><td>1. 三氯甲烷-乙醇中不溶物
2. 其他金鸡纳碱</td><td>非水溶液滴定法（原料、片剂）</td></tr>
</table>

结构与性质		实例：盐酸吗啡		
		鉴别	特殊杂质	含量测定
异喹啉类	苄基异喹啉衍生物、菲的部分饱和衍生物： 1. 酸碱两性 2. 旋光性 3. 显色反应 4. 光谱特性	1. 甲醛硫酸反应 2. 钼硫酸反应 3. 还原反应 4. IR 法 5. 氯化物反应	1. 阿扑吗啡 2. 罂粟酸 3. 有关物质	1. 非水溶液滴定法（原料） 2. UV 法（片剂、注射剂） 3. HPLC 法（缓释片）
	结构与性质	实例：利血平		
		鉴别	特殊杂质	含量测定
吲哚类	含有苯环与吡咯稠合的吲哚杂环： 1. 碱性 2. 还原性和荧光性 3. 水解性 4. 光谱特性	1. 与生物碱显色剂反应 2. 芳醛缩合反应 3. IR 法	1. 氧化产物 2. 有关物质	1. HPLC 法（原料） 2. 荧光分析法（片剂、注射剂）
	结构与性质	实例：咖啡因		
		鉴别	特殊杂质	含量测定
黄嘌呤类	咪唑和嘧啶相并合的二环化合物： 1. 酸碱两性 2. 紫脲酸铵反应 3. 光谱特性	1. 紫脲酸铵反应 2. 与生物碱显色剂反应 3. IR 法	有关物质	非水溶液滴定法

目标检测

一、单项选择题

1. 取某药物约 10mg，加水 1ml 溶解后，加硫酸铜试液 2 滴与 20% NaOH 溶液 1ml，即显蓝紫色，加乙醚 1ml，振摇后，放置，乙醚层即显紫红色，水层变成蓝色。该药物是（   ）

    A. 盐酸麻黄碱　　　B. 硫酸奎宁　　　　C. 硫酸阿托品

    D. 盐酸吗啡　　　　E. 硝酸士的宁

2. 检查阿托品中的莨菪碱采用的方法为（   ）

    A. 薄层色谱法　　　B. 高效液相色谱法　C. 比色法

    D. 旋光法　　　　　E. 紫外分光光度法

3. 能与铁氰化钾反应显色反应的药物是（   ）

    A. 盐酸麻黄碱　　　B. 盐酸吗啡　　　　C. 硫酸阿托品

D. 硫酸可待因　　　E. 咖啡因

4. 下列哪个药物在光照和空气中易被氧化呈黄绿色荧光（　　）

  A. 磷酸可待因　　　B. 利血平　　　　C. 硫酸阿托品

  D. 硫酸奎宁　　　　E. 茶碱

5.《中国药典》对生物碱的原料药的含量测定大多采用（　　）

  A. 高效液相色谱法　　　　　　B. 非水溶液滴定法

  C. 比色法　　　　　　　　　　D. 旋光法

  E. 紫外分光光度法

二、配伍选择题

[6~10]

  A. 双缩脲反应　　　B. 紫脲酸铵反应　　　C. 绿奎宁反应

  D. 甲醛-硫酸反应　　E. 维他立反应

6. 鉴别麻黄碱可利用（　　）

7. 鉴别咖啡因可利用（　　）

8. 鉴别吗啡可利用（　　）

9. 鉴别奎尼丁可利用（　　）

10. 鉴别阿托品可利用（　　）

三、多项选择题

11. 属于生物碱的药物有（　　）

  A. 盐酸麻黄碱　　　B. 磺胺嘧啶　　　C. 硫酸阿托品

  D. 盐酸吗啡　　　　E. 盐酸异丙嗪

12. 用非水溶液滴定法测定盐酸吗啡含量时，应使用的试剂是（　　）

  A. 5%醋酸汞冰醋酸液　　　　　B. 盐酸

  C. 冰醋酸　　　　　　　　　　D. 二甲基甲酰胺

  E. 高氯酸

13. 属于异喹啉的药物是（　　）

  A. 磷酸可待因　　　B. 咖啡因　　　　C. 硫酸阿托品

  D. 盐酸吗啡　　　　E. 茶碱

四、简答题

1. 简述酸性染料比色法的基本原理。

2. 简述生物碱的氢卤酸根对非水溶液滴定法的影响及排除方法。

五、计算题

  盐酸麻黄碱的含量测定：精密称定本品 0.145 0g，加冰醋酸 10ml，加热溶解后，加醋酸汞溶液 4ml 与结晶紫指示液 1 滴，用高氯酸滴定液（0.101 0mol/L）滴定至溶液显翠绿色，消耗高氯酸滴定液 7.08ml，空白试验消耗高氯酸滴定液 0.03ml。每 1ml 高氯酸滴定液（0.1mol/L）相当于 20.17mg 的盐酸麻黄碱 $C_{10}H_{15}NO \cdot HCl$。计算盐酸麻黄碱的含量。

实训八 氢溴酸山莨菪碱片的鉴别和含量测定

【实训目的】

（1）掌握托烷类生物碱的特征鉴别反应。

（2）掌握酸染料比色法的基本原理与操作技术。

（3）熟悉标准对照法测定药物含量的基本方法及有关计算。

（4）了解片剂分析的基本操作技术。

【实训原理】

（1）氢溴酸山莨菪碱系托烷类生物碱，可以采用托烷类生物碱的特征反应（维他立反应）来鉴别，分子结构中的酯键水解后生成莨菪酸，经发烟硝酸热处理后生成黄色的三硝基衍生物，再与醇制氢氧化钾溶液或固体氢氧化钾作用，生成深紫色的醌型产物。同时，此药物为氢溴酸盐，显溴化物的反应。

（2）在适当 pH 介质中，有机碱（B）可以与氢离子成盐，酸性染料（HIn）可解离成阴离子，阴离子可与有机碱盐阳离子定量地结合成有色离子对，而进入到有机相，使有机相呈色，剩余的酸性染料留于水相。通过测定有机溶剂提取液的吸收度来测定有机碱的含量。

$$B+H^+\Longleftrightarrow BH^+$$
$$HIn\Longleftrightarrow H^++In^-$$
$$BH^++In^-\Longleftrightarrow (BH^+\cdot In^-)_{水相}\Longleftrightarrow (BH^+\cdot In^-)_{有机相}$$

【实训条件】

1. 仪器 试管、蒸发皿、恒温水浴箱、容量瓶（100ml）、移液管、分液漏斗、分析天平、紫外可见分光光度计。

2. 试药与试剂 氢溴酸山莨菪碱对照品、氢溴酸山莨菪碱片，乙醇、发烟硝酸、氢氧化钾、硝酸银试液、氯试液、三氯甲烷、溴甲酚绿、邻苯二甲酸氢钾、盐酸。

【操作方法】

1. 氢溴酸山莨菪碱的鉴别

（1）Vitali 反应 取本品细粉适量（约相当于氢溴酸山莨菪碱 10mg），加乙醇 5ml，搅拌，滤过，取滤液置水浴上蒸干，取残渣约 10mg，加发烟硝酸 5 滴，置水浴上蒸干，得黄色的残渣，放冷，加乙醇 2~3 滴湿润，加固体氢氧化钾一小粒，即显深紫色。

（2）溴化物反应 取本品的细粉，加水适量，搅拌，滤过，收集滤液：

①取滤液滴加硝酸银试液，即生成淡黄色凝乳状沉淀；分离，沉淀能在氨试液中微溶，但在硝酸中几乎不溶。

②取滤液滴加氯试液，溴即游离，加三氯甲烷振摇，三氯甲烷层显黄色或红棕色。

2. 含量测定 取本品 20 片，精密称定，研细，精密称取量（约相当于氢溴酸山莨菪碱 7mg），置 100ml 量瓶中，加水使氢溴酸山莨菪碱溶解并稀释至刻度，摇匀，滤过，取续滤液作为供试品溶液；另取氢溴酸山莨菪碱对照品适量，精密称定，加水溶解并定量稀释制成每 1ml 约含 70μg 的溶液，作为对照品溶液。精密量取供试品溶液与对照品溶液各 3ml，分别置预先精密加三氯甲烷 15ml 的分液漏斗中，各加溴甲酚绿溶液（取溴甲酚绿 50mg 与邻苯二甲酸氢钾 1.021g，加 0.2mol/L 盐酸溶液 1.6ml 使溶解后，用水稀释至 100ml，摇匀，必要时滤过）6.0ml，摇匀，振摇 3min 后，静置使分层，分取澄清的三氯甲烷液，照紫外-可见分光光度法在 420nm 的波长处分别测定吸光度，计算，即得。《中国药典》规定，本品含氢溴酸山莨菪碱（$C_{17}H_{23}NO_4 \cdot HBr$）应为标示量的 95%～115.0%。

$$标示量(\%) = \frac{C_R \times \dfrac{A_x}{A_R} \times V \times 1.027 \times \overline{w}}{m \times S} \times 100\%$$

式中：C_R 为对照品溶液的浓度（μg/ml）；A_x 为供试品溶液的吸光度；A_R 为对照品溶液的吸光度；V 为供试品溶液的初始体积（ml）；1.027 为带有结晶水的硫酸阿托品和无水硫酸阿托品的分子量换算因数；$\overline{w}$ 为平均片重（g）；m 为供试品的取样量（g）；S 为标示量（μg）。

3. 实验数据记录与处理

检验日期＿＿＿＿＿＿＿ 温度＿＿＿＿＿＿ 相对湿度＿＿＿＿＿＿
检品名称＿＿＿＿＿＿＿ 剂型＿＿＿＿＿ 规　格＿＿＿＿＿＿
生产厂家＿＿＿＿＿＿＿ 批号＿＿＿＿＿ 有 效 期＿＿＿＿＿＿
检验依据＿＿＿＿＿＿＿ 检验目的＿＿＿＿＿＿

项目		标准规定	现象	结论
鉴别	（1）Vitali 反应	深紫色		
	（2）溴化物反应	淡黄色凝乳状沉淀		
	①滴加硝酸银			
	②滴加氯试液	三氯甲烷层显黄色或红棕色。		
含量测定	$C_R =$	$V =$	$\overline{w} =$	$m =$
	$S =$			

	1	2	3

供试品吸收度 A_x：

对照品吸光度 A_R：

含量（%）计算：

含量（%）平均值：

标准规定：本品含氢溴酸山莨菪碱（$C_{17}H_{23}NO_4 \cdot HBr$）应为标示量的 95%～115.0%

结论：

【注意事项】

（1）对照品、供试品与空白应平行操作，振摇与放置时间一致。

（2）分液漏斗必须干燥无水，分液漏斗活塞处宜涂甘油淀粉糊作润滑剂。振摇提取时既要能定量地将离子对化合物转入三氯甲烷层，又要防止乳化和少量水混入氯仿层，因此，需小心充分振摇，并使静置分层后再分取氯仿，同时可在分液漏斗颈部放置少许脱脂棉以吸附三氯甲烷中少量水分。

（3）分取三氯甲烷层时应弃去约 1ml 最初流出的三氯甲烷提取液，用继续流出的三氯甲烷层提取液进行测定。

【思考题】

（1）酸性染料比色法的主要条件有哪些？

（2）影响实验结果的基本操作有哪些？实验中如何控制？

（3）比较对照品比较法和吸收系数法，说明两种方法各自的适用情况。

附：试液的配制（《中国药典》通则 8002）

1. 硝酸银试液 可取用 0.1mol/L 的硝酸银滴定液［取在 110℃ 干燥至恒重的基准氯化钠约 0.2g，精密称定，加水 50ml 使溶解，再加糊精溶液（1→50）5ml、碳酸钙 0.1g 与荧光黄指示液 8 滴，用本液滴定至浑浊液由黄绿色变为微红色。每 1ml 硝酸银滴定液（0.1mol/L）相当于 5.844mg 的氯化钠。根据本液的消耗量与氯化钠的取用量，算出本液的浓度，即得］。

2. 氨试液 取浓氨溶液 400ml，加水使成 1000ml，即得。

3. 氯试液 为氯的饱和水溶液。应临用新制。

4. 0.2mol/L 盐酸溶液 取在 270~300℃ 干燥至恒重的基准无水碳酸钠约 0.3g，精密称定，加水 50ml 使溶解，加甲基红-溴甲酚绿混合指示液 10 滴，用本液滴定至溶液由绿色变为暗紫色。每 1ml 盐酸滴定液（0.2mol/L）相当于 10.60mg 的无水碳酸钠。根据本液的消耗量与无水碳酸钠的取用量，算出本液的浓度，即得。

（梁　可）

第九章　抗生素类药物分析

学习目标

知识目标

1. 掌握抗生素类药物的结构特点与分析方法之间的关系、β-内酰胺类、氨基糖苷类、大环内酯类抗生素药物的鉴别及含量测定原理与方法、抗生素类药物法定含量测定方法的原理、测定方法与计算。
2. 熟悉抗生素类药物杂质检查的方法原理和四环素类药物的质量分析。

能力目标

1. 正确理解青霉素钠及其制剂、阿莫西林及其制剂、链霉素、四环素典型药物的质量分析。
2. 能运用药品质量标准规定的紫外-可见分光光度法和高效液相色谱法进行含量测定及计算。
3. 学会典型药物有关物质的检查。

第一节　概　述

一、抗生素药物的定义和特点

抗生素是指在低微浓度下即可对某些生物的生命活动有特异性抑制作用的化学物质的总称。临床使用的抗生素类主要有生物合成、经过发酵和提纯两步制得，也有少数是利用化学全合成或化学修饰等半合成制得。抗生素生产过程复杂，与化学合成药物相比，有以下特点：

1. 化学纯度较低　表现为三多：即同系物多，如庆大霉素含有四个主要组分（庆大霉素 C_1、C_2、C_{1a}、C_{2a}）；异构体多，如半合成β-内酰胺抗生素均存在光学异构体；降解物多，如四环素类存在脱水、差向异构体。

2. 活性组分容易发生变异　微生物菌株的变化、发酵条件的改变等均可导致组分的组成或比例的改变，影响产品质量。

3. 稳定性差　抗生素分子结构中通常含有活泼基团，而这些基团往往是抗生素的活性中心，如青霉素类、头孢菌素类结构中的β-内酰胺环，链霉素结构中的醛基等均具有稳定性差的特点。

二、抗生素类药物的分类

根据化学结构，通常将抗生素分为 β-内酰胺类（青霉素、头孢菌素）、氨基糖苷类（链霉素、庆大霉素、阿米卡星等）、四环素类（四环素、美他环素等）、大环内酯类（红霉素、螺旋霉素、罗红霉素等）、多烯大环类（制霉菌素、两性霉素 B）、多肽类（硫酸多黏菌素 B、放线霉素 D 等）、氯霉素类（氯霉素、甲砜霉素）、蒽醌类（多柔比星、柔红霉素等）和其他类抗生素。

本章主要讨论 β-内酰胺类、氨基糖苷类、四环素类、大环内酯类的物理化学性质、鉴别反应、杂质检查、含量测定方法与原理。

三、抗生素药物的质量分析

由于抗生素生产过程中的降解产物、聚合物、相关组分等杂质会影响药物疗效，还会引起严重的过敏反应，因此应严格控制其质量。根据抗生素类药物的特点，其分析方法可分为理化方法和生物学法两大类。

（一）鉴别试验

抗生素类药物的鉴别主要为理化法，常用方法有：

1. 官能团的显色反应 如 β-内酰胺环的羟肟酸铁反应；链霉素的麦芽酚反应、坂口反应。对于抗生素盐类，通常鉴别酸根或金属离子或有机碱。

2. 光谱法 包括红外光谱和紫外吸收光谱的鉴别。

3. 色谱法 包括 TLC 法和 HPLC 法，采用对照品或标准品对照法。

4. 生物学法 是检查抗生素灭活前后的抑菌能力，并与已知含量的对照品对照后进行鉴别，此法已很少应用。

（二）检查

1. 影响产品稳定性的检查项目 结晶性、酸碱度、水分和干燥失重等。

2. 控制有机和无机杂质的检查项目 溶液的澄清度与颜色、有关物质、残留溶剂、炽灼残渣、重金属等。

3. 与临床安全性密切相关的检查项目 异常毒性、热原或细菌内毒素、降压物质、无菌等。

4. 其他检查项目 对于多组分抗生素还要进行组分分析等（如硫酸庆大霉素的"庆大霉素 C 组分的测定"）。此外，有些抗生素还规定"悬浮时间与抽针试验"（如注射用普鲁卡因青霉素）、"聚合物"（如 β-内酰胺类抗生素）、"杂质吸光度"（如四环素类抗生素）等。

（三）含量和效价测定

1. 微生物检定法 是以抗生素抑制细菌生长或杀灭细菌的能力作为衡量抗生素活性（效价）的标准。测定方法可分为管碟法和浊度法，为抗生素生物检定的国际通用方法。微生物检定法的优点是灵敏度高、需样量小，测定结果直观；测定原理与临床应用的要求一致，更能确定抗生素的医疗价值；适用范围广，既适用于较纯的精制品，亦适用于纯度较差的制品，并且同时适用于分子结构已知和结构不明确的抗生素。缺点是操作步骤繁多，测定时间长，误差大。

2. 理化方法 对于提纯的、化学结构已确定的抗生素可用化学或物理化学法测定，是利用抗生素的特殊分子结构具有的化学或物理化学性质而进行的。如果当该法是利用某一类型抗生素的共同结构进行反应，其测定结果往往只能代表药物的总含量，并不一定能代表抗生素的效价。只有当本法的测定结果与微生物检定法吻合时，才能用于效价测定。该法操作简便、省时、结果准确，并具有较高的专属性。

3. 抗生素活性表示方法 抗生素的活性以效价，即每毫升或每毫克中含有某种抗生素的有效成分的多少表示。效价是以抗菌效能作为标准，其高低是评价抗生素质量的相对标准，用单位（U）或微克（μg）表示。各种抗生素的效价基准是人们为了生产科研方便而规定的，如 1mg 青霉素钠定为 1670 单位；1mg 庆大霉素定为 590 单位；1mg 硫酸卡那霉素定为 670 单位。一种抗生素有一个效价基准，同一种抗生素的各种盐类的效价可根据其分子量与标准盐的分子量进行换算。如 1mg 青霉素钾的单位（U）= $1670 \times 356.4/372.5 = 1598$（U）。以上为抗生素的理论效价，实际产品往往低于该理论效价。

第二节 结构与性质

一、β-内酰胺类抗生素

本类抗生素包括青霉素类和头孢菌素类。它们的分子结构中均含有 β-内酰胺环，因此该类抗生素统称为 β-内酰胺类抗生素。

青霉素类和头孢菌素类分子中都含有一个游离羧基和酰胺侧链。青霉素类分子的母核为 6-氨基青霉烷酸（6-APA），头孢菌素类的母核为 7-氨基头孢菌烷酸（7-ACA），它们分别由氢化噻唑环或氢化噻嗪环与 β-内酰胺环骈合而成的双杂环。其结构通式为：

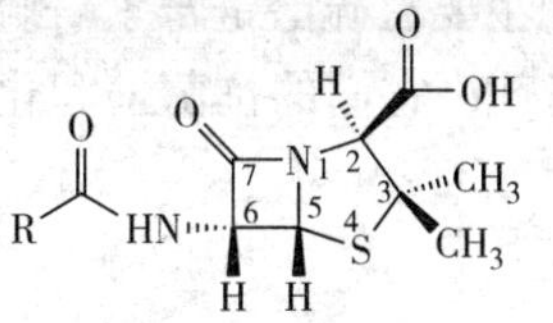

青霉素类（penicillins） 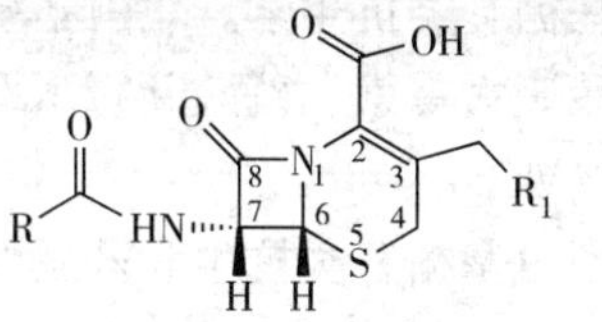　　　　　　头孢菌素类（cephalosporins）

《中国药典》收载的本类药物有青霉素钠、阿莫西林、头孢氨苄、头孢噻吩钠等，典型药物结构与性质见表 9-1。

表 9-1 β-内酰胺类典型药物的结构与性质

药 物	结构式	性 质
青霉素钠 （benzylpenicllin sodium）	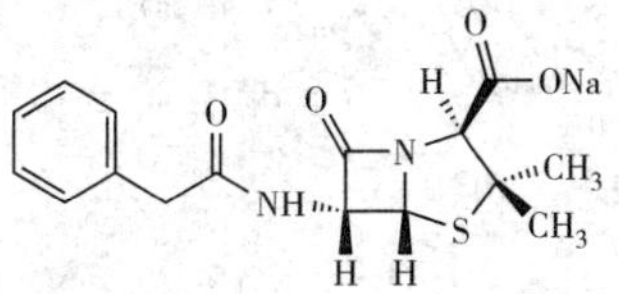	1. 旋光性 青霉素类分子中含有三个手性碳原子（C_2、C_5、C_6），头孢菌素类分子中含有两个手性碳原子（C_6、C_7），故都具有旋光性。根据此性质，可用于定性和定量分析

药　物	结构式	性　质
阿莫西林 （amoxicillin）	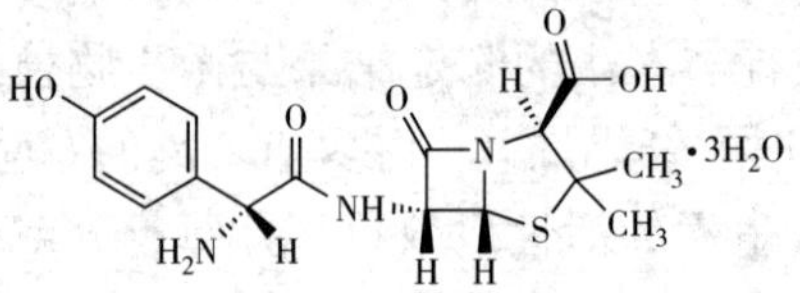	2. 酸性与溶解性　青霉素类和头孢菌素类分子中含有游离的羧基而具有强的酸性，能与无机碱或某些有机碱成盐，其碱金属盐溶于水等极性溶剂；而有机碱盐难溶于水，易溶于甲醛等有机溶剂
头孢氨苄 （cefalexin）	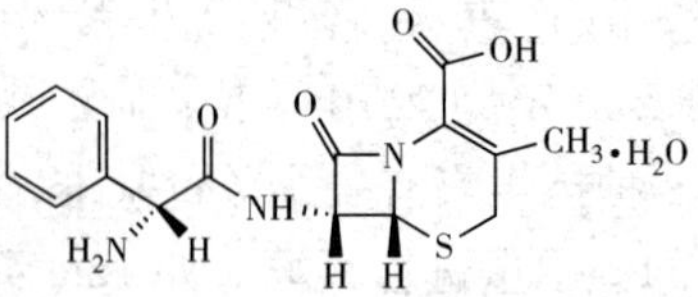	3. 紫外吸收特性　青霉素类分子的母核无共轭系统，但其侧链酰胺基团上 R 基若具有苯环或其他共轭系统，则具有紫外吸收
头孢噻吩钠 （cefalotin sodium）	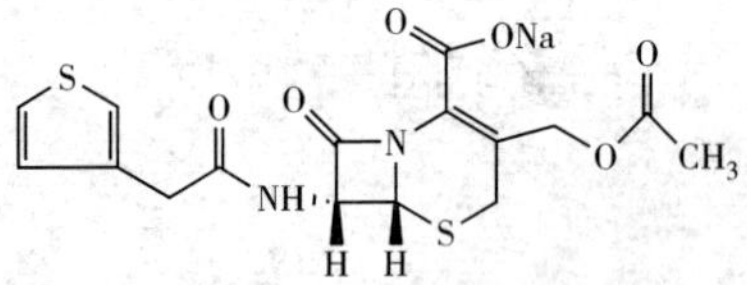	4. β-内酰胺环的不稳定性　β-内酰胺环是这类抗生素结构的活性中心，性质活泼，在整个分子结构中是最不稳定的部分，其稳定性与含水量和纯度有很大关系

二、氨基糖苷类抗生素

　　本类抗生素的化学结构是以碱性环己多元醇为苷元，与氨基糖缩合而成的苷，故称为氨基糖苷类抗生素。《中国药典》收载的本类药物主要有硫酸链霉素、硫酸卡那霉素、硫酸庆大霉素、硫酸新霉素等38种原料药及其制剂，它们的抗菌谱和化学性质都有共同之处。

　　典型氨基糖苷类抗生素药物结构与性质见表9-2。

表 9-2　氨基糖苷类典型药物的结构与性质

药　物	结构式	性　质
硫酸庆大霉素 （gentamycin sulfate）	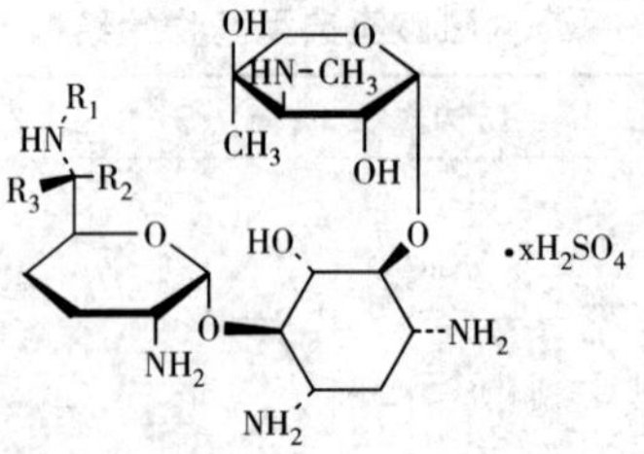	1. 溶解度与碱性　本类抗生素的分子中含有多个羟基和碱性基团，同属碱性、水溶性抗生素，能与有机酸成盐，临床上应用的主要为硫酸盐。它们的硫酸盐易溶于水，不溶于乙醇、三氯甲烷、乙醚等有机溶剂

续表

药　物	结构式	性　质
硫酸巴龙霉素 （paromomycin sulfate）	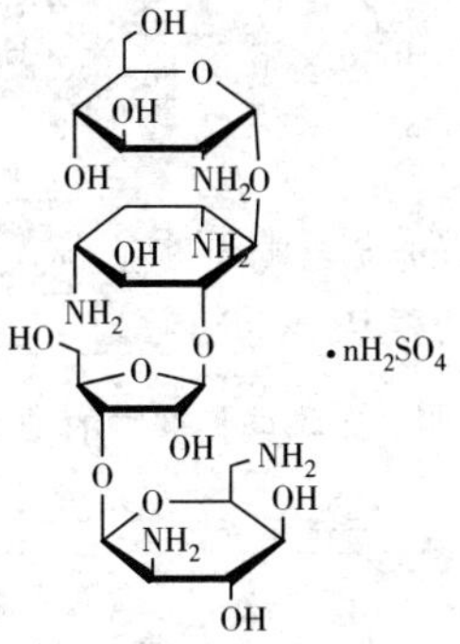	2. 旋光性　本类抗生素分子中含有多个氨基糖，具有旋光性
硫酸链霉素 （streptomycin sulfate）	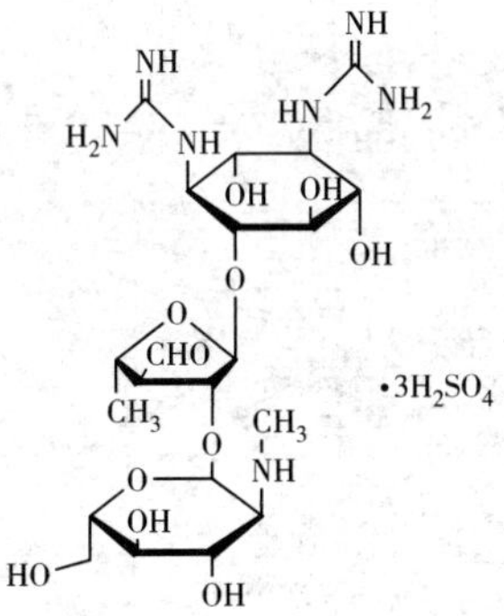	3. 苷的水解与稳定性　含有二糖胺结构的抗生素（如链霉素、巴龙霉素），分子中氨基葡萄糖与链霉糖或 D-核糖之间的苷键较强，而链霉胍与链霉双糖胺（苷元与二糖胺）间的苷键结合较弱。一般的化学反应只能将他们为一分子苷元和一分子双糖。硫酸庆大霉素对光、热、空气均稳定，水溶液稳定
硫酸奈替米星 （netilmicin sulfate）	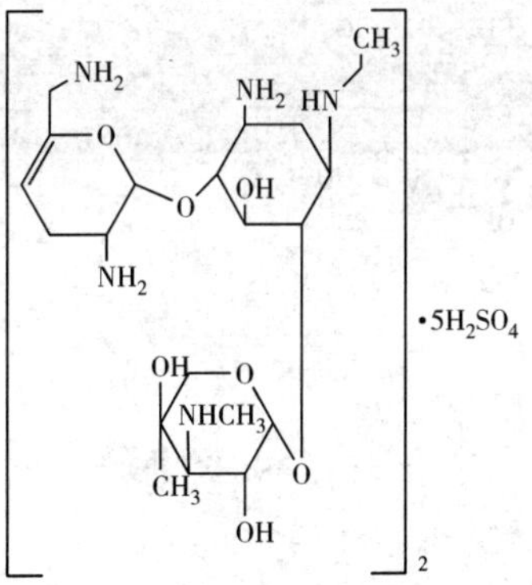	4. 紫外吸收光谱　链霉素在 230nm 处有紫外吸收

三、四环素类抗生素

　　本类抗生素化学结构都具有四并苯或萘并萘的环结构，故统称为四环素类抗生素。

　　本类抗生素，可以看作四并苯或萘并萘的衍生物，其结构通式为：

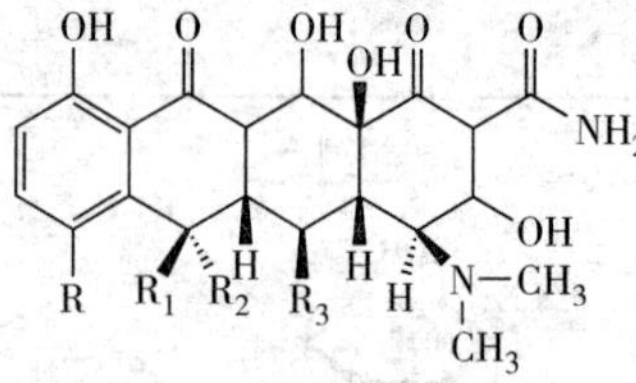

《中国药典》收载的本类药物有盐酸土霉素、盐酸四环素、盐酸多西环素、盐酸米诺环素等，典型药物结构与性质见表9-3。

表9-3　四环素类典型药物的结构与性质

药　物	结构式	性　质
盐酸土霉素 （oxytetracycline hydrochloride）	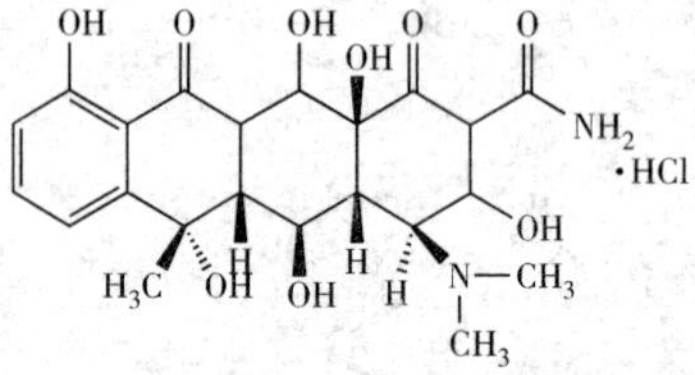	1. 酸碱性　分子中具有酚羟基和烯醇型羟基，显弱酸性，同时分子中具有二甲氨基，显弱碱性，故为酸碱两性化合物，遇酸及碱均能生成相应的盐，临床多使用其盐酸盐
盐酸四环素 （tetracycline hydrochloride）	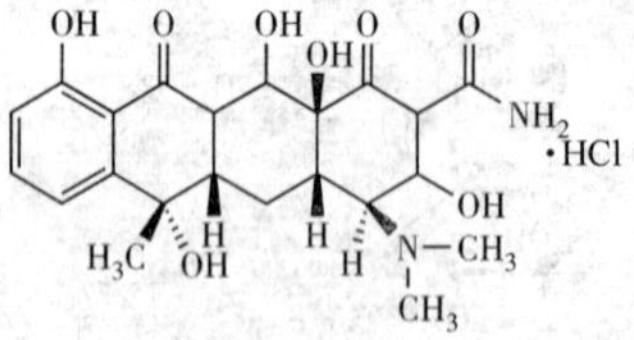	2. 旋光性　四环素类抗生素分子中有手性碳原子，具有旋光性，可用于定性、定量分析 3. 紫外吸收和荧光性质　本类抗生素分子内含有共轭双键系统，在紫外光区有特征吸收；在紫外光照射下能产生荧光，其降解产物也具有荧光，可供鉴别
盐酸多西环素 （doxycycline hydrochloride）		4. 与金属离子形成配位化合物　四环素类抗生素分子中具有酚羟基和烯醇基，能与许多金属离子形成不溶性盐类或有色配位化合物
盐酸米诺环素 （minocycline hydrochloride）	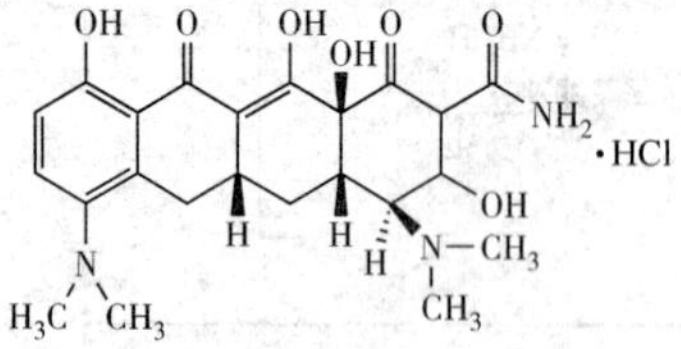	5. 稳定性　四环素类抗生素对各种氧化剂、酸、碱都是不稳定的。干燥的四环素类游离碱和它们的盐类避光条件下保存均较稳定，但其水溶液随 pH 的不同会发生差向异构化、降解等反应，尤其是碱性水溶液特别容易氧化，颜色很快变深，形成色素

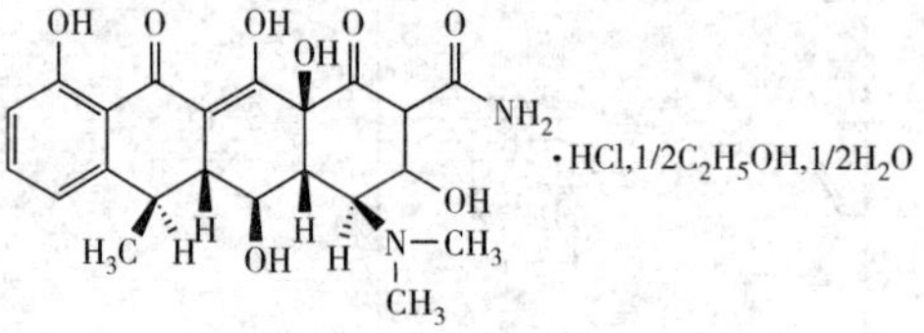

四、大环内酯类抗生素

本类抗生素是由链霉菌产生的一类弱碱性抗生素，其结构特征为分子中含有一个内酯结构的 14 元或 16 元大环，通过内酯环上的羟基与去氧氨基糖或 6-去氧糖缩合生成碱性苷。

《中国药典》收载的本类药物有红霉素、克拉霉素、阿奇霉素、琥乙红霉素等，典型药物结构与性质见表 9-4。

表 9-4 大环内酯类典型药物的结构与性质

药　物	结构式	性　质
红霉素 （erythromycin）	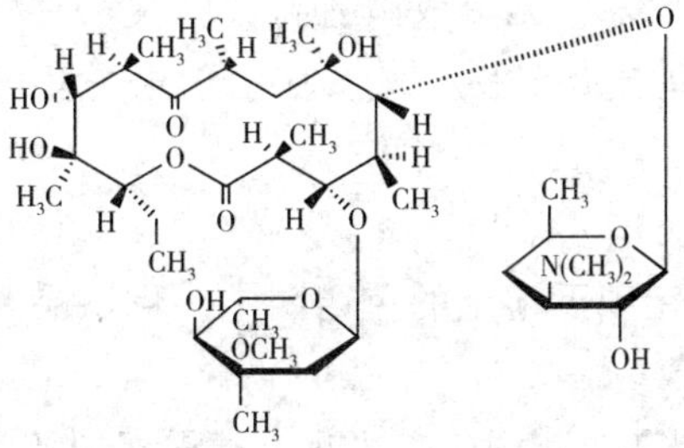	1. 碱性与溶解性　一般为无色的碱性化合物，易溶于有机溶剂。可与酸成盐，其盐易溶于水
克拉霉素 （clarithromycin）	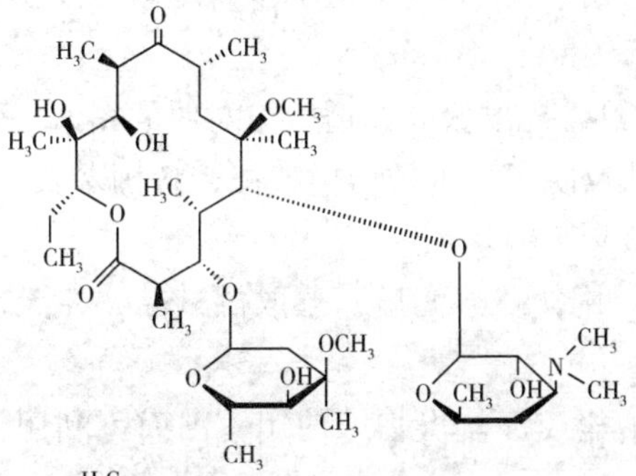	2. 稳定性　在酸性条件下易发生苷键水解，在碱性条件下其内酯环易开环以及脱酰基反应
阿奇霉素 （azithromycin）	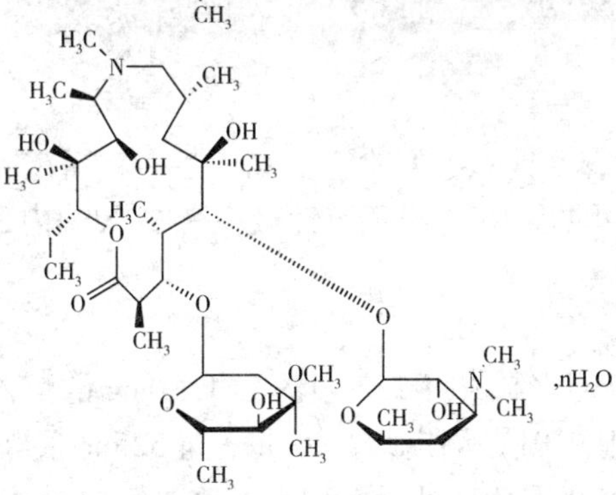	3. 旋光性　结构中具有多个手性碳原子，因此具有旋光性
琥乙红霉素 （erythromycin ethylsuccinate）	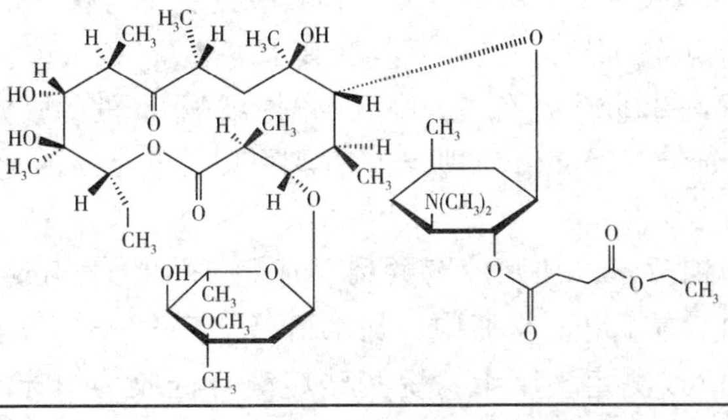	

第三节　典型药物分析

一、β-内酰胺类抗生素

实例分析一　青霉素钠及其制剂

青霉素钠为白色结晶性粉末；无臭或微有特异性臭；有引湿性；遇酸、碱或氧化剂等即迅速失效，水溶液在室温放置易失效。在水中极易溶解，在乙醇中溶解，在脂肪油或液状石蜡中不溶。

（一）鉴别

1. HPLC 法　在含量测定项下记录的色谱图中，供试品溶液主峰的保留时间应与对照品溶液主峰保留时间一致。

解析：《中国药典》采用高效液相色谱法测定青霉素钠及其制剂的含量，同时进行鉴别。

2. IR 法　青霉素钠的红外光谱吸收图谱应与对照的图谱一致。

解析：红外吸收光谱法反映了分子的结构特征，各国药典对收载的β-内酰胺类抗生素几乎采用了本法进行鉴别。

3. 焰色反应　取铂丝，用盐酸湿润后，蘸取供试品，在无色火焰中燃烧，火焰显黄色。

解析：青霉素类制成钠盐或钾盐供临床使用，因而可利用钾、钠离子的火焰反应进行鉴别。

（二）检查

《中国药典》规定青霉素钠除了要检查"结晶性"、"酸碱度"、"溶液的澄清度与颜色"、"干燥失重"、"可见异物"、"不溶性微粒"、"细菌内毒素"和"无菌"，还需检查以下特殊杂质：

1. 吸光度

方法：取青霉素钠，加水制成每 1ml 中约含 1.80mg 的溶液，照紫外-可见分光光度法（《中国药典》通则 0401）测定，在 280nm 与 325nm 的波长处，其吸光值均不得大于 0.10；在 264nm 波长的最大吸收处测定，其吸光度应为 0.80~0.88。

解析：青霉素钠侧链的苯环有紫外吸收，其水溶液在 264nm 的波长处有最大吸收，而降解产物在 280nm 与 325nm 处有最大吸收。测定 264nm 处的吸光度可以控制青霉素钠的含量，测定 280nm 与 325nm 处的吸光度，则可以控制杂质的量。

2. 有关物质

方法：取青霉素钠适量，加水溶解并稀释成每 1ml 中含 4mg 的溶液作为供试品溶液；精密量取 1ml，置 100ml 量瓶中，加水稀释至刻度，作为对照溶液。照高效液相色谱法（通则 0512）测定，用十八烷基硅烷键合硅胶为填充剂；以 0.5mol/L 磷酸二氢钾溶液（用磷酸调节 pH 至 3.5）-甲醇-水（10：30：60）为流动相 A；以 0.5mol/L 磷酸二氢钾溶液（用磷酸调节 pH 值至 3.5）-甲醇-水（10：50：40）为流动相 B；检测波长为 225nm，先以流动相 A-流动相 B（70：30）等度洗脱，待青霉素峰洗脱完毕后立即按表 9-5 进行梯度洗脱。取青霉素系统适用性对照品适量，加水制成每 1ml 中约含 2mg 的溶液，取 20μl 注入液相色谱仪，记录的色谱图应与标准图谱一致。取对照溶液 20μl 注入液相色谱仪，调节检测灵敏度，使主成分色谱峰的峰高约为满量程的 25%；精密量取供试品溶液和对照溶液各 20μl，分别注入液相色谱仪，记录色谱图。供试品溶液的色谱图中如有杂质峰，单个杂质峰面积不得大于对照溶液的主峰面积（1.0%）。供试品溶液中任何小于对照溶液主峰面积 0.05 倍的峰可忽略不计。

表 9-5　梯度洗脱条件表

时间（min）	流动相 A（%）	流动相 B（%）
0	70	30
20	0	100
35	0	100
50	70	30

解析：本类药物多数规定有关物质检查，通常采用高效液相色谱法检查。

3. 青霉素聚合物

色谱条件与系统适用性试验：用葡聚糖凝胶 G-10（40~120μm）为填充剂；流动相 A 为 0.1mol/L 磷酸盐缓冲液［0.1mol/L 磷酸氢二钠溶液-0.1mol/L 磷酸二氢钠溶液（61：39，pH7.0）］，流动相 B 为水，流速为每分钟 1.5ml；检测波长 254nm。量取 0.1mol/L 蓝色葡聚糖 2000 溶液 100~200μl，注入液相色谱仪，分别以流动相 A、B 进行测定，记录色谱图。理论板数按蓝色葡聚糖 2000 峰计算均不低于 400，拖尾因子均应小于 2.0，在两种流动相系统中蓝色葡聚糖 2000 保留时间的比值均应在 0.93~1.07 之间。取本品约 0.4g，置 10ml 量瓶中，加 0.5mol/L 的蓝色葡聚糖 2000 溶液溶解并稀释至刻度，摇匀。量取 100~200μl 注入液相色谱仪，用流动相 A 进行测定，记录色谱图。高聚体的峰高与单体与高聚体之间的谷高比应大于 2.0。另以流动相 B 为流动相，精密量取对照溶液 100~200μl，连续进样 5 次，峰面积的 RSD 应不大于 5.0%。

对照溶液的制备：取青霉素对照品适量，精密称定，加水溶解并定量稀释制成每 1ml 中约含青霉素 0.1mg 的溶液。

测定法：取青霉素钠约 0.4g，置 10ml 量瓶中，加水适量使溶解后，用水稀释至刻度，摇匀，立即精密量取 100~200μl 注入液相色谱仪，以流动相 A 为流动相进行测定，记录色谱图。另精密量取对照溶液 100~200μl 注入液相色谱仪，以流动相 B 为流动相进行测定，记录色谱图。按外标法以峰面积计算，含青霉素聚合物以青霉素计不得过 0.08%。

解析：青霉素类药物在临床上有时会引起过敏性休克反应，过敏源为药物中的高分子杂质（蛋白多肽类杂质和聚合物类杂质）。针对青霉素类药物与其高分子杂质的分子量不同，《中国药典》采用分子排阻色谱法检查聚合物类杂质。分子排阻色谱法是根据待测组分的分子大小进行分离的一种液相色谱法，分离原理为凝胶色谱柱的分子筛机制，故又称凝胶色谱法。

（三）含量测定

色谱条件与系统性试验：用十八烷基硅烷键合硅胶为填充剂；以有关物质项下流动相 A–流动相 B（70∶30）为流动相，检测波长为 225nm；取青霉素系统适用性对照品适量，加水溶解并稀释制成每 1ml 中约含 1mg 的溶液，取 20μl 注入液相色谱仪，记录的色谱图应与标准图谱一致。

测定法：取青霉素钠适量，精密称定，加水溶解并定量稀释成每 1ml 中约含 1mg 的溶液，摇匀，精密量取 20μl 注入液相色谱仪，记录色谱图；另取青霉素对照品适量，同法测定。按外标法以峰面积计算，其结果乘以 1.065 8，即为供试品中 $C_{16}H_{17}N_2NaO_4S$ 的含量。每 1mg 的 $C_{16}H_{17}N_2NaO_4S$ 相当于 1670 青霉素单位。

$$含量(\%) = \frac{A_x \times m_R \times 1.065\,8}{A_R \times m_x \times (1-G)} \times 100\% \tag{9-1}$$

式中：A_x 为供试品中青霉素的峰面积；A_R 为对照品溶液中青霉素的峰面积；m_R 为对照品的称样量（mg）；m_x 为供试品的称样量（mg）；G 为供试品的干燥失重；1.065 8 为青霉素钠相对分子质量（356.38）与青霉素相对分子质量（334.39）的比值。

解析： 由于青霉素类药物不稳定，药物中存在降解产物等杂质，使用容量法不能有效排除杂质的干扰。故《中国药典》规定采用反相高效液相色谱法测定青霉素钠及其制剂的含量。

实例分析二　阿莫西林及其制剂

阿莫西林为白色或类白色结晶性粉末；味微苦。在水中微溶，在乙醇中几乎不溶。

（一）鉴别

1. 色谱法

（1）HPLC 法　HPLC 法一般都规定在含量测定项下记录的色谱图中，供试品溶液主峰的保留时间应与对照品溶液主峰保留时间一致。

（2）TLC 法

方法： 取阿莫西林供试品与对照品各约 0.125g，分别加 4.6% 碳酸氢钠溶液溶解并稀释制成每 1ml 中约含阿莫西林 10mg 的溶液，作为供试品溶液和对照品溶液；另取阿莫西林对照品和头孢唑啉对照品各适量，加 4.6% 碳酸氢钠溶液溶解并稀释制成每 1ml 中约含阿莫西林 10mg 和头孢唑啉 5mg 的溶液作为系统适应性试验溶液。照薄层色谱法试验，吸取上述三种溶液各 2μl，分别点于同一硅胶 GF_{254} 薄层板上，以乙酸乙酯–丙酮–冰醋酸–水（5∶2∶2∶1）为展开剂，展开，晾干，置紫外灯 254nm 下检视。系统适应性试验应显两个清晰分离的斑点，供试品溶液所显主斑点的位置和颜色应与对照品溶液主斑点的位置和颜色相同。

解析：《中国药典》规定以上（1）、（2）两项可选做一项。

2. 光谱法 本品的红外光谱吸收图谱应与对照的图谱一致。

（二）检查

《中国药典》规定阿莫西林除了要检查"酸度"、"残留溶剂"、"水分"、"炽灼残渣"，还需检查以下特殊杂质：

1. 有关物质

方法：取阿莫西林适量，精密称定，加流动相 A 溶解并定量稀释制成每 1ml 中约含 2.0mg 的溶液，作为供试品溶液；另取阿莫西林对照品适量，精密称定，用流动相 A 溶解并定量稀释制成每 1ml 中约含 20μg 的溶液，作为对照溶液。照高效液相色谱法（通则 0512）测定，用十八烷基硅烷键合硅胶为填充剂；以 0.05mol/L 磷酸盐缓冲液（取 0.05mol/L 磷酸二氢钾溶液，用 2mol/L 氢氧化钾溶液调节 pH 至 5.0）-乙腈（99∶1）为流动相 A；以 0.05mol/L 磷酸盐缓冲液（pH5.0）-乙腈（80∶20）为流动相 B；检测波长 254nm。先以流动相 A-流动相 B（92∶8）等度洗脱，待阿莫西林峰洗脱完毕后立即按表 9-6 线性梯度洗脱。取阿莫西林系统适应性对照品适量，加流动相 A 并稀释制成每 1ml 约含 2.0mg 的溶液，取 20μl 注入液相色谱仪，记录色谱图应于标准色谱一致。取对照溶液 20μl 注入液相色谱仪，调节检测灵敏度，使主成分色谱峰的峰高约为满量程的 25%。再精密量取供试品溶液和对照溶液各 20μl，分别注入液相色谱仪，记录色谱图，供试品溶液色谱图中如有杂质峰，单个杂质峰面积不得大于对照溶液主峰面积（1.0%），各杂质峰面积的和不得大于对照溶液主峰面积的 3 倍（3.0%），供试品溶液色谱图中任何小于对照溶液主峰面积 0.05 倍的峰可忽略不计。

表 9-6 梯度洗脱条件表

时间（min）	流动相 A（%）	流动相 B（%）
0	92	8
25	0	100
40	0	100
41	92	8
55	92	8

解析：阿莫西林中的有关物质主要是其降解产物，由于降解产物的种类较多，极性差异较大，所以高效液相色谱法流动相体系采用梯度洗脱。

2. 阿莫西林聚合物

色谱条件与系统适用性试验：用葡聚糖凝胶 G-10（40~120μm）为填充剂，玻璃柱内径 1.0~1.4cm，柱高度 30~40cm。流动相 A 以 pH8.0 的 0.05mol/L 磷酸盐缓冲液［0.05mol/L 磷酸氢二钠溶液-0.05mol/L 磷酸二氢钠溶液（95∶5）］，流动相 B 为水，流速为每分钟 1.5ml，检测波长为 254nm。量取 0.2mg/ml 蓝色葡聚糖 2000 溶液 100~200μl 注入液相色谱仪，分别以流动相 A、B 为流动相进行测定，记录色谱图。按蓝色葡聚糖 2000 峰计算理论板数均不低于 500，拖尾因子均应小于 2.0。在两种流动相系统中蓝色葡聚糖 2000 峰保留时间的比值应在 0.93~1.07，对照溶液主峰和供试品溶液中聚合物峰与相应色谱系统中蓝色葡聚糖 2000 峰的保留时间的比值均应在 0.93~

1.07。称取阿莫西林约 0.2g 置 10ml 量瓶中，加 2% 无水碳酸钠溶液 4ml 使溶解后，用 0.3mg/ml 的蓝色葡聚糖 2000 溶液稀释至刻度，摇匀。量取 100～200μl 注入液相色谱仪，用流动相 A 进行测定，记录色谱图。高聚体的峰高与单体与高聚体之间的谷高比应大于 2.0。另以流动相 B 为流动相，精密量取对照溶液 100～200μl，连续进样 5 次，峰面积的相对标准偏差应不大于 5.0%。

对照溶液的制备：取青霉素对照品适量，精密称定，用水溶解并定量稀释制成每 1ml 中约含 0.2mg 的溶液。

测定法：取阿莫西林约 0.2g，精密称定，置 10ml 量瓶中，加 2% 无水碳酸钠溶液 4ml 使溶解，用水稀释至刻度，摇匀，立即精密量取 100～200μl 注入色谱仪，以流动相 A 为流动相进行测定，记录色谱图。另精密量取对照溶液 100～200μl 注入色谱仪，以流动相 B 为流动相，同法测定。按外标法以峰面积计算，结果除以 10，即得。含阿莫西林聚合物以阿莫西林计，不得过 0.15%（阿莫西林∶青霉素 = 1∶10）。

解析：《中国药典》采用分子排阻色谱法检查阿莫西林聚合物，方法与青霉素钠类似。

（三）含量测定

《中国药典》采用高效液相色谱法测定其原料、干混悬剂、片剂、胶囊及颗粒剂的含量。

色谱条件与系统适用性试验：用十八烷基硅烷键合硅胶为填充剂；以 0.05mol/L 磷酸二氢钾溶液（用 2mol/L 氢氧化钾溶液调节 pH 至 5.0）-乙腈（97.5∶2.5）为流动相；检测波长 254nm。取阿莫西林系统适用性对照品约 25mg，置 50ml 量瓶中，用流动相溶解并稀释至刻度，摇匀，取 20μl 注入液相色谱仪，记录的色谱图应与标准图谱一致。

测定法：取阿莫西林原料药约 25mg，精密称定，置 50ml 量瓶中，加流动相溶解并稀释至刻度，摇匀，精密量取 20μl 注入液相色谱仪，记录色谱图；另取阿莫西林对照品适量，同法测定。按外标法以峰面积计算，即得。

$$含量（\%） = \frac{A_x \times m_R}{A_R \times m_x \times (1 - G)} \times 100\% \tag{9-2}$$

式中：A_x 为供试品中阿莫西林的峰面积；A_R 为对照品溶液中阿莫西林的峰面积；m_R 为对照品的称样量（mg）；m_x 为供试品的称样量（mg）；G 为供试品的干燥失重。

解析：高效液相色谱法能有效地分离供试品中可能存在的降解产物等杂质，并能准确定量。

知识链接

β-内酰胺类抗生素的呈色反应

1. 异羟肟酸铁显色反应 青霉素及头孢菌素在碱性中与羟胺作用，β-内酰胺环生成异羟肟酸；在稀酸中与高铁离子呈色。反应式如下：

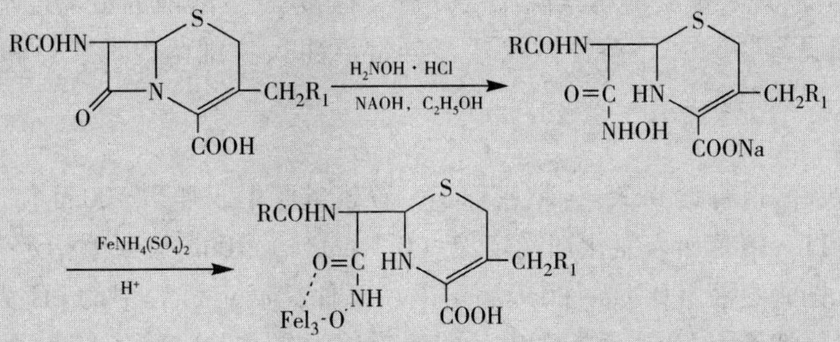

《中国药典》哌拉西林（钠）、头孢哌酮、拉氧头孢钠采用此法鉴别。

2. 类似肽键的反应　本类药物具有-CONH-结构，一些取代基有 α-氨基酸结构，可显双缩脲和茚三酮反应。

3. 其他呈色反应　侧链含有-C_6H_5-OH-基团时，能与重氮苯磺酸试液产生偶合反应而显色。此外，本类药物还可以与变色酸-硫酸、硫酸-甲醛等试剂反应而呈色。

二、氨基糖苷类抗生素

实例分析　硫酸链霉素

硫酸链霉素为白色或类白色的粉末；无臭或几乎无臭，味微苦；有引湿性。在水中易溶，在乙醇或三氯甲烷中不溶。

（一）鉴别

1. 麦芽酚（Maltol）反应

方法：取硫酸链霉素约 20mg，加水 5ml 溶解后，加氢氧化钠试液 0.3ml，置水浴上加热 5 分钟，加硫酸铁铵溶液（取硫酸铁铵 0.1g，加 0.5mol/L 硫酸溶液 5ml 使溶解）0.5ml，即显紫红色。

解析：此为链霉素的特征反应。链霉素在碱性溶液中，链霉糖经分子重排使环扩大形成六元环，然后消除 N-甲基葡萄糖胺，再消除链霉胍生成麦芽酚（α-甲基-β-羟基-γ-吡喃酮），麦芽酚与高铁离子在微酸性溶液中形成紫红色配位化合物。

2. 坂口（Sakaguchi）反应

方法：取硫酸链霉素约 0.5mg，加水 4ml 溶解后，加氢氧化钠试液 2.5ml 与 0.1% 8-羟基喹啉的乙醇溶液 1ml，放冷至约 15℃，加次溴酸钠试液 3 滴，即显橙红色。

解析：此为链霉素水解产物链霉胍的特有反应。本品水溶液加氢氧化钠试液，水解生成链霉胍。链霉胍和 8-羟基喹啉（α-萘酚）分别同次溴酸钠反应，其各自产物再相互作用生成橙红色化合物。

3. 光谱法　本品的红外光吸收图谱应与对照的图谱一致。

4. 硫酸盐反应　本品的水溶液显硫酸盐的鉴别反应。

（二）检查

《中国药典》规定硫酸链霉素除了要检查"酸度"、"溶液的澄清度与颜色"、"干燥失重"、"可见异物"、"不溶性微粒"、"异常毒性"、"细菌内毒素"和"无菌"外，还需检查以下特殊杂质：

1. 硫酸盐

方法：取硫酸链霉素 0.25g，精密称定，置碘量瓶中，加水 100ml 使溶解，用氨试液调节 pH 至 11，精密加入氯化钡滴定液（0.1mol/L）10ml 与酚酞指示液 5 滴，用乙二胺四醋酸二钠滴定液（0.1mol/L）滴定，注意保持滴定过程中的 pH 为 11，滴定至紫色开始消退，加乙醇 50ml，继续滴定至紫蓝色消失，并将滴定结果用空白试校正。每 1ml 氯化钡滴定液（0.1mol/L）相当于 9.606mg 的硫酸盐。按干燥品计算，含硫酸盐应为 18.0%~21.5%。

解析：链霉素临床应用的为硫酸盐，《中国药典》规定用 EDTA 络合滴定法测定硫酸盐的含量，作为组分分析。

2. 有关物质 取硫酸链霉素适量，加水溶解并定量稀释制成每 1ml 中约含链霉素 3.5mg 的溶液，作为供试品溶液。精密量取供试品溶液适量，加水稀释制成每 1ml 中约含链霉素 35μg、70μg 和 140μg 的溶液，作为对照溶液（1）、（2）和（3）。照高效液相色谱法测定，验用十八烷基硅烷键合硅胶为填充剂，以 0.15mol/L 的三氟醋酸溶液为流动相，流速为每分钟 0.5ml，用蒸发光散射检测器检测（参考条件：漂移管温度为 110℃，载气流速为每分钟 2.8L）。取链霉素对照品适量，用水溶解并稀释制成每 1ml 中约含链霉素 3.5mg 的溶液，置日光灯（3000lx）下照射 24h，作为分离度试验用溶液，取妥布霉素对照品适量，用分离度试验用溶液溶解并稀释制成每 1ml 中约含妥布霉素 0.06mg 的混合溶液，量取 10μl 注入液相色谱仪，记录色谱图。链霉素峰保留时间约为 10~12min，链霉素峰与相对保留时间为 0.9 处的杂质峰的分离度和链霉素峰与妥布霉素峰的分离度分别应不小于 1.2 和 1.5。连续进样 5 次，链霉素峰面积的相对标准偏差应不大于 2.0%。量取对照溶液（1）10μl 注入液相色谱仪，调节检测灵敏度，使主成分色谱峰的峰高为满量程的 20%，精密量取对照溶液（1）、（2）、（3）各 10μl，分别注入液相色谱仪，记录色谱图。以对照溶液浓度的对数值与相应峰面积的对数值计算回归方程，相关系数（r）应不小于 0.99。另取供试品溶液，同法测定，记录色谱图至主成分峰保留时间的 2 倍，用回归方程计算，最大单一杂质不得过 2.0%，杂质总量不得过 5.0%。

（三）含量测定

精密称取硫酸链霉素适量，加灭菌水定量制成每 1ml 中约含 1000 单位的溶液，照抗生素微生物检定法（《中国药典》中管碟法或浊度法）测定。1000 链霉素单位相当于 1mg 的 $C_{21}H_{39}N_7O_{12}$。

解析：《中国药典》规定，硫酸链霉素及其制剂均采用抗生素微生物检定法进行含量测定。

氨基糖苷类抗生素的鉴别反应

1. 茚三酮反应 氨基糖苷类抗生素为氨基糖苷结构，具有羟基胺类和 α-氨基酸的性质，可与茚三酮缩合成蓝紫色化合物。中国药典采用本法鉴别硫酸小诺米星及其制剂。

2. Molisch 试验 具有五碳糖或六碳糖结构的氨基糖苷类抗生素经水解后，在盐酸（或硫酸）作用小脱水生成糠醛（五碳糖）或羟甲基糠醛（六碳糖）。这些产物遇 α-萘酚或蒽酮呈色。中国药典采用本法鉴别阿米卡星。

3. N-甲基葡萄糖胺反应（Elson-Morgan 反应） 本类药物经水解，产生葡萄糖胺衍生物，如链霉素中的 N-甲基葡萄糖胺，硫酸新霉素、硫酸巴龙霉素中的 D-葡萄糖胺，在碱性溶液中与乙酰丙酮缩合生成吡咯衍生物，与对二甲氨基苯甲醛的酸性醇溶液（Ehrlich 试剂）反应，生成樱桃红色缩合物。

三、四环素类抗生素

实例分析 盐酸四环素

盐酸四环素为黄色结晶性粉末；无臭，味苦；略有引湿性；遇光色渐变深，在碱性溶液中易破坏失效。在水中溶解，在乙醇中略溶，在三氯甲烷或乙醚中不溶。

（一）鉴别

1. 显色反应

方法： 取盐酸四环素约 0.5mg，加硫酸 2ml，即显深紫色，再加三氯化铁试液 1 滴，溶液变为红棕色。

解析： 四环素类抗生素遇硫酸立即产生颜色，且分子结构中具有酚羟基，遇三氯化铁试液可生成红棕色的配位化合物。

2. HPLC 法 在含量测定项下记录的色谱图中，供试品溶液主峰的保留时间应与对照品溶液主峰的时间保留一致。

3. IR 法 盐酸四环素的红外吸收图谱应与对照的图谱一致。

（二）检查

《中国药典》规定盐酸四环素除了要检查"酸度"、"溶液的澄清度"、"干燥失重"、"热原"和"无菌"外，还需检查以下特殊杂质：

1. 有关物质 临用现配。取盐酸四环素，用 0.01mol/L 盐酸溶液溶解并定量稀释制成每 1ml 中约含 0.5mg 的溶液，作为供试品溶液；精密量取 2ml，置 100ml 量瓶中，用 0.01mol/L 盐酸溶液稀释至刻度，摇匀，作为对照溶液。照含量测定项下的色谱条件，取对照溶液 10μl 注入液相色谱仪，调节检测灵敏度，使主成分色谱峰的峰高约为满量程的 20%，再精密量取供试品溶液与对照溶液各 10μl，分别注入液相色谱仪，记录色谱图至主成分峰保留时间的 2.5 倍，供试品溶液色谱图中如有杂质峰，盐酸四环素、土霉素、4-差向四环素、盐酸金霉素、脱水四环素和差向脱水四环素按校正后的峰面积计算（分别乘以校正因子 1.0、1.0、1.42、1.39、0.48 和 0.62）分别不得大于对照溶液主峰面积的 0.25 倍（0.5%）、1.5 倍（3.0%）、0.5 倍（1.0%）、0.25 倍（0.5%）、0.25 倍（0.5%），其他各杂质峰峰面积的和不得大于对照溶液主峰面积的 0.5 倍（1.0%）。

解析：盐酸四环素中的有关物质主要是指在生产和储存过程中易形成的异构杂质、降解产物（土霉素、差向四环素、脱水四环素、差向脱水四环素和金霉素等）。《中国药典》采用高效液相色谱法检查，按校正后的峰面积计算，控制相关杂质的限量。

2. 杂质吸光度 取盐酸四环素，在 20~25℃时，加 0.8% 氢氧化钠溶液制成每 1ml 中含 10mg 的溶液，照紫外-可见分光光度法（通则 0401），置 4cm 的吸收池中，自加加 0.8% 氢氧化钠溶液起 5 分钟时，在 530nm 的波长处测定，吸光度不得过 0.12（供注射用）。

解析：该项检查主要是为了控制本品中的差向异构体、脱水四环素、差向脱水四环素以及一些中性降解产物的量。此类杂质颜色较深，均可使四环素类抗生素的外观色泽变深，可利用在 530nm 波长处有较强吸收的原理进行检查。

（三）含量测定

《中国药典》采用高效液相色谱法测定盐酸四环素原料药和制剂。

色谱条件与系统适用性试验：用十八烷基硅烷键合硅胶为填充剂；醋酸铵溶液[0.15mol/L 醋酸铵溶液-0.01mol/L 乙二胺四醋酸二钠溶液-三乙胺（100：10：1），用醋酸调节 pH 至 8.5]-乙腈（83：17）为流动相；检测波长为 280nm。取 4-差向四环素、土霉素、差向脱水四环素、盐酸金霉素及脱水四环素对照品各约 3mg 与盐酸四环素对照品约 48mg，置 100ml 量瓶中，加 0.1mol/L 盐酸溶液 10ml 使溶解后，用水稀释至刻度，摇匀，作为系统适用性试验溶液，取 10μl 注入液相色谱仪，记录色谱图，出峰顺序为：4-差向四环素、土霉素、差向脱水四环素、盐酸四环素、盐酸金霉素、脱水四环素，四环素的保留时间约为 14 分钟。4-差向四环素峰、土霉素峰、差向脱水四环素峰、盐酸四环素峰、盐酸金霉素峰间的分离度均应符合要求，盐酸金霉素及脱水四环素峰间的分离度应大于 1.0。

测定法：取盐酸四环素约 25mg，精密称定，置 50ml 量瓶中，用 0.01mol/L 盐酸溶液溶解并稀释至刻度，摇匀，精密量取 5ml，置 25ml 量瓶中，加 0.01mol/L 盐酸溶液稀释至刻度，摇匀，精密量取 10μl 注入液相色谱仪，记录色谱图；另取盐酸四环素对照品适量，同法测定。按外标法以峰面积计算，即得。

$$含量(\%) = \frac{A_x \times m_R}{A_R \times m_x \times (1 - G)} \times 100\% \tag{9-3}$$

式中：A_x 为供试品中四环素的峰面积；A_R 为对照品溶液中四环素的峰面积；m_R 为对照品的称样量（mg）；m_x 为供试品的称样量（mg）；G 为供试品的干燥失重。

解析：高效液相色谱法分离效能高，可有效地分离异构体、降解产物等杂质，使测定结果准确、可靠。

四环素类抗生素的呈色反应列表

药物	浓硫酸呈色	三氯化铁呈色
盐酸四环素	紫红色→黄色	红棕色
盐酸金霉素	蓝色，橄榄绿色→金黄色或棕黄色	深褐色
盐酸土霉素	深朱红色→黄色	橙褐色
盐酸多西环素	黄色	褐色
盐酸美他环素	橙红色	
盐酸米诺环素	亮黄色→淡黄色	
盐酸地美环素	紫色→黄色	

四、大环内酯类抗生素

实例分析　红霉素

红霉素为白色或类白色的结晶或粉末；无臭，味苦；微有引湿性。在甲醇、乙醇或丙酮中易溶，在水中极微溶解。

（一）鉴别

1. HPLC 法　在红霉素 A 组分项下记录的色谱图中，供试品溶液主峰的保留时间应与标准品溶液主峰的保留时间一致。

解析：红霉素中含有多种组分，其药物成分以 A 组分为主，标准品溶液中有 A、B、C 和红霉素烯醇醚成分，采用高效液相色谱法可将各组分先分离后分析。

2. 光谱法　红霉素的红外光吸收图谱应与对照的图谱一致。如不一致，取本品与标准品适量，加少量三氯甲烷溶解后，水浴蒸干，置五氧化二磷干燥器中减压干燥后测定，除 1980~2050cm^{-1} 波长范围外，应与对照品的图谱一致。

（二）检查

《中国药典》规定红霉素除了要检查"碱度""水分""炽灼残渣"，还需检查以下特殊杂质：

1. 红霉素 A 组分

色谱条件与系统适用性试验：用十八烷基硅烷键合硅胶为填充剂；以磷酸盐溶液（取磷酸氢二钾 8.7g，加水 1000ml，用 20%磷酸调节 pH 至 8.2)-乙腈（40∶60）为流动相；流速为每分钟 0.8~1.0ml；柱温 35℃；波长为 215nm。取红霉素标准品适量，130℃加热破坏 4h，加甲醇适量（10mg 加甲醇 1ml）溶解后，用磷酸盐缓冲液（pH7.0)-甲醇（15∶1）定量稀释制成每 1ml 中约含 4mg 的溶液，取 20μl 注入液相色谱仪。记录色谱图至红霉素 A 保留时间的 5 倍。按红霉素 C、红霉素 A、杂质 1、红霉素 B、红霉素烯醇醚的顺序出峰（必要时，用红霉素 C、红霉素 B、红霉素烯醇醚对照品进行峰定位）。红霉素 A 峰与红霉素烯醇醚峰的分离度应大于 14.0，红霉素 A 峰的拖尾因子应小于 2.0。

测定法：取红霉素和红霉素的标准品各约 0.1g，精密称定，分别加甲醇 5ml 溶解，用磷酸盐缓冲盐（pH7.0）-甲醇（15∶1）定量稀释制成每 1ml 中约含 4mg 的溶液，分别作为供试品溶液和标准品溶液；精密量取供试品溶液与标准品溶液各 20μl，分别注入液相色谱仪，记录色谱图，按外标法以峰面积计算供试品中红霉素 A 的含量。按无水物计算，不得少于 88.0%。

2. 红霉素 B、C 组分及有关物质 取红霉素，用磷酸盐缓冲盐（pH7.0）-甲醇（15∶1）溶解并稀释制成每 1ml 中约含 4mg 的溶液，作为供试品溶液；精密量取 5ml，置 100ml 量瓶中，用磷酸盐缓冲液（pH7.0）-甲醇（15∶1）稀释至刻度，摇匀，作为对照溶液。照红霉素 A 组分项下的色谱条件，取对照溶液 20μl 注入液相色谱仪，调节检测灵敏度，使主成分色谱峰的峰高约为满量程的 50%，精密量取供试品溶液与对照溶液各 20ul，分别注入液相色谱仪，记录色谱图至主成分峰保留时间的 3.5 倍。红霉素 B 峰按校正后的峰面积计算（乘以校正因子 0.7）和红霉素 C 峰面积均不得大于对照溶液主峰面积（5.0%）。供试品溶液色谱图中如有杂质峰，红霉素烯醇醚、杂质 1 按校正后的峰面积计算（分别乘以校正因子 0.09、0.15）和其他最大单个杂质峰面积不得大于对照溶液主峰面积的 0.6 倍（3.0%）；其他各杂质峰面积的和不得大于对照溶液主峰面积（5.0%），供试品溶液中任何小于对照溶液主峰面积 0.01 倍的峰可忽略不计。

解析：《中国药典》规定采用高效液相色谱法检查红霉素 A 组分、红霉素 B、C 组分，检查方法为不加校正因子的主成分自身对照法。

3. 硫氰酸盐 取红霉素约 0.1g，精密称定，置 50ml 棕色瓶中，加甲醇 20ml 溶解，再加三氯化铁试液 1ml，用甲醇稀释至刻度，摇匀，作为供试品溶液；取 105℃ 干燥 1h 的硫氰酸钾 2 份，各约 0.1g，精密称定，分别置两个 50ml 量瓶中，加甲醇 20ml 溶解并稀释至刻度，摇匀，再精密量取 5ml，置 50ml 棕色瓶中，加三氯化铁试液 1ml，用甲醇稀释至刻度，摇匀，作为对照品溶液；量取三氯化铁试液 1ml，置 50ml 棕色瓶中，用甲醇稀释至刻度作为空白溶液。照紫外-可见分光光度法（通则 0401），在 492nm 波长处分别测定吸光度（供试品溶液、对照品溶液、空白溶液均应在 30min 内测定），两份对照品溶液单位重量吸光度的比值应为 0.985~1.015。红霉素中硫氰酸盐的含量不得过 0.3%。

解析：硫氰酸盐是目前大环内酯类原料药品的一个关键中间体，其存在会影响药物的纯度。

（三）含量测定

精密称取红霉素适量，加乙醇（10mg 加乙醇 1ml）溶解后，用灭菌水制成每 1ml 中约含 1000 单位的溶液，照抗生素微生物检定法（管碟法或浊度法）测定，可信限率不得大于 7%。1000 红霉素单位相当于 1mg 的 $C_{37}H_{67}NO_{13}$。

解析：《中国药典》规定，红霉素及其制剂均采用抗生素微生物检定法进行含量测定。

本章小结

	结构与性质	实例：青霉素钠		
		鉴别	检查	含量测定
β-内酰胺类 / 青霉素类	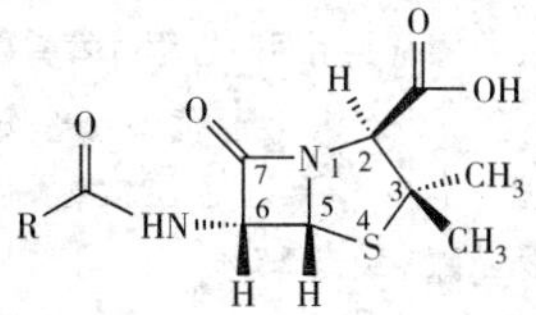 1. 旋光性 2. 光谱特性 3. 不稳定性	1. HPLC法 供试品溶液主峰的保留时间应与对照品溶液主峰保留时间一致 2. 焰色反应 钠离子的火焰显黄色 3. 光谱法 青霉素钠的红外光谱吸收图谱应与对照的图谱一致	1. 有关物质 HPLC法，供试品溶液的色谱图中如有杂质峰，单个杂质峰面积不得大于对照溶液的主峰面积（1.0%） 2. 青霉素聚合物 分子排阻色谱法。按外标法以峰面积计算，含青霉素聚合物以青霉素计不得过0.08%	HPLC法
	结构与性质	实例：阿莫西林		
		鉴别	检查	含量测定
头孢菌素类	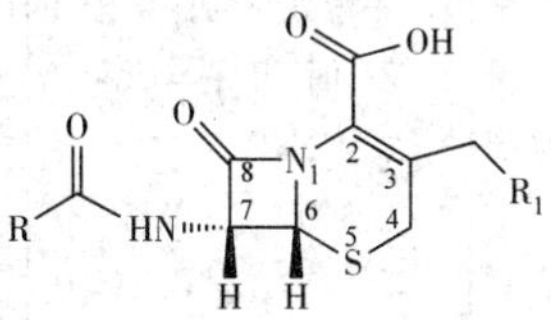 1. 旋光性 2. 光谱特性 3. 不稳定	1. HPLC法 供试品溶液主峰的保留时间应与对照品一致 2. TLC法 GF$_{254}$薄层板，以乙酸乙酯-丙酮-冰醋酸-水（5:2:2:1）展开，紫外灯254nm下检视，应显两个清晰分离的斑点，供试品溶液与对照品溶液主斑点的位置和颜色相同 3. 光谱法 本品的红外光谱吸收图谱应与对照的图谱一致	1. 有关物质 方法HPLC法。结果：供试品溶液色谱图中如有杂质峰，单个杂质峰面积不得大于对照溶液主峰面积（1.0%），各杂质峰面积的和不得大于对照溶液主峰面积的3倍（3.0%） 2. 阿莫西林聚合物。方法 分子排阻色谱法。结果：含阿莫西林聚合物以阿莫西林计，不得过0.15%	HPLC法（原料干混悬剂、片剂、胶囊及颗粒剂等）

结构与性质	实例：硫酸链霉素		含量测定
	鉴别	检查	
氨基糖苷类	1. 化学结构都是以碱性环己多元醇为苷元，与氨基糖缩合而成的苷 2. 性质 （1）溶解度与碱性 （2）苷的水解与稳定性 （3）旋光性 （4）光谱特征	1. 麦芽酚反应 显紫红色 2. 坂口反应 显橙红色 3. 光谱法 本品的红外光谱吸收图谱应与对照的图谱一致 4. 硫酸盐反应 本品的水溶液显硫酸盐的鉴别反应	1. 硫酸盐 EDTA滴定法 2. 有关物质 HPLC法，记录色谱图至主成分峰保留时间的2倍，用回归方程计算，最大单一杂质不得过2.0%，杂质总量不得过5.0%	微生物检定法

结构与性质	实例：盐酸四环素		含量测定
	鉴别	检查	
四环素类	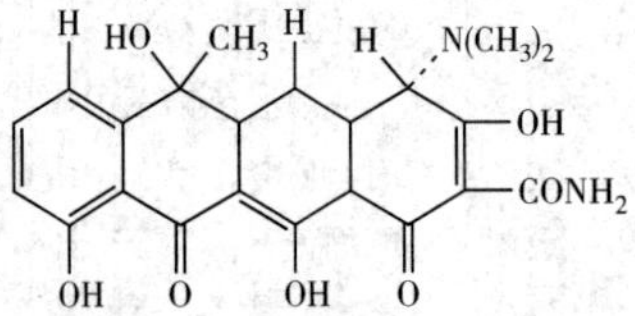 1. 酸碱性 2. 旋光性 3. 紫外吸收 4. 与金属离子形成配位化合物 5. 稳定性	1. 显色反应 显深紫色，再加三氯化铁试液1滴，溶液变为红棕色 2. HPLC法 供试品溶液主峰的保留时间应与对照品一致 3. IR法 本品的红外光谱吸收图谱应与对照的图谱一致	1. 有光物质 HPLC法，记录色谱图至主成分峰保留时间的2.5倍；供试品溶液色谱图中如有杂质峰，盐酸四环素、土霉素、4-差向四环素、盐酸金霉素、脱水四环素和差向脱水四环素按校正后的峰面积计算分别不得大于对照溶液主峰面积的0.25倍（0.5%）、1.5倍（3.0%）、0.5倍（1.0%）、0.25倍（0.5%）、0.25倍（0.5%），其他各杂质峰峰面积的和不得大于对照溶液主峰面积的0.5倍（1.0%） 2. 杂质吸光度 紫外-可见分光光度法，在530nm的波长处测定，吸光度不得过0.12	HPLC法

续表

结构与性质		实例：红霉素		
		鉴别	检查	含量测定
大环内酯类	结构特征为分子中含有一个内酯结构的14元或16元大环 1. 碱性 2. 稳定性	1. HPLC法 供试品溶液主峰的保留时间应与对照品溶液主峰保留时间一致 2. 光谱法 本品的红外光谱吸收图谱应与对照的图谱一致	1. 红霉素A组分 HPLC法，记录色谱图，供试品中红霉素A的含量按无水物计算，不得少于88.0% 2. 红霉素B、C组分及有关物质 HPLC法，供试品溶液色谱图中如有杂质峰，红霉素烯醇醚、杂质1按校正后的峰面积计算和其他最大单个杂质峰面积不得大于对照溶液主峰面积的0.6倍（3.0%）；其他各杂质峰面积的和不得大于对照溶液主峰面积（5.0%） 3. 硫氰酸盐 紫外-分光光度法，在492nm波长处分别测定吸光度，两份对照品溶液单位重量吸光度的比值应为0.985～1.015。红霉素中硫氰酸盐的含量不得过0.3%	微生物检定法

目标检测

一、单项选择题

1. 取某抗生素类药物适量，加水溶解，加氢氧化钠试液，置水浴上加热5min，加硫酸铁铵溶液，即显紫红色。该药物是（　　）

    A. 罗红霉素　　　　　　　　　　B. 硫酸庆大霉素

    C. 盐酸美他环素　　　　　　　　D. 硫酸链霉素

    E. 青霉素V钾

2. 取某一β-内酰胺抗生素类药物进行焰色试验，火焰显紫色。该药物应为

（   ）

    A. 青霉素钠　　　　B. 青霉素 V 钾　　　C. 头孢氨苄

    D. 阿莫西林　　　　E. 氨苄西林

3. 青霉素钠属于（　　）

    A. 头孢菌素类　　　　　　　　　　B. β-内酰胺类抗生素

    C. 氨基糖苷类抗生素　　　　　　　D. 四环素类抗生素

    E. 大环内酯类抗生素

4. 以下哪一种药物不能发生羟肟酸铁呈色反应（　　　）

    A. 阿莫西林　　　　　　　　　　　B. 氨苄西林

    C. 头孢氨苄　　　　　　　　　　　D. 普鲁卡因青霉素

    E. 青霉胺

5. 坂口反应是下列哪个的药物的特征反应（　　　）

    A. 维生素 E　　　　B. 醋酸泼尼松　　　C. 四环素

    D. 链霉素　　　　　E. 庆大霉素

二、配伍选择题

[6~8]

    A. 羟肟酸铁反应　　B. 茚三酮颜色反应　C. 三氯化铁反应

    D. 麦芽酚反应　　　E. 坂口反应

6. 青霉素的鉴别反应是（　　　）

7. 金霉素的鉴别反应是（　　　）

8. 庆大霉素的鉴别反应是（　　　）

三、多项选择题

9. 《中国药典》规定鉴别硫酸链霉素的反应是（　　　）

    A. 茚三酮反应　　　B. Kober 反应　　　C. 坂口反应

    D. 麦芽酚反应　　　E. 重氮化-偶合反应

10. 四环素类抗生素的鉴别反应是（　　　）

    A. 三氯化铁反应　　B. 溴水反应　　　　C. 浓硫酸反应

    D. 荧光反应　　　　E. 坂口反应

四、简答题

1. 简述坂口反应的基本原理。

2. 试述四环素类药物的结构特征与理化性质。

实训九　头孢氨苄胶囊的含量测定

【实训目的】

（1）掌握高效液相色谱法测定头孢氨苄胶囊含量的原理及操作技术。

（2）熟悉外标法计算药物含量的方法及结果判断。

（3）了解高效液相色谱法在药物定量分析中的应用。

【实训原理】

（1）《中国药典》采用外标法测定头孢氨苄胶囊的含量。

（2）本品含头孢氨苄应为标示量的 90.0%～110.0%。

【实训条件】

1. 仪器　高效液相色谱仪、分析天平、量筒、滤纸、漏斗、移液管、10μl 进样器、铁架台。

2. 试剂与试药　色谱纯甲醇、醋酸、醋酸钠、头孢氨苄对照品。

【操作方法】

1. 实训内容

色谱条件及系统适用性试验：用十八烷基硅烷键合硅胶为填充剂；以水-甲醇-3.86%醋酸钠溶液-4%醋酸溶液（742：240：15：3）为流动相；检测波长为254nm；

测定法：取本品 10 粒，精密称定，除去内容物后，精密称定胶囊壳的重量，计算平均装量。取内容物混合均匀，精密称取适量（约相当于头孢氨苄 1.0g），置 100ml 量瓶中，加流动相适量，充分振摇，使头孢氨苄溶解，再用流动相稀释至刻度，摇匀、滤过，精密量取续滤液 10ml，置 50ml 量瓶中，用流动相稀释至刻度，摇匀，精密量取 10ul 注入液相色谱仪，记录色谱图；另取头孢氨苄对照品适量，同法测定。按外标法以峰面积计算。

2. 实验数据记录与处理

项　目	数　据
10 粒头孢氨苄胶囊总重量（胶囊壳+内容物）（g）	
10 粒头孢氨苄胶囊囊壳总重量（g）	
10 粒头孢氨苄的质量（g）	
平均装量（g）	
实际称取头孢氨苄的质量（g）	
对照品的浓度（g/ml）	
头孢氨苄胶囊的标示量	
供试品的峰面积	
对照品的峰面积	
头孢氨苄标示量的百分含量（%）	

【注意事项】

（1）流动相及试液均应采用超声仪脱气和 0.45μm 微孔滤膜过滤。

（2）对照品溶液和供试品溶液每份至少重复进样两次，由全部结果求得平均值，

RSD 一般不得大于 1.5%。

【思考题】

（1）头孢菌素类抗生素除用高效液相色谱法测定含量外，还可用其他哪些方法？各方法有何优缺点？

（2）简述外标法定量的原理、方法及特点。

第十章 维生素类药物分析

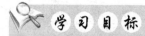
学习目标

知识目标

1. 掌握维生素类药物的结构特征、理化性质与分析方法之间的联系。
2. 熟悉维生素A、维生素E、维生素C、维生素B_1药物的鉴别试验；熟悉维生素C和维生素B_1含量测定原理与方法。
3. 了解维生素A和维生素E的含量测定方法。

能力目标

1. 能够根据维生素A、维生素E、维生素C、维生素B_1药物的化学结构与性质，选择相应的鉴别、杂质检查及含量测定方法。
2. 能运用药品质量标准进行维生素C和维生素B_1的质量分析。
3. 学会维生素C的化学鉴别及碘量法进行含量测定的操作、含量计算并判断结果。

维生素是维持人类机体正常代谢功能所必需的一类活性物质，主要作用于机体的能量转移和代谢调节，体内不能自行合成或合成量较少，须从食物中摄取补充。按其溶解性质可分为脂溶性维生素和水溶性维生素两大类，分析方法有生物法、微生物法、化学法和物理化学法。本章以维生素A、维生素E、维生素C、维生素B_1的质量分析方法为例，阐述其化学结构、理化性质以及与分析方法间的关系，结合《中国药典》重点讲解药物的鉴别、杂质检查和含量测定的原理与方法。

第一节 结构与性质

从化学结构上看，维生素类化合物有些是醇、酯，有些是醛、胺，还有些是酚和酸类，它们各具不同的理化性质和生理作用。

1. 脂溶性维生素　脂溶性维生素有维生素A、维生素D、维生素E和维生素K等，以典型药物维生素A及维生素E为例，其结构特点及性质见表10-1。

表 10-1　维生素 A、维生素 E 的结构与性质

药　物	结构式	性　质
维生素 A （Vitamin A）	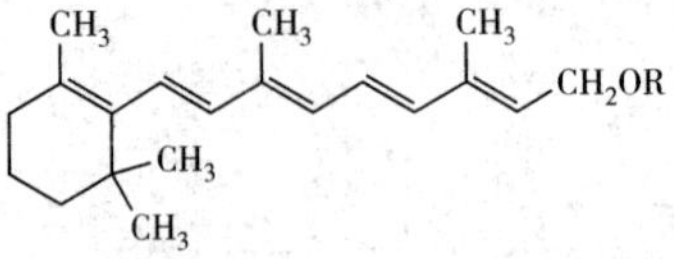	1. 溶解性　维生素 A 与三氯甲烷、乙醚、环己烷或石油醚能任意混合，在乙醇中微溶，在水中不溶。维生素 E 在无水乙醇、丙酮、乙醚、石油醚中易溶，在水中不溶
维生素 E （Vitamin E）		2. 不稳定性　维生素 A 中有多个不饱和键，易被空气中氧或氧化剂氧化，易被紫外光裂解；维生素 E 在无氧条件下对热稳定，加热 200℃也不破坏，但对氧十分敏感，遇光、空气可被氧化。其氧化产物为 α-生育醌和 α-生育酚二聚体
		3. 紫外吸收特性　两者分子中均有共轭体系，在紫外光区均有吸收
		4. 与三氯化锑呈色　维生素 A 在三氯甲烷中能与三氯化锑试剂作用，产生不稳定的蓝色，可以此进行鉴别或用比色法测定含量
		5. 水解性　维生素 E 苯环上有乙酰化的酚羟基，在酸性或碱性溶液中加热可水解生成游离生育酚，故常作为特殊杂质进行检查

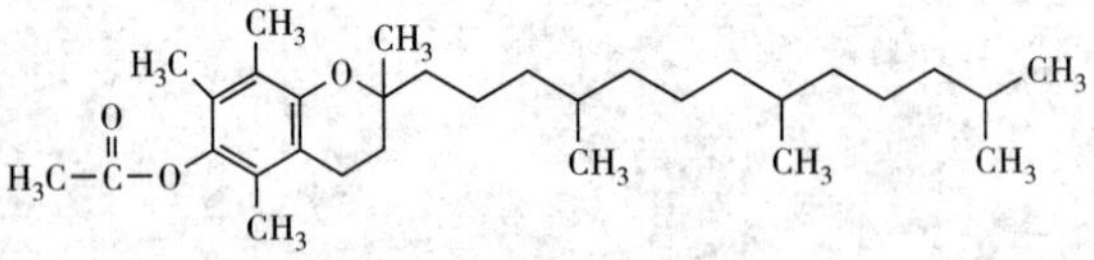

2. 水溶性维生素

水溶性维生素有维生素 B 族、维生素 C、烟酸、泛酸和叶酸等，以典型药物维生素 B₁ 及维生素 C 为例，其结构特点及性质见表 10-2。

表 10-2　维生素 B₁、维生素 C 的结构与性质

药　物	结构式	性　质
维生素 B₁ （Vitamin B₁）	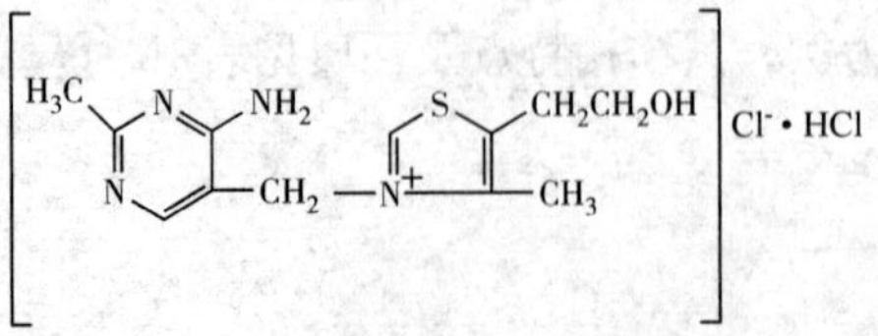	1. 溶解性　维生素 B₁ 在水中易溶，在乙醇中微溶，在乙醚中不溶。本品的水溶液显酸性；维生素 C 在水中易溶，水溶液呈酸性；在乙醇中略溶，在三氯甲烷或乙醚中不溶

续表

药　物	结构式	性　质
		2. 还原性　维生素 B_1 噻唑环在碱性介质中可开环，再与嘧啶环上的氨基环合，经铁氰化钾氧化剂氧化成具有荧光的硫色素；维生素 C 分子中的二烯醇基具极强的还原性，易被氧化为二酮基而成为去氢抗坏血酸，加氢又可还原为抗坏血酸
		3. 紫外吸收特性　两者分子结构均有共轭体系，在紫外光区均有吸收，可用于含量测定。维生素 B_1 在 246nm 的波长处有最大吸收，吸收系数（$E_{1cm}^{1\%}$）为 406~436
维生素 C （Vitamin C）	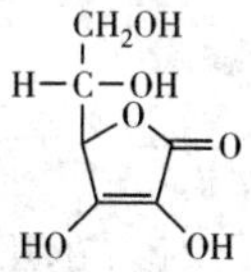 CH₂OH H—C—OH HO　　OH （结构式）	4. 与生物碱沉淀试剂反应　维生素 B_1 分子中含有两个杂环（嘧啶环和噻唑环），故可与某些生物碱沉淀试剂发生沉淀反应
		5. 酸碱性　维生素 B_1 噻唑环上的季铵及嘧啶环上的氨基，为两个碱性基团，具有弱碱性；维生素 C 分子结构中的二烯醇基，受共轭效应影响，具有酸性
		6. 旋光性　维生素 C 分子中有 2 个手性碳原子，比旋度为+20.5°~+21.5°
		7. 水解性　维生素 C 在强碱中，内酯环可水解，生成酮酸盐
		8. 糖类的性质　维生素 C 的化学结构与糖类相似，具有糖类的性质和反应

第二节　典型药物分析

一、维生素 A 及其制剂的质量分析

维生素 A 一般是指维生素 A_1（视黄醇），为不饱和脂肪酸，在自然界中主要来自鱼肝油。《中国药典》收载的维生素 A 是指人工合成的维生素 A 醋酸酯结晶加精制植物油制成的油溶液。

（一）鉴别

1. 三氯化锑反应（Carr-Price 反应） 维生素 A 在饱和无水三氯化锑的无醇三氯甲烷溶液中即显蓝色，渐变紫红。反应机制为维生素 A 与三氯化锑（Ⅲ）中存在的亲电试剂氯化高锑（Ⅴ）反应，生成不稳定的蓝色碳正离子，反应式如下：

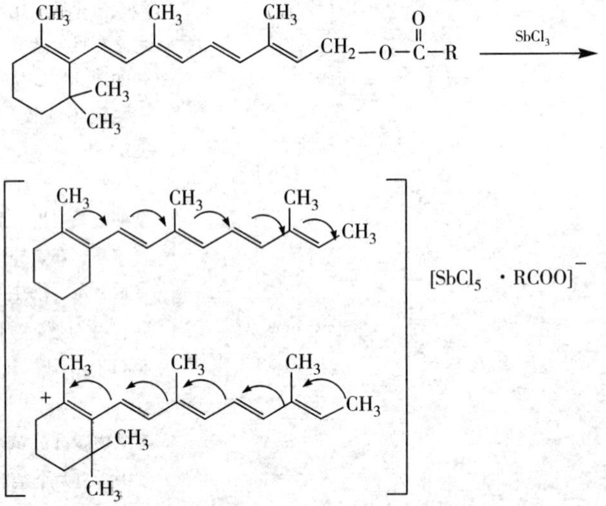

解析： 本反应需在无水、无醇条件下进行，因为水可以使三氯化锑水解成氯化氧锑（SbOCl），而乙醇可以和碳正离子作用使其正电荷消失。所以仪器和试剂必须干燥无水，三氯甲烷中必须无醇。

示例 1： 维生素 A 软胶囊的鉴别

取本品的内容物，加三氯甲烷稀释成每 1ml 中含维生素 A 10~20U 的溶液，取出 2 滴，加 25% 三氯化锑的三氯甲烷溶液 2ml，即显蓝色，渐变成紫红色。

《中国药典》收载的维生素 AD 软胶囊、维生素 AD 滴剂均可采用此法鉴别。

2. 薄层色谱法 硅胶为吸附剂，环己烷-乙醚（80：20）为展开剂。分别取维生素 A 与对照品（不同生素 A 酯类）的环己烷溶液（5IU/μl）各 2μl 于薄层板，立即展开，取出空气中挥干，喷三氯化锑溶液显色，比较供试品和对照品溶液主斑点的颜色及位置。

解析： 根据不同维生素 A 及杂质极性的差异，以一定极性的展开剂层析分离，显色后比较供试品和对照品溶液所显斑点的颜色及 R_f 值进行鉴别。

3. 紫外分光光度法

维生素 A 在无水乙醇盐酸溶液中溶解，立即进行扫描，在 326nm 波长处有一最大吸收峰。加热 5min，迅速冷却，此过程发生脱水反应，扫描时出现 3 个吸收峰。

解析： 维生素 A 分子具有共轭多烯醇结构，其无水乙醇溶液在 326nm 波长处有最大吸收，在盐酸催化下加热，则发生脱水反应生成脱水维生素 A，较维生素 A 多 1 个共轭双键，使最大吸收峰红移，同时在 350~390nm 波长之间出现 3 个吸收峰。

（二）检查

1. 酸值 取乙醇与乙醚各 15ml，置锥形瓶中，加酚酞指示液 5 滴，滴加氢氧化钠滴定液（0.1mol/L）至微显粉红色，再加本品 2.0g，振摇使溶解，用氢氧化钠滴定液（0.1mol/L）滴定，酸值不得过 2.0。

解析： 维生素 A 制备和储藏过程中，酯化不完全或水解，均可生成醋酸。酸度大，也不利于维生素 A 的稳定，故应控制酸度。

2. 过氧化值 取本品 1.0g，加冰醋酸-三氯甲烷（6∶4）30ml，振摇使溶解，加碘化钾的饱和溶液 1ml，振摇 1min，加水 100ml 与淀粉指示液 1ml，用硫代硫酸钠滴定液（0.01mol/L）滴定至紫蓝色消失，并将滴定的结果用空白试验校正。消耗硫代硫酸钠滴定液（0.01mol/L）不得过 1.5ml。

解析： 维生素 A 分子结构中含有共轭双键，性质不稳定，易被氧化生成过氧化物杂质。该杂质在酸性溶液中可将碘化钾氧化为碘，碘遇淀粉指示液显紫蓝色。

（三）含量测定

维生素 A 及其制剂的含量测定，《中国药典》采用用紫外-可见分光光度法或高效液相色谱法测定。

1. 紫外-可见分光光度法（三点校正法） 由于维生素 A 制剂中含有稀释用油和维生素 A 原料药中混有其他杂质，会对维生素 A 的最大吸收波长产生干扰，采用"三点校正法"测定消除干扰，即选择在三个波长处测定吸光度，在规定条件下以校正公式校正后，再进行计算。

测定法 取供试品适量，精密称定，加环己烷溶解并定量稀释制成每 1ml 中含 9～15 单位的溶液，照紫外-可见光光度法（通则 0401），测定其吸收峰的波长，并在表 10-3 所示各波长处测定吸光度，计算各吸光度与波长 328nm 处吸光度的比值和波长 328nm 处的 $E_{1cm}^{1\%}$ 值。

表 10-3 各吸光度与波长 328nm 处吸光度的比值

波长（nm）	吸光度比值	波长（nm）	吸光度比值
300	0.555	340	0.811
316	0.907	360	0.299
328	1.000		

如果吸收峰波长在 326～329nm，且所测得各波长吸光度比值不超过表中规定的 ±0.02，可用下式计算含量：

$$\text{每 1g 供试品中含有的维生素 A 的单位} = E_{1cm}^{1\%}(328nm) \times 1900 \quad (10\text{-}1)$$

如果吸收峰波长 326～329nm，且所测得的各波长吸光度比值超过表中规定值的 ±0.02，应按下式求出校正后的吸光度，然后在计算含量：

$$A_{328}(\text{校正}) = 3.52(2A_{328} - A_{316} - A_{340}) \quad (10\text{-}2)$$

是否选择校正公式，计算时还应按表 10-4 方法进行判断：

表 10-4 A_{328} 与 $A_{328(\text{校正})}$ 吸光度值选择

计算式（100%）	数 值	结 论
$(A_{328(\text{校正})} - A_{328})/A_{328}$	-3.0%～+3.0%	用 A_{328} 计算含量
	-15%～-3%	用 $A_{328(\text{校正})}$ 计算含量
	<-15% 或 >+3%	改用"皂化法"测定

校正公式采用三点法，除其中一点是在吸收峰波长处测得外，其他两点分别在吸收峰两侧的波长处测定，因此仪器波长应准确，故在测定前应对仪器波长进行校正。

如果吸收峰波长不在 326~329nm，则供试品须按"皂化法"测定。

示例 2：维生素 A 醇的测定（皂化法）

精密称取一定量供试品，加氢氧化钾乙醇溶液后煮沸回流，得到的皂化液再经乙醚提取、洗涤、滤过、浓缩和干燥等处理，最后用异丙醇溶解残渣并稀释成每 1ml 中含维生素 A 为 9~15 单位的溶液，在 300nm、310nm、325nm、334nm 波长处测定吸收度，并确定最大吸收波长（应为 325nm）。

①求 $E_{1cm}^{1\%}$：由公式 $A = E_{1cm}^{1\%} \times C \times L$ 求得 $E_{1cm}^{1\%} = \dfrac{A}{C \times L}$。

公式中的 A 值，可能是 325nm 波长下测得的吸收度 A_{325}，也可能是用校正公式计算出的吸收度校正值 $A_{325(校正)}$。

②每 1g 供试品中含有的维生素 A 的单位 $= E_{1cm}^{1\%} \times 1830$。

③A 值的选择：

如果最大吸收波长不在 323~327nm，或 $A_{300}/A_{325} > 0.73$，则需经处理后过色谱柱、分离、纯化，再进行测定。

如果最大吸收波长在 323~327nm，且 $(A_{300}/A_{325}) \leqslant 0.73$，则计算校正吸光度；

$A_{325(校正)} = 6.815A_{325} - 2.555A_{310} - 4.260A_{334}$。

若 $[(A_{325(校正)} - A_{325})/A_{325}] \times 100\%$，在 ±3% 以内，选用未校正吸光度 A_{325}；

若 $[(A_{325(校正)} - A_{325})/A_{325}] \times 100\%$，在 ±3% 以外，选用校正吸光度 $A_{325(校正)}$；

④求维生素 A 醇占标示量的百分含量：

$$标示量(\%) = \frac{A \times D \times 1830 \times \overline{w}}{W \times 100 \times L \times 标示量} \times 100\%$$

式中：A 为直接测得的 A_{325} 或校正后的 $A_{325(校正)}$；D、$\overline{w}$、W、L 与第一法计算式的含义相同。

2. 高效液相色谱法

本法适用于维生素 A 醋酸酯原料及其制剂中维生素 A 的含量测定。

色谱条件与系统适用性试验：用硅胶为填充剂，以正己烷-异丙醇（997:3）为流动相，检测波长为 325nm。取系统适用性试验溶液 10μl，注入液相色谱仪，维生素 A 醋酸酯主峰与其顺式异构体峰的分离度应大于 3.0。精密量取对照品溶液 10μl，注入液相色谱仪，连续进药 5 次，主成分峰面积的相对标准偏差不得过 3.0%。

系统适用性试验溶液的制备：取维生素 A 对照品适量（约相当于维生素 A 醋酸酯 300mg），置烧杯中，加入碘试液 0.2ml，混匀，放置约 10min，定量转移至 200ml 量瓶中，用正己烷稀释至刻度，摇匀，精密量取 1ml，置 100ml 量瓶中，用正己烷稀释至刻度，摇匀。

测定法：精密称取供试品适量（约相当于 15mg 维生素 A 醋酸酯），置 100ml 量瓶中，用正己烷稀释至刻度，摇匀，精密量取 5ml，置 50ml 量瓶中，用正己烷稀释至刻度，摇匀，作为供试品溶液。另精密称取维生素 A 对照品适量（约相当于 15mg 维生素 A 醋酸酯），同法制成对照品溶液。精密量取供试品溶液与对照品溶液各 10μl，分别注入液相色谱仪，记录色谱图，按外标法以峰面积计算，含量应符合规定。

课堂互动

应用三点校正法时，除其中一点在最大吸收波长处测定外，其余两点均在最大吸收峰的两侧进行测定，为什么？如果仪器波长不准确，如何避免产生误差？

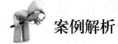 **案例解析**

维生素 AD 胶丸中维生素 A 的含量测定

精密称取本品（规格 10 000IU/丸）装量差异项下（平均装量 0.079 85g/丸）的内容物 0.128 7g 至 10ml 烧杯中，加环己烷溶解并定量转移至 50ml 量瓶中，用环己烷稀释至刻度，摇匀；精密量取 2.0ml，置另一 50ml 量瓶中，用环己烷稀释至刻度，摇匀。以环己烷为空白，测定最大吸收波长为 328nm，并在下列波长处测得吸收度为 0.374（300nm）、0.592（316nm）、0.663（328nm）、0.553（340nm）、0.228（360nm）。《中国药典》规定每丸含维生素 A 应为标示量的 90.0% ~ 120.0%。试判断本品是否符合《中国药典》规定的含量限度。

解析：

（1）A 值的选择　由测定结果得知最大吸收波长为 328nm（326~329nm），且测得各吸光度比值超过规定的 ±0.02，因此用 $A_{328(校正)}$

$$A_{328(校正)} = 3.52 (2A_{328} - A_{316} - A_{340})$$
$$= 3.52(2×0.663 - 0.592 - 0.553)$$
$$= 0.637$$

且：$\dfrac{A_{328(校正)} - A_{328(实测)}}{A_{328(实测)}} × 100\% = \dfrac{0.637 - 0.663}{0.663} × 100\% = -3.92\%$

（2）求 $E_{1cm}^{1\%}$　由 $A_{328(校正)} = E_{1cm}^{1\%} × C × L$

求得 $E_{1cm}^{1\%} = \dfrac{A_{328(校正)}}{C × L} = \dfrac{0.637}{100 × 0.128\ 7/1250} = 61.87$

（3）每 1g 供试品中含有的维生素 A 的单位 $= E_{1cm}^{1\%} × 1900 = 61.87 × 1900 = 117\ 553$（IU/g）

（4）求维生素 A 占标示量的百分含量

$$标示量(\%) = \dfrac{V_A 效价(IU/g) × 每丸内容物平均装量(g/丸)}{标示量(IU/丸)} × 100\%$$

$$= \dfrac{117\ 553 × 0.079\ 85}{10\ 000} × 100\% = 93.9\%$$

（5）结论　本品符合《中国药典》规定的含量限度。

二、维生素 E 及其制剂的质量分析

维生素 E 为 α-生育酚及其酯类，分为天然品和合成品。本品为微黄色至黄色或黄绿色澄清的黏稠液体；几乎无臭；遇光色渐变深。天然型放置会固化，25℃左右熔化。

（一）鉴别

1. 硝酸反应 取维生素 E 约 30mg，加无水乙醇 10ml 溶解后，加硝酸 2ml，摇匀，在 75℃加热约 15min，溶液应显橙红色。

维生素E   生育红（橙红色）

解析：维生素 E 在硝酸酸性条件下，水解生成生育酚，生育酚被硝酸氧化为邻醌结构的生育红而显橙红色。

2. 紫外光谱法 取维生素 E 的 0.01% 无水乙醇液，在 284nm 的波长处有最大吸收；在 254nm 的波长处有最小吸收，可供鉴别。

3. 薄层色谱法 取维生素 E 供试品点于硅胶 G 薄层板上，以环己烷-乙醚（4∶1）为展开剂，展开 10~15cm 后，取出，于空气中晾干，喷以浓硫酸，在 105℃加热 5min，α-生育酚、α-生育酚醋酸酯和 α-生育醌的 R_f 值分别为 0.5、0.7 和 0.9。

4. 其他鉴别法 维生素 E 结构中含有苯环，苯环上有乙酰化的羟基，它们都可在红外光谱中产生特征吸收峰。此外，《中国药典》采用气相色谱法鉴别维生素 E 制剂，按含量测定项下的方法试验，供试品溶液主峰的保留时间应与维生素 E 对照品溶液主峰的保留时间一致。

（二）检查

1. 酸度 取乙醇与乙醚各 15ml，置锥形瓶中，加酚酞指示液 0.5ml，滴加氢氧化钠滴定液（0.1mol/L）至微显粉红色，加本品 1.0g，溶解后，用氢氧化钠滴定液（0.1mol/L）滴定，不得超过 0.5ml。

解析：本项系检查维生素 E 制备过程中引入的游离醋酸，每 1g 中，酸性杂质的量不得超过 0.05mmol。

2. 生育酚 取本品 0.10g，加无水乙醇 5ml 溶解后，加二苯胺试液 1 滴，用硫酸铈滴定液（0.01mol/L）滴定，消耗的硫酸铈滴定液（0.01mol/L）不得过 1.0ml。

解析：本项检查系采用硫酸铈滴定法检查制备过程中未酯化的游离生育酚及在储存过程中酯键水解产生的游离生育酚。利用游离生育酚具有较强的还原性，可被硫酸铈定量氧化，通过限制硫酸铈滴定液消耗的体积，控制游离生育酚的限量。每 1ml 硫酸铈滴定液（0.01mol/L）相当于 2.154mg 的生育酚。按上述规定的检查方法，得出维生素 E 中含游离生育酚杂质限量为 2.15%。

3. 残留溶剂 天然维生素 E 残留溶剂正己烷，采用气相色谱法进行检查：取本品

适量，精密称定，加二甲基甲酰胺溶解并稀释制成每 1ml 中约含 50mg 的溶液，作为供试品溶液；另取正己烷适量，加二甲基甲酰胺定量稀释制成每 1ml 中约含 10μg 的溶液，作为对照品溶液。照《中国药典》四部中"残留溶剂测定法"测定，以 HP-5 毛细管柱（5%聚甲基硅氧烷）为分析柱，用氢火焰离子化检测器，柱温 50℃保持 8 分钟，然后以每分钟 45℃升至 260℃，保持 15min，含正己烷应符合规定。

（三）含量测定

维生素 E 的含量测定方法很多，主要是利用维生素 E 水解产物游离生育酚的易氧化性质，用硫酸铈滴定液直接滴定；或将铁（Ⅲ）还原为铁（Ⅱ）后，再与不同试剂反应生成配位化合物进行比色测定；也可用硝酸氧化，邻苯二胺缩合后荧光测定。近年来中国药典、USP、BP 等国家药典采用气相色谱法，该法专属性强，简便快速，特别适合于维生素 E 制剂的分析。具体方法如下：

1. 色谱条件与系统适用性试验　以硅酮（OV-17）为固定相，涂布浓度为 2%，或以 HP-1 毛细管柱（100%二甲基聚硅氧烷）为分析柱；柱温为 265℃。理论板数（n）按维生素 E 峰计算应不低于 500（填充柱）或 5000（毛细管柱），维生素 E 峰与内标物质峰的分离度（R）应符合要求。

2. 校正因子测定　取正三十二烷适量，加正己烷溶解并稀释成每 1ml 中含 1.0mg 的溶液，摇匀，作为内标溶液。另取维生素 E 对照品约 20mg，精密称定，置棕色具塞锥形瓶中，精密加入内标溶液 10ml，密塞，振摇使溶解，取 1~3μl 注入气相色谱仪，计算校正因子。

3. 样品测定　取维生素 E 约 20mg，精密称定，置棕色具塞锥形瓶中，精密加入内标溶液 10ml，密塞，振摇使溶解；取 1~3μl 注入气相色谱仪，测定，按内标法计算。

（1）计算校正因子

$$校正因子(f) = \frac{A_s / C_s}{A_R / C_R} \qquad (10-3)$$

式中：A_s 为对照品溶液中内标物的峰面积；A_R 为对照品溶液中维生素 E 的峰面积；C_s 为内标物的浓度（mg/ml）；C_R 为维生素 E 对照品的浓度（mg/ml）。

（2）计算供试品中测定组分的量

$$C_x = f \times \frac{A_x}{A_s / C_s} \qquad (10-4)$$

式中：C_x 为供试品溶液中测定组分的浓度（mg/ml）；A_x 为供试品溶液中维生素 E 的峰面积；A_s 为供试品溶液中内标物的峰面积；C_s 为内标物的浓度（mg/ml）。

（3）计算百分含量

$$含量(\%) = \frac{C_x \times D \times V}{m} \times 100\% \qquad (10-5)$$

式中：C_x 为供试品溶液中测定组分的浓度（mg/ml）；D 为供试品的稀释倍数；V 为供试品溶液原始体积（ml）；m 为供试品的取样量（g）。

三、维生素 C 及其制剂的质量分析

维生素 C 又称 L-抗坏血酸，有 4 个光学异构体，其中以 L-构型右旋体的生物活性最

强。本品为白色结晶或结晶性粉末；无臭，味酸；久置色渐变微黄；水溶液显酸性反应。

（一）鉴别

1. 与硝酸银的反应 取维生素 C 0.2g，加水 10ml 溶解。取该溶液 5ml，加硝酸银试液 0.5ml，即生成金属银的黑色沉淀。反应式如下：

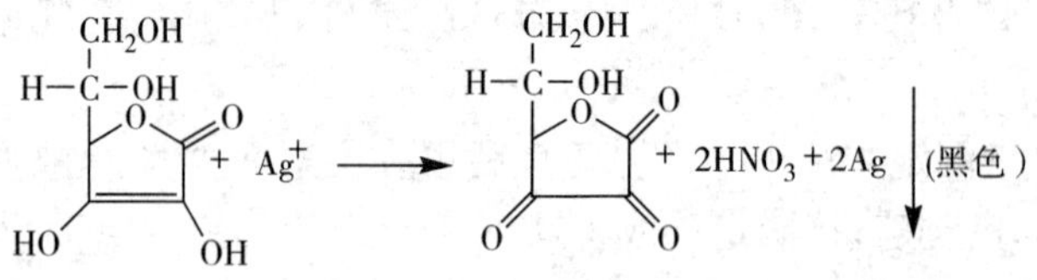

解析： 维生素 C 分子中有二烯醇基，具有强还原性，可被硝酸银氧化为去氢抗坏血酸，同时产生黑色沉淀。

2. 与 2，6-二氯靛酚钠反应 取维生素 C0.2g，加水 10ml 溶解。取该溶液 5ml，加 2，6-二氯靛酚钠试液 1~2 滴，试液的颜色即消失。反应式如下：

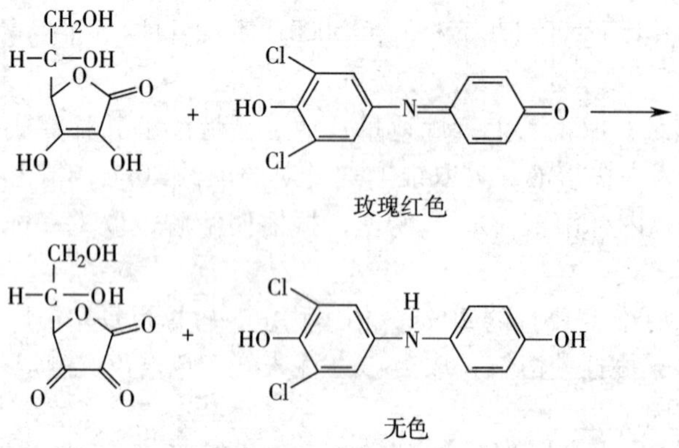

玫瑰红色

无色

解析： 2，6-二氯靛酚为一染料，其氧化型在酸性介质中为玫瑰红色，碱性介质中为蓝色。与维生素 C 作用后生成还原型的无色的酚亚胺。

3. 与其他氧化剂反应 维生素 C（抗坏血酸）还可被亚甲蓝、高锰酸钾、碱性酒石酸试液、磷钼酸等氧化剂氧化为去氢抗坏血酸，同时，抗坏血酸可使这些试剂褪色，产生沉淀或呈现颜色。

碱性酒石酸铜反应：

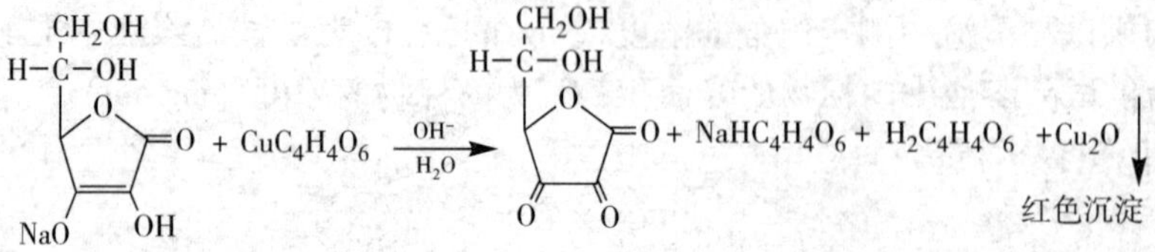

红色沉淀

4. 糖类的反应 维生素 C 可在三氯化醋酸或盐酸存在下水解、脱羧、生成戊糖，再失水，转化为糖醛，加入吡咯，加热至 50℃产生蓝色。

5. 薄层色谱法 《中国药典》维生素 C 制剂采用薄层色谱法进行鉴别：取供试品（约相当于维生素 C10mg）加水 10ml，振摇溶解，滤过，取滤液作为供试品溶液；另取维生素 C 对照品，加水溶解并稀释成 1ml 中约含 1mg 的溶液，作为对照品溶液。吸取上述两种溶液各 2μl，分别点于同一硅胶 GF$_{254nm}$ 薄层板上，以乙酸乙酯-乙醇-水（5：4：1）为展开剂，展开，晾干，立即（1h 内）置紫外灯（254nm）下检视。供试品溶液所显主斑点的位置和颜色应与对照品溶液的主斑点相同。

6. 红外光谱鉴别法 本品的红外光吸收图谱与对照图谱一致。

（二）检查

《中国药典》规定检查维生素 C 及其片剂、注射液的澄清度与颜色，另外对维生素 C 原料中铜、铁离子等进行检查，对维生素 C 及其注射液进行草酸检查。

1. 溶液的澄清度与颜色检查

（1）原料 取维生素 C 供试品 3.0g，加水 15ml 振摇使溶解，经 4 号垂熔玻璃漏斗滤过，滤液照紫外-可见分光光度法，在 420nm 的波长处测定，吸光度不得过 0.03。

（2）片剂 取本品片粉适量（约相当于维生素 C1.0g），加水 20ml 溶解，滤过，滤液照紫外-可见分光光度法在 440nm 波长处测定，吸光度不得过 0.07。

（3）注射液 取本品适量，加水稀释成 1ml 中含维生素 C50mg 的溶液后，照紫外-可见分光光度法，在 420nm 的波长处测定，吸光度不得过 0.06。

解析：维生素 C 及其制剂在储存期间易变色，且颜色随储存时间的延长而逐渐加深。这是因为维生素 C 的水溶液在高于或低于 pH5~6 时，受空气、光线和温度的影响，分子中的内酯环可发生水解，并进一步发生脱羧反应生成糠醛聚合成色。为保证产品质量，须控制有色杂质的量。

2. 铁、铜离子的检查

（1）铁 取本品 5.0g 两份，分别置 25ml 的量瓶中，一份中加 0.1mol/L 硝酸溶液溶解并稀释至刻度，摇匀，作为供试品溶液；另一份中加标准铁溶液 1.0ml，加 0.1mol/L 硝酸溶液溶解并稀释至刻度，摇匀，作为对照溶液。照原子吸收分光光度法，在 248.3nm 的波长处分别测定，应符合规定。

（2）铜 取本品 2.0g 两份，分别置 25ml 量瓶中，一份中加 0.1mol/L 硝酸溶液溶解并稀释至刻度，摇匀，作为供试品溶液；另一份中加标准铜溶液 1.0ml，加 0.1mol/L 硝酸溶液溶解并稀释至刻度，摇匀，作为对照溶液。照原子吸收分光光度法，在 324.8nm 的波长处分别测定，应符合规定。

解析：微量的铁和铜会加速维生素 C 的氧化、分解，《中国药典》（2015 版）在维生素 C 项下设立了铁和铜的检查项目，采用原子吸收分光光度法进行检查。

3. 草酸的检查 取本品 0.25g，加水 4.5ml 振摇使溶解，加氢氧化钠试液 0.5ml、稀醋酸 1ml 与氯化钙试液 0.5ml，摇匀，放置 1h，作为供试品溶液；另精密称取草酸 75mg，置 500ml 量瓶中，加水溶解并稀释至刻度，摇匀，精密量取 5ml，加稀醋酸 1ml 与氯化钙试液 0.5ml 作为对照溶液。供试品溶液产生的浑浊不得浓于对照溶液（0.3%）。

4. 细菌内毒素 取本品，加碳酸钠（170℃加热 4h 以上）适量，使混合，照"细菌内毒素检查法"检查，每 1mg 维生素 C 中含内毒素的量应小于 0.02EU。

维生素 C 和维生素 C 注射液需作此项检查。

（三）含量测定

维生素 C 含量测定中碘量法、二氯靛酚法被各国药典广泛采用，而紫外分光光度法、高效液相色谱法对制剂和体内维生素 C 测定具有专属性。《中国药典》规定采用碘量法测定维生素 C 及其制剂的含量。

1. 测定方法 取本品约 0.2g，精密称定，加新沸过的冷水 100ml 与稀醋酸 10ml 使溶解，加淀粉指示液 1ml，立即用碘滴定液（0.05mol/L）滴定，至溶液显蓝色并在 30s 内不褪色。每 1ml 碘滴定液（0.05mol/L）相当于 8.806mg 的 $C_6H_8O_6$。

反应原理：

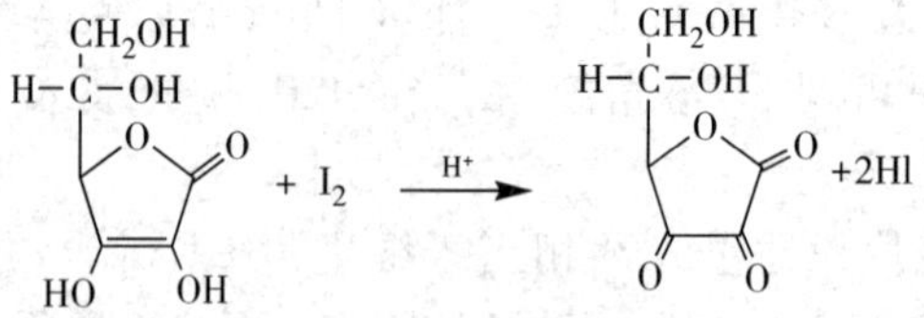

含量计算：

$$含量(\%) = \frac{V \times F \times T \times 10^{-3}}{m} \times 100\% \qquad (10-6)$$

式中：V 为消耗碘滴定液的体积（ml）；F 为碘滴定液的浓度校正因数；T 为滴定度（mg/ml）；m 为供试品的取样量（g）。

解析： 操作中加入稀醋酸，滴定在酸性溶液中进行，因在酸性介质中维生素 C 受空气中氧的氧化速度减慢，但供试品溶于稀酸后仍需立即滴定。使用新煮沸过的冷水溶解供试品是为了减少水中溶解的氧对测定的干扰。

四、维生素 B_1 及其制剂的质量分析

维生素 B_1 又称盐酸硫胺，天然存在于米糠、麦麸和酵母中，也源于人工合成。为白色结晶或结晶性粉末；有微弱的特臭，味苦；干燥品在空气中即可吸收约 4% 的水分。

（一）鉴别

1. 硫色素反应 取本品约 5mg，加氢氧化钠试液 2.5ml 溶解后，加铁氰化钾试液 0.5ml 与正丁醇 5ml，强力振摇 2min，放置使分层，上面的醇层显强烈的蓝色荧光；加酸使成酸性，荧光即消失；再加碱使成碱性，荧光又重现。

解析： 维生素 B_1 在碱性溶液中，可被铁氰化钾氧化生成硫色素。硫色素溶于正丁醇（或异丁醇等）中，显蓝色荧光。硫色素反应为维生素 B_1 所特有的专属反应，《中国药典》以此用于本品的鉴别。

2. 沉淀反应 维生素 B_1 结构中具有嘧啶环和氨基，显生物碱特性。可与多种生物碱发生沉淀或显色剂反应。

3. 氯化物反应 本品的水溶液显氯化物的鉴别反应

4. 硫元素反应 维生素 B_1 与氢氧化钠共热，分解产生硫化氢，与醋酸铅反应生成黑色沉淀。

5. 红外光谱法 取本品适量，加水溶解，水浴蒸干，在 105℃ 干燥 2h 测定。本品的红外光吸收图谱应与对照的图谱一致。

维生素 B_1 的沉淀反应

1. 维生素 B_1 与碘化汞钾生成淡黄色沉淀 ［B］ $\cdot H_2HgI_4$。
2. 维生素 B_1 与碘生成红色沉淀 ［B］ $\cdot HI \cdot I_2$。
3. 维生素 B_1 与硅钨酸生成白色沉淀 ［B］$_2 \cdot SiO_2$ （OH）$_2 \cdot 12WO_3 \cdot 4H_2O$。
4. 维生素 B_1 与苦酮酸生成扇形白色结晶。

（二）检查

《中国药典》规定对维生素 B_1 需对 "酸度" "溶液的澄清度与颜色" "硫酸盐" "硝酸盐" "总氯量" "干燥失重" "炽灼残渣" "铁盐" 和 "重金属" 等进行检查，对维生素 B_1 及其制剂进行有关物质检查。

1. 溶液的澄清度与颜色检查　取维生素 B_1 1.0g，加水 10ml 溶解，溶液应澄清无色；如显色，与对照液（取比色用重铬酸钾液 0.1ml，加水适量使成 10ml）比较，不得更深。

解析：维生素 B_1 在储藏期间容易变色，随时间延长颜色逐渐加深。

2. 有关物质　取本品，精密称定，用流动相溶解并稀释制成每 1ml 中约含 1mg 的溶液，作为供试品溶液；精密量取 1ml，置 100ml 量瓶中，用流动相稀释至刻度，摇匀，作为对照溶液。照高效液相色谱法测定，用十八烷基硅烷键合硅胶为填充剂，以甲醇-乙腈-0.02mol/L 庚烷磺酸钠溶液（含 1% 三乙胺，用磷酸调节 pH 值至 5.5）（9：9：82）为流动相，检测波长为 254nm，理论板数按维生素 B_1 峰计算不低于 2000，维生素 B_1 峰与前后峰的分离度均应符合要求。取对照溶液 20μl 注入液相色谱仪，调节检测灵敏度，使主成分色谱峰的峰高约为满量程的 20%。再精密量取供试品溶液与对照溶液各 20μl，分别注入液相色谱仪，记录色谱图至主峰保留时间的 3 倍。供试品溶液色谱图中如有杂质峰，各杂质峰面积的和不得大于对照溶液主峰面积的 0.5 倍（0.5%）。

解析：维生素 B_1 在碱性环境不稳定，容易氧化而失去活性，紫外线也可使维生素 B_1 分解，因此要进行有关物质的检查，保证药品质量。《中国药典》采用高效液相色谱法对维生素 B_1 原料、维生素 B_1 片剂和注射液进行有关物质检查。

（三）含量测定

1. 维生素 B_1 原料药的含量测定（非水滴定法）

测定方法：取本品约 0.12g，精密称定，加冰醋酸 20ml 微热使溶解，放冷，加醋酐 30ml，照电位滴定法（通则 0701），用高氯酸滴定液（0.1mol/L）滴定，并将滴定结果用空白试验校正。每 1ml 的高氯酸滴定液（0.1mol/L）相当于 16.86mg 的维生素 B_1（$C_{12}H_{17}ClN_4OS \cdot HCl$）。

$$含量(\%) = \frac{(V - V_o) \times F \times T \times 10^{-3}}{m} \times 100\% \tag{10-7}$$

式中，V 为滴定时消耗高氯酸滴定液的体积（ml）；V_o 为空白试验消耗高氯酸滴定液体积（ml）；F 为高氯酸滴定液的浓度校正因数；T 为滴定度（mg/ml）；m 为供试品的取样量（g）。

2. 维生素 B₁ 片的含量测定 维生素 B₁ 分子结构中具有共轭双键，有紫外吸收，可在其最大吸收波长处测定吸光度，进行含量测定。《中国药典》规定维生素 B₁ 片剂和注射液的含量测定均采用紫外-可见分光光度法。

测定方法： 取维生素 B₁ 片剂 10 片，精密称定，研细，精密称取适量（相当于维生素 B₁），置 50ml 容量瓶中；加盐酸溶液（9→1000）约 35ml，振摇 15min，使维生素 B₁ 溶解，加盐酸溶液（9→1000）稀释至刻度，摇匀。用干燥滤纸滤过，精密量取续滤液 5ml，置另一 50mL 量瓶这种，再加盐酸（9→1000）稀释至刻度，摇匀。照紫外-可见分光光度法，在 246nm 波长处测定吸光度，按 $C_{12}H_{17}ClOS \cdot HCl$ 的吸收系数（$E_{1cm}^{1\%}$）为 421 计算，即得。

$$标示量（\%）= \frac{\dfrac{A}{E_{1cm}^{1\%}} \times \dfrac{1}{100} \times V \times D \times \overline{w}}{m \times S} \times 100\%$$

$$= \frac{\dfrac{0.757}{421} \times \dfrac{1}{100} \times 0.5 \times 100 \times 0.01}{0.1 \times 0.01} \times 100\% = 89.9\%$$

本 章 小 结

		结构与性质		实例：维生素 A 及其制剂		
				鉴别	特殊杂质	含量测定
维生素类药物	脂溶性维生素	维生素A	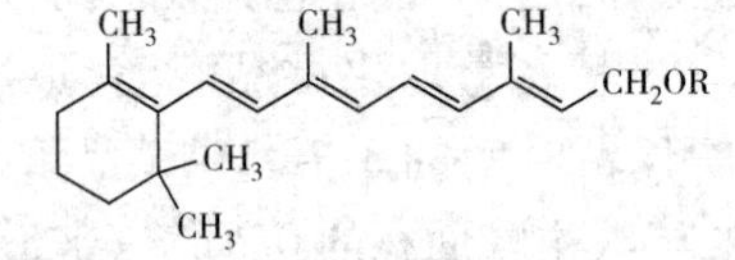 1. 溶解性 2. 不稳定性 3. 紫外吸收特性 4. 与三氯化锑呈色	三氯化锑反应	1. 酸值 2. 过氧化值	1. 紫外可见分光光度法 2. 高效液相色谱法
			结构与性质	实例：维生素 E 及其制剂		
				鉴别	特殊杂质	含量测定
		维生素E	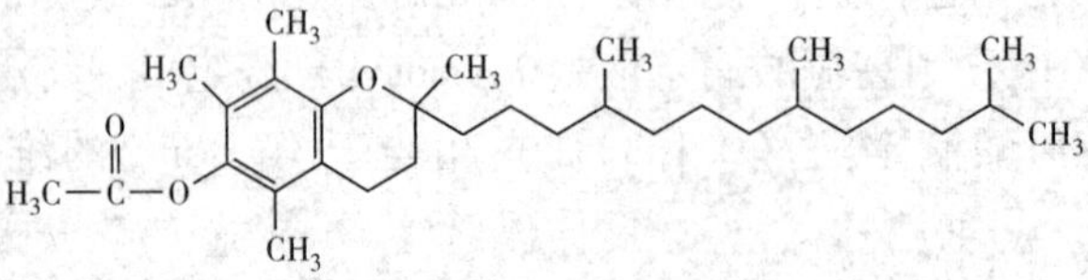 1. 溶解性 2. 不稳定性 3. 紫外吸收特性 4. 水解性	1. 硝酸反应 2. 红外光谱法	1. 酸度 2. 生育酚 3. 正己烷	气相色谱法

续表

结构与性质		实例：维生素 C 及其制剂		
		鉴别	特殊杂质	含量测定
维生素 C	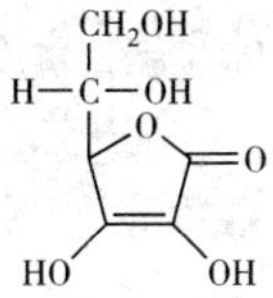 1. 溶解性 2. 还原性 3. 紫外吸收特性 4. 酸碱性 5. 旋光性 6. 水解性 7. 糖类的性质	与硝酸银的反应 与 2，6-二氯靛酚反应 红外光谱鉴别法	1. 溶液的澄清度与颜色检查 2. 铁、铜离子的检查 3. 细菌内毒素	碘量法

结构与性质		实例：维生素 B_1 及其制剂		
		鉴别	特殊杂质	含量测定
维生素 B_1	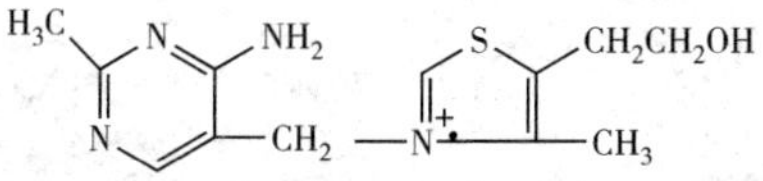 1. 溶解性 2. 还原性 3. 紫外吸收特性 4. 与生物碱沉淀试剂反应 5. 酸碱性	1. 硫色素反应 2. 红外光谱法 3. 氯化物反应	1. 硝酸盐 2. 有关物质	1. 非水溶液滴定法（原料） 2. 紫外分光光度法（片剂、注射剂）

（水溶性维生素）

目标检测

一、单项选择题

1. 维生素 A 具有易被紫外光裂解，易被空气中氧或氧化剂氧化等性质，是由于分子中含有（　　）

　　A. 环己烯基　　　　　　　　　　B. 2，6，6-三甲基环己烯基

　　C. 伯醇基　　　　　　　　　　　D. 乙醇基

　　E. 共轭多烯醇侧链

2. 中国药典测定维生素 E 含量的方法为（　　）

　　A. 气相色谱法　　　　　　　　　B. 高效液相色谱法

  C. 碘量法   D. 荧光分光光度法

  E. 紫外分光光度法

3. 下列药物的碱性溶液，加入铁氰化钾后，再加正丁醇，显蓝色荧光的是
（ ）

  A. 维生素 A   B. 维生素 B_1 C. 维生素 C

  D. 维生素 D   E. 维生素 E

4. 紫外法测定维生素 A 含量时，测得 λ_{max} 在 330nm，A/A_{328} 比值中有一个比值超过了规定值 ±0.02，应采取什么方法测定（ ）

  A. 多波长测定   B. 取 A_{328} 值直接计算

  C. 用皂化法（第二法）   D. 用校正值计算

  E. 比较校正值与未校正值的差值后在决定

5. 2，6-二氯靛酚法测定维生素 C 含量，终点时溶液（ ）

  A. 红色→无色   B. 蓝色→无色   C. 无色→红色

  D. 无色→蓝色   E. 红色→蓝色

二、配伍选择题

[6~8]

药物与鉴别反应

  A. 维生素 K_1 B. 维生素 B_1 C. 维生素 B_2

  D. 维生素 C   E. 维生素 E

6. 硫色素反应（ ）

7. 与硝酸银生成黑色沉淀（ ）

8. 与硝酸反应显橙红色（ ）

[9~11]

  A. 碘量法

  B. HPLC 法

  C. GC 法

  D. 非水滴定法

  E. 紫外分光光度吸收系数法 $E_{1cm}^{1\%}$

9. 维生素 K_1 的含量测定法（ ）

10. 维生素 B_1 的含量测定法（ ）

11. 维生素 C 的含量测定法（ ）

三、多项选择题

12. 测定维生素 A 的紫外三点校正法中，三点波长的选择是（ ）

  A. 一点为最大吸收波长

  B. 其余两点在最大吸收波长的两侧

  C. 两点离最大吸收波长的距离相等

  D. 两点吸收度相等均为最大吸收的 6/7

  E. 采用几何法或代数法求得校正公式

13. 维生素 A 分子中含有共轭多烯醇侧链，因此它具有下列物理化学性质（ ）

A. 不稳定，易被紫外光裂解

B. 易被空气中氧或氧化剂氧化

C. 遇三氯化锑试剂呈现不稳定蓝色

D. 在紫外区呈现强烈吸收

E. 易溶于水

14.《中国药典》对维生素 B_1 及其制剂采用什么方法测定含量（　　）

A. 高效液相法　　　　　　　　　B. 紫外分光光度法

C. 非水碱量法　　　　　　　　　D. 硅钨酸重量法

E. 硫色素荧光法

15. 下列哪些不是维生素 C 所具有的性质（　　）

A. 在乙醚、氯仿中溶解　　　　　B. 具还原性

C. 分子中有两个手性碳原子　　　D. 在酸性溶液中成盐

E. 具有糖的性质

四、简答题

1. 维生素 C 的鉴别方法有哪些？

2. 碘量法进行维生素 C 含量测定的原理是什么？

3. 维生素 E 含量测定方法有哪些？

实训十　维生素 C 片的鉴别及含量测定

【实训目的】

（1）掌握维生素 C 片的化学鉴别原理及操作方法。

（2）熟悉直接碘量法测定维生素 C 片剂含量操作方法及计算。

【实训原理】

1. 维生素 C 的鉴别

（1）与硝酸银反应　维生素 C 与硝酸银发生氧化还原反应，产生黑色金属银沉淀。

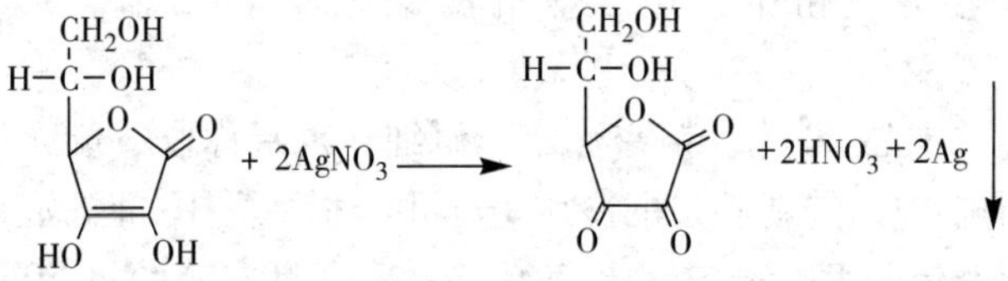

$$
\text{(结构式)} + 2AgNO_3 \longrightarrow \text{(结构式)} + 2HNO_3 + 2Ag \downarrow
$$

（2）与 2，6-二氯靛酚反应　2，6-二氯靛酚是一种染料，其氧化型在酸性介质中呈玫瑰红色，在碱性介质中显蓝色，与维生素 C 反应后生成还原型无色的酚亚胺。反应式如下：

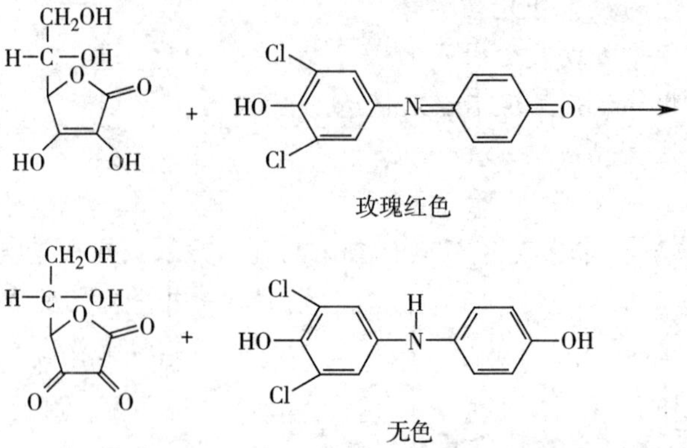

玫瑰红色

无色

2. 维生素 C 片含量测定 维生素 C 具有较强的还原性，在醋酸酸性条件下，可被碘定量氧化。根据消耗碘滴定液的体积，即可计算维生素 C 的含量。反应式如下：

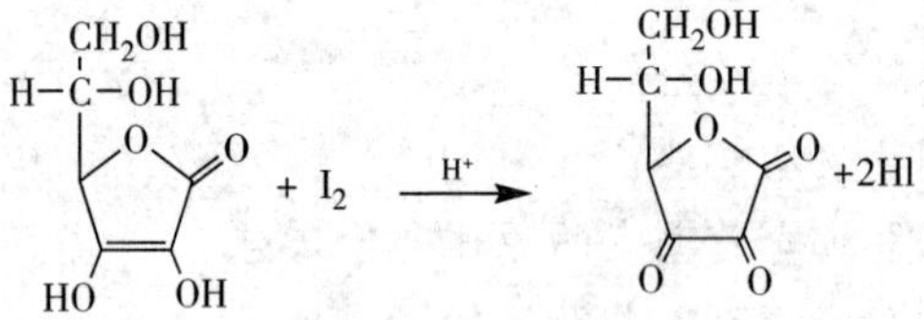

【实训条件】

（仪器、试剂、试药等，配制方法列为附录）

1. 仪器 分析天平、量筒、烧杯、酸式碱式滴定管、表面皿、容量瓶（250ml）、锥形瓶（250ml）、碘量瓶（250ml）、移液管（25ml）、洗瓶等常规分析仪器。

2. 试药及试剂 维生素 C 片、硝酸银试液、二氯靛酚钠试液、稀醋酸、碘滴定液（0.05mol/L）。

【操作方法】

1. 鉴别方法 取本品细粉适量（约相当于维生素 C 0.2g），加水 10ml，振摇使维生素 C 溶解，滤过，滤液分成二等份，在一份中加硝酸银试液 0.5ml，观察应生成银的黑色沉淀；在另一份中，加二氯靛酚钠试液 1~2 滴，观察试液的颜色应消失。

2. 含量测定 取本品 20 片，精密称定，研细，精密称取适量（约相当于维生素 C 0.2g），置 100ml 量瓶中，加新沸过的冷水 100ml 与稀醋酸 10ml 的混合液适量，振摇使维生素 C 溶解并稀释至刻度，摇匀，迅速滤过，精密量取续滤液 50ml，加淀粉指示液 1ml，立即用碘滴定液（0.05mol/L）滴定，至溶液显蓝色并持续 30 秒钟不退。每 1ml 碘滴定液（0.05mol/L）相当于 8.806mg 的 $C_6H_8O_6$。

$$C(\%) = \frac{C_{I_2} \times M_{C_6H_8O_6} \times \frac{V_{I_2}}{1000}}{W_{药片}} \times 100\%$$

2. 实验数据记录及处理

编　号	1	2	3
$W_{药片}$（g）			
V_{I_2}初读数（ml）			
V_{I_2}终读数（ml）			
V_{I_2}（ml）			

【注意事项】

（1）实验中所用指示剂为淀粉溶液。I_2与淀粉形成蓝色的加合物，灵敏度很高。温度升高，灵敏度反而下降。淀粉指示剂要在接近终点时加入。

（2）实验中加新沸的冷水，减少水中溶解氧对测定的影响。

【思考题】

（1）测定维生素C的溶液中为什么要加稀醋酸？

（2）碘量法的误差来源有哪些？应采取哪些措施减少误差？

附：溶液的配制（《中国药典》通则8002）

1. 硝酸银试液 取硝酸银17.5g，加水适量使溶解成1000ml，摇匀。

2. 二氯靛酚钠试液 取2,6-二氯靛酚钠0.1g，加水100ml溶解后，滤过，即得。

3. 稀醋酸 取冰醋酸60ml，加水稀释至1000ml，即得。

4. 碘滴定液（0.05mol/L） 取碘13.0g，加碘化钾36g与水50ml溶解后，加盐酸3滴与水适量使成1000ml，摇匀，用垂熔玻璃滤器滤过。

（刘　洋）

第十一章 甾体激素类药物分析

![学习目标]

知识目标

1. 掌握肾上腺皮质激素、雄性激素和蛋白同化激素、雌激素、孕激素的结构特征、性质及分析方法的应用。
2. 熟悉醋酸地塞米松、雌二醇、黄体酮的鉴别试验、杂质检查及含量测定原理与方法。
3. 了解雄性激素和蛋白同化激素的结构与性质。

能力目标

1. 正确理解醋酸地塞米松及其制剂、雌二醇及其制剂和黄体酮及其制剂的质量分析。
2. 学会高效液相色谱法和四氮唑盐比色法的含量测定及其计算方法。

甾体激素又称类固醇激素，是一类具有甾体结构的药物，其中一些为天然药物，一些为人工合成或半合成。甾体激素类药物可分为肾上腺皮质激素和性激素两大类，性激素又可分为雌激素、雄性激素及蛋白同化激素和孕激素。本类药物具有十分重要的生理功能，《中国药典》收载的药物及制剂有百余个品种。

第一节 结构与性质

一、结构与分类

无论是天然物还是人工合成的甾体激素类药物，它们均具有环戊烷并多氢菲母核，其基本骨架及位次编号如下：

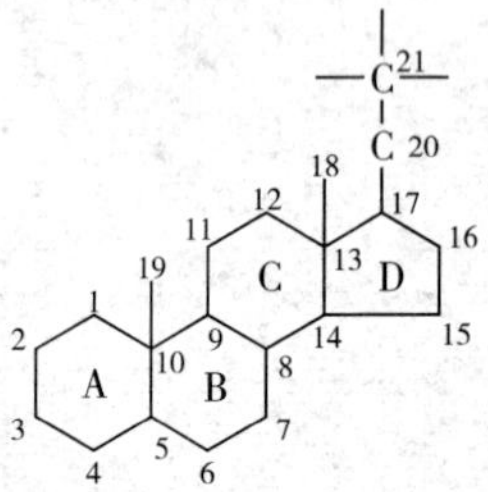

根据化学结构特点则可分为雌甾烷类、雄甾烷类及孕甾烷三类，具体各类甾体类药物的分类与结构特点见表11-1。

表11-1 甾体类药物分类及其结构特点

药物分类	结构特点
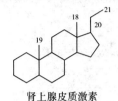 肾上腺皮质激素	A环具有 $\triangle^4$-3-酮基；α，β-不饱和羰基结构；C_{17} 上具有 α-醇酮基并多数有 α-羟基；C_{10}、C_{13} 具有角甲基；C_{11} 具有羟基或酮基
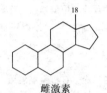 雌激素	A环为苯环，C_3 上具有酚羟基且有些形成了醚或酯；C_{10} 上无角甲基；C_{17} 具有 β-羟基或酮基，有些羟基形成酯，还有些具有乙炔基
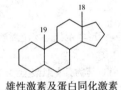 雄性激素及蛋白同化激素	雄性激素母核具有 19 个碳原子，蛋白同化激素母核具有 18 个碳原子，且 C_{10} 上无角甲基；A环具有 $\triangle^4$-3-酮基；C_{17} 上无侧链，多数为 β-羟基，有些是由该羟基形成的酯，有些具有 α-甲基
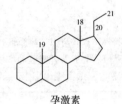 孕激素	A环具有 $\triangle^4$-3-酮基；C_{17} 上具有甲酮基，有些具有 α-羟基，与醋酸、己酸等形成酯（如醋酸甲地孕酮、醋酸氯地孕酮、己酸羟孕酮等）；还有些具有 $\triangle^6$、6β-甲基，6α-甲基，6β-氯

二、各类典型甾体激素类药物的结构与性质

甾体激素类药物既有相同的基本母核，又具有各自不同的取代基及理化性质，各类代表药物的结构和主要理化性质见表11-2。

表11-2 甾体激素类典型药物的结构与性质

药 物	结构式	性 质
醋酸地塞米松 （dexamethasone acetate）		1. 与强酸的呈色反应 此类药物多酮基和醇酮基易被氧化，能与硫酸、磷酸、高氯酸、盐酸等作用而呈色，其中以硫酸作用呈色应用最多，可用于鉴别

药　物	结构式	性　质

甲睾酮
（methyltestosterone）

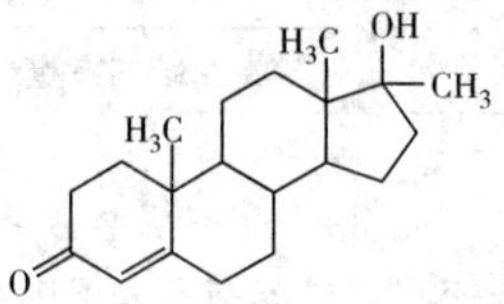

黄体酮
（progesterone）

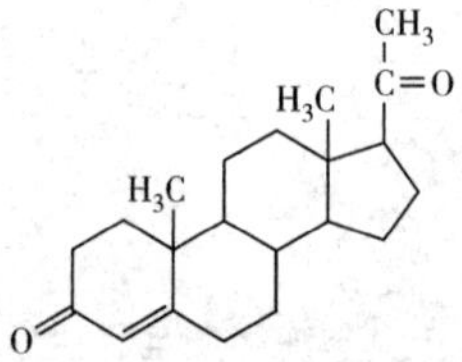

雌二醇
（estradiol）

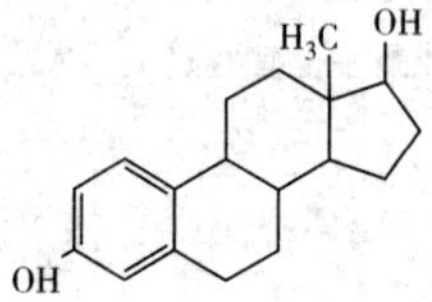

2. $C_{17}-\alpha-$醇酮基的呈色反应　$C_{17}-\alpha-$醇酮基具有还原性，能与四氮唑盐、碱性酒石酸铜试液、氨制硝酸银试液反应而呈色

3. 酮基呈色反应　$\triangle^4-3-$酮基、$C_{17}-\alpha-$醇酮基等可与羰基试剂（异烟肼、2、4-二硝基苯肼等）发生呈色反应

4. 甲酮基呈色反应　甲酮基能与亚硝基铁氰化钠、间二硝基苯、芳香醛等反应呈色

5. 有机氟呈色反应　有机氟经氧瓶燃烧成无机氟，与茜素氟蓝及硝酸亚铈反应，即显蓝紫色

6. 乙炔基反应　可与Ag^+形成白色沉淀

7. 水解性　有些药物具有羧酸酯的结构，水解后可产生羧酸，根据相应的性质鉴别

8. 吸收光谱特性　有些药物（雌激素）结构中含有苯环，具有紫外吸收和红外吸收光谱特征

第二节　典型药物分析

一、肾上腺皮质激素类药物

实例分析　醋酸地塞米松及其制剂的分析

醋酸地塞米松为白色或类白色的结晶或结晶性粉末；无臭、味微苦。在丙酮中易溶，在甲醇或无水乙醇中溶解，在乙醇或三氯甲烷中略溶，在乙醚中极微溶解，在水中不溶。

（一）鉴别

1. 与碱性酒石酸铜试液（斐林试液）的反应

方法： 取醋酸地塞米松约 10mg，加甲醇 1ml，微温溶解后，加热的碱性酒石酸铜试液 1ml，即生成红色沉淀。

反应式：

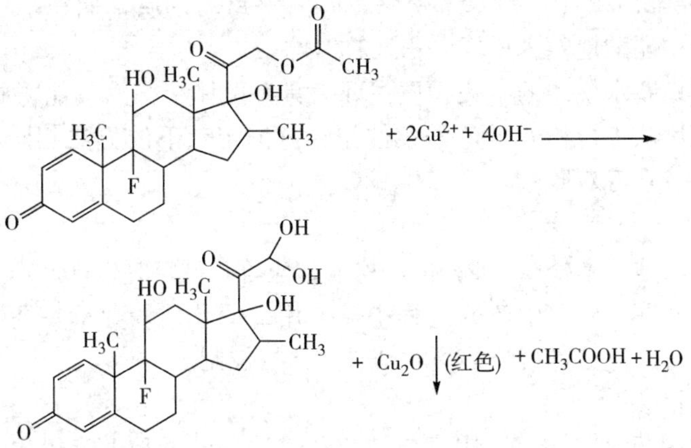

$+ 2Cu^{2+} + 4OH^-$ ⟶

$+ Cu_2O$ ↓(红色) $+ CH_3COOH + H_2O$

解析：醋酸地塞米松结构中 C_{17}-α-醇酮基具有还原性，可与碱性酒石酸铜试液（斐林试液）发生氧化还原反应生成红色氧化亚铜沉淀。

2. 水解产物的反应

方法：取醋酸地塞米松 50mg，加乙醇制氢氧化钾试液 2ml，置水浴中加热 5min，放冷，加硫酸溶液（1→2）2ml，缓缓煮沸 1min，即发生乙酸乙酯的香气。

解析：醋酸地塞米松结构中 C_{17} 上具有醋酸酯结构，在碱性条件下水解后，再加入硫酸溶液，生成的醋酸可与乙醇发生酯化反应，产生的乙酸乙酯具有香气。

3. 高效液相色谱法 在含量测定项下记录的色谱图中，供试品溶液主峰的保留时间应与对照品溶液主峰的保留时间一致。

4. 红外分光光度法 醋酸地塞米松的红外光吸收图谱应与对照的图谱一致。

解析：醋酸地塞米松结构中含有羟基、共轭双键、羰基、α-醇酮基、醋酸酯基，它们在红外光吸收图谱中均有特征吸收峰，可用于鉴别。

5. 有机氟化物的反应 本品显有机氟化物的鉴别反应。

解析：醋酸地塞米松结构中含有氟原子，可照《中国药典》（通则 0301）"一般鉴别试验"中"有机氟化物"项下的鉴别方法进行鉴别。

（二）检查

醋酸地塞米松除检查"干燥失重""炽灼残渣"外，还需检查"有关物质"和"硒"。其他的制剂应进行相应制剂的质量检查。

1. 有关物质

方法：取醋酸地塞米松适量，精密称定，加流动相溶解并定量稀释制成每 1ml 中约含 0.5mg 的溶液，作为供试品溶液（临用新制）；另取地塞米松对照品，精密称定，加流动相溶解并定量稀释制成每 1ml 中约含 0.5mg 的溶液，精密量取 1ml，加供试品溶液 1ml，置同一 100ml 量瓶中，用流动相稀释至刻度，摇匀，作为对照溶液。照含量测定项下的色谱条件，取对照溶液注入液相色谱仪，调节检测灵敏度，使醋酸地塞米松峰的峰高约为满量程的 30%。再精密量取供试品溶液与对照溶液各 20μl，分别注入液相色谱仪，记录色谱图至供试品溶液主成分峰保留时间的 2 倍。供试品溶液的色谱图中如有与对照溶液中地塞米松保留时间一致的色谱峰，按外标法以峰面积计算，其含量不得过 0.5%；其他单个杂质峰面积不得大于对照溶液中醋酸地塞米松峰面积的 0.5 倍（0.5%），各杂质峰面积（与地塞米松保留时间一致的杂质峰面积乘以 1.13）的和不得大于对照溶液中醋酸地塞米松峰面积（1.0%）。

解析：醋酸地塞米松中的有关物质主要为具有甾体结构的其他物质，《中国药典》采用高效液相色谱法进行检查，色谱条件与含量测定项下的方法相同，测定方法为加校正因子的主成分自身对照法。

2. 硒

方法：取醋酸地塞米松 0.10g，依法检查，应符合规定（0.005%）。

解析：醋酸地塞米松在生产的过程中需使用二氧化硒脱氢，在药物中可能引入微量硒。过量的硒对人体有毒害，必须对其进行严格控制。

（三）含量测定

现行版《中国药典》中，采用高效液相色谱法对醋酸地塞米松原料药及片剂、乳膏进行含量测定，而对其注射液则采用四氮唑盐比色法进行测定。

1. 醋酸地塞米松原料药

色谱条件与系统适用性试验：照高效液相色谱法（通则 0512）测定。用十八烷基硅烷键合硅胶为填充剂；以乙腈-水（40:60）为流动相；检测波长为 240nm。取有关物质项下的对照溶液 20μl 注入液相色谱仪，出峰顺序依次为地塞米松与醋酸地塞米松，地塞米松峰与醋酸地塞米松峰的分离度应大于 20.0。

测定方法：取醋酸地塞米松原料药适量，精密称定，加甲醇溶解并定量稀释制成每 1ml 中约含 50μg 的溶液，精密量取 20μl 注入液相色谱仪，记录色谱图；另取醋酸地塞米松对照品，同法测定。按外标法以峰面积计算，即得。

$$含量(\%) = \frac{C_R \times \dfrac{A_x}{A_R} \times D}{m} \times 100\% \tag{11-1}$$

式中：C_R 为对照品溶液的浓度（mg/ml）；A_x 为供试品的峰面积；A_R 为对照品的峰面积；D 为供试品的稀释倍数；m 为供试品的取样量（mg）。

解析：《中国药典》采用高效液相色谱法对醋酸地塞米松原料药进行含量测定，测定方法为外标法。而对醋酸地塞米松片剂进行含量测定时，需先除去片剂中的辅料后再照原料药含量测定项下的方法进行。

2. 醋酸地塞米松乳膏的含量测定

色谱条件与系统适用性试验：照高效液相色谱法（通则 0512）测定。用十八烷基硅烷键合硅胶为填充剂；以甲醇-水（66:34）为流动相；检测波长为 240nm，理论塔板数按醋酸地塞米松峰计算不低于 3500。

测定方法：取本品适量（约相当于醋酸地塞米松 0.5mg），精密称定，精密加甲醇 50ml，用匀浆机以 9500r/min 搅拌 30s，置冰浴中放置 1h，经有机相滤膜（0.45μm）滤过，弃去初滤液 5ml，精密量取 20μl 注入液相色谱仪，记录色谱图；另取醋酸地塞米松对照品，精密称定，加甲醇溶解并定量稀释制成每 1ml 中约含 10μg 的溶液，同法测定，按外标法以峰面积计算，即得。

解析：醋酸地塞米松乳膏剂中含有的基质，对药物的含量测定会有一定的干扰，因此需先除去基质后再采用高效液相色谱法进行测定，测定方法为外标法。

3. 醋酸地塞米松注射液的含量测定

测定方法：取醋酸地塞米松注射液，摇匀，精密量取5ml（约相当于醋酸地塞米松25mg），置100ml量瓶中，加无水乙醇适量，振摇使醋酸地塞米松溶解并稀释至刻度，摇匀，滤过，取续滤液作为供试品溶液；另取醋酸地塞米松对照品约25mg，精密称定，置100ml量瓶中，加无水乙醇溶解并稀释至刻度，摇匀，作为对照品溶液。精密量取供试品溶液与对照品溶液各1ml，分别置干燥具塞试管中，各精密加无水乙醇9ml与氯化三苯四氮唑试液1ml，摇匀，再各精密加氢氧化四甲基铵试液1ml，摇匀，在25℃的暗处放置40~50min，照紫外-可见分光光度法，在485nm的波长处分别测定吸光度，计算，即得。

$$标示量(\%) = \frac{C_R \times \dfrac{A_x}{A_R} \times 100 \times 每支容量}{m \times S} \times 100\% \tag{11-2}$$

式中：C_R为对照品溶液的浓度（mg/ml）；A_x为供试品溶液的吸光度；A_R为对照品溶液的吸光度；100为供试品溶液的稀释倍数；m为供试品的取样量（ml）；S为每支注射液的标示量（mg）。

解析：醋酸地塞米松结构中$C_{17}-\alpha-$醇酮基具有还原性，在强碱性溶液中可将四氮唑盐定量的还原为有色甲臜（formazan），通过测定其吸光度对其注射液进行含量测定。

知识链接

常用的四氮唑盐及四氮唑比色法

常用的四氮唑盐有两种：①2，3，5-三苯基氯化四氮唑（TTC），简称为氯化三苯四氮唑或红四氮唑（RT），其还原产物为不溶于水的深红色三苯甲臜，在480~490nm波长处有最大吸收。②蓝四氮唑（BT），即3，3'-二甲氧苯基-双4，4'-（3，5-二苯基）氯化四氮唑，其还原产物为暗蓝色的双甲臜，在525nm波长处有最大吸收。

四氮唑比色法广泛用于肾上腺皮质激素类药物特别是制剂的含量测定，但测定时受各种因素如药物结构、溶剂、反应温度和时间、水分、碱的浓度、空气中的氧等影响，对形成的甲臜反应速度、呈色强度和稳定性都有影响。

二、雌激素类药物

实例分析 雌二醇的分析

雌二醇为白色或乳白色结晶性粉末；无臭。本品在二氧六环或丙酮中溶解，在乙醇中略溶，在水中不溶。

（一）鉴别

1. 与硫酸-三氯化铁的反应

方法：取雌二醇约2mg，加硫酸2ml溶解，有黄绿色荧光，加三氯化铁试液2滴，呈草绿色，再加水稀释，则变为红色。

解析：多数甾体激素类药物能与硫酸、盐酸、高氯酸等强酸反应显色，其中与硫酸的呈色反应应用较广，雌二醇与硫酸显黄绿色荧光；雌二醇结构中含有酚羟基，能与三氯化铁反应成草绿色。

2. 紫外-可见分光光度法 取含量测定项下的溶液，照紫外-可见分光光度法（通则0401）测定，在280mn的波长处有最大吸收。

解析：雌二醇A环为苯环，在紫外光区有特征吸收，可用紫外-可见分光光度法进行鉴别。

3. 红外分光光度法 雌二醇的红外光吸收图谱应与对照的图谱一致。

（二）检查

雌二醇除检查"水分"、"炽灼残渣"外，还需检查"有关物质"。其他的制剂应进行相应制剂的质量检查。

方法：取雌二醇适量，加含量测定项下的流动相溶解并稀释制成每1ml中约含1mg的溶液，作为供试品溶液；精密量取1ml，置100ml量瓶中，用流动相稀释至刻度，摇匀，作为对照溶液。另取雌二醇与雌酮，加流动相溶解并稀释制成每1ml中各含0.1mg的溶液，作为系统适用性试验溶液。照含量测定项下的色谱条件，检测波长为220nm。取系统适用性试验溶液10μl注入液相色谱仪，雌二醇峰与雌酮峰的分离度应大于2.0。取对照溶液10μl注入液相色谱仪，调节检测灵敏度，使主成分色谱峰的峰高约为满量程的50%。再精密量取供试品溶液与对照溶液各10μl，分别注入液相色谱仪，记录色谱图至主成分峰保留时间的2倍，供试品溶液的色谱图中如有杂质峰，单个杂质峰面积不得大于对照溶液主峰面积的0.5倍（0.5%），各杂质峰面积的和不得大于对照液主峰面积（1.0%）。

解析：雌二醇中的有关物质主要为结构相似的其他甾体，《中国药典》采用高效液相色谱法进行检查，色谱条件与含量测定项下的方法相同，测定方法为不加校正因子的主成分自身对照法。

（三）含量测定

《中国药典》采用高效液相色谱法测定雌二醇原料药的含量。

色谱条件与系统适用性试验：照高效液相色谱法（通则0512）测定。用十八烷基硅烷键合硅胶为填充剂；以乙腈-水（55：45）为流动相；检测波长为205nm，理论板数按雌二醇峰计算不低于3000。

测定法：取雌二醇适量，精密称定，加甲醇溶解并定量稀释制成每1ml中约含0.50mg的溶液，精密量取10ml，置200ml量瓶中，用流动相稀释至刻度，摇匀，精密量取20μl注入液相色谱仪，记录色谱图；另取雌二醇对照品，同法测定。按外标法以峰面积计算，即得。

$$含量(\%) = \frac{C_R \times \dfrac{A_x}{A_R} \times D}{m} \times 100\% \qquad (11-3)$$

式中：C_R为对照品溶液的浓度（mg/ml）；A_x为供试品的峰面积；A_R为对照品的峰面积；D为供试品的稀释倍数；m为供试品的取样量（mg）。

解析：《中国药典》采用高效液相色谱法对雌二醇进行含量测定，检查方法为外标法。雌二醇的百分含量为按无水物计算，含 $C_{18}H_{24}O_2$ 应为 97.0% ~ 103.0%。

知识链接

Kober 反应比色法

　　Kober 反应是指雌激素与硫酸-乙醇共热呈色，用水或稀硫酸稀释后重新加热发生颜色改变，并在 515nm 附近有最大吸收。

　　Kober 反应有两步：①与硫酸-乙醇光热产生黄色，在 465nm 处有最大吸收；②加水或稀硫酸稀释，重新加热显桃红色，在 515nm 处有最大吸收。

三、孕激素类药物

实例分析　黄体酮及其制剂的分析

黄体酮为白色或类白色结晶性粉末；无臭，无味。在三氯甲烷中极易溶解，在乙醇、乙醚或植物油中溶解，在水中不溶。黄体酮注射液为无色至淡黄色的澄明油状液体。

（一）鉴别

1. 与亚硝基铁氰化钠的反应

方法：取黄体酮约 5mg，加甲醇 0.2ml 溶解后，加亚硝基铁氰化钠的细粉约 3mg、碳酸钠与醋酸铵各约 50mg，放置 10~30min，应显蓝紫色。

反应式：

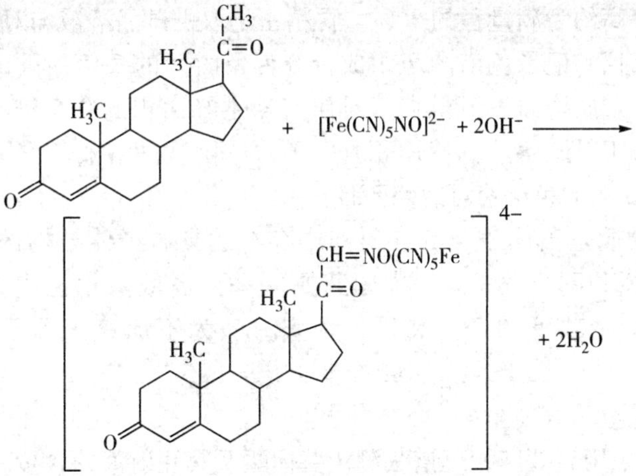

解析：黄体酮结构中含有 C_{17}-甲酮基，能与亚硝基铁氰化钠反应，生成蓝紫色配位化合物，其他常用甾体激素均不显蓝紫色，或不显色，该反应是黄体酮的灵敏、专属鉴别方法。

2. 与异烟肼的反应

方法：取黄体酮约 0.5mg，加异烟肼约 1mg 与甲醇 1ml 溶解后，加稀盐酸 1 滴，即显黄色。

反应式：

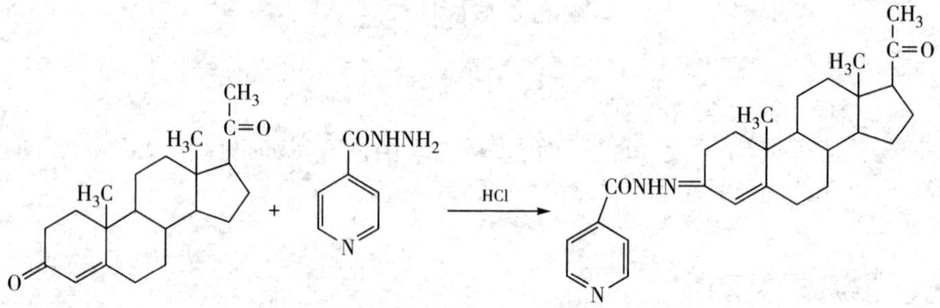

解析：甾体激素的 C_3 酮基及 C_{20} 酮基都能在酸性条件下与异烟肼、2，4-二硝基苯肼等羰基试剂反应呈色，黄体酮 C_3 酮基与异烟肼缩合生成异烟腙而呈黄色。

3. 高效液相色谱法 在含量测定项下记录的色谱图中，供试品溶液主峰的保留时间应与对照品溶液主峰的保留时间一致。

4. 红外光谱法 黄体酮分子结构中有甲酮基、共轭双键、羰基，其红外光谱有相应的特征吸收。《中国药典》规定本品的红外吸收图谱应与对照的图谱一致。

（二）检查

《中国药典》规定对黄体酮除了要检查"干燥失重"外，还需检查"有关物质"。

方法：取黄体酮适量，加甲醇溶解并稀释制成每 1ml 中约含 1mg 的溶液，作为供试品溶液；精密量取 1ml，置 100ml 量瓶中，用甲醇稀释至刻度，摇匀，作为对照溶液。照含量测定项下的色谱条件，取对照溶液 10μl 注入液相色谱仪，调节检测灵敏度，使主成分色谱峰的峰高约为满量程的 30%。再精密量取供试品溶液与对照品溶液各 10μl，分别注入液相色谱仪，记录色谱图至主成分峰保留时间的 2 倍，供试品溶液色谱图中如有杂质峰，单个杂质峰面积不得大于对照溶液主峰面积的 0.5 倍（0.5%），各杂质峰面积的和不得大于对照溶液主峰面积（1.0%）。供试品溶液色谱图中任何小于对照溶液主峰面积 0.05 倍的色谱峰可忽略不计。

解析：有关物质是黄体酮及其注射液中存在的具有甾体结构的其他物质，包括残留的合成中间体和副产物等。《中国药典》采用高效液相色谱法检查有关物质，色谱条件与含量测定项下的条件相同，检查方法为不加校正因子的主成分自身对照法。

（三）含量测定

《中国药典》采用高效液相色谱法测定黄体酮及其注射液的含量。

色谱条件与系统适用性试验：照高效液相色谱法（通则 0512）测定。用辛烷基硅烷键合硅胶为填充剂；以甲醇-乙腈-水（25：35：40）为流动相；检测波长为 241nm。取本品 25mg，置 25ml 量瓶中，加 0.1mol/L 氢氧化钠甲醇溶液 10ml 使溶解，置 60℃水浴中保温 4h，放冷，用 1mol/L 盐酸溶液调节至中性，用甲醇稀释至刻度，摇匀，取 10μl 注入液相色谱仪，调节流速使黄体酮峰的保留时间约为 12min，调节检测灵敏度，使主成分色谱峰的峰高达到满量程，色谱图中黄体酮峰与相对保留时间约为1.1的降解产物峰的分离度应大于4.0。

黄体酮注射液测定法：用内容量移液管精密量取本品适量（约相当于黄体酮50mg），置50ml量瓶中，用乙醚分数次洗涤移液管内壁，洗液并入量瓶中，用乙醚稀释至刻度，摇匀，精密量取5ml，置具塞离心管中，在温水浴中使乙醚挥散，用甲醇振摇提取4次（第1~3次各5ml，第4次3ml）每次振摇10min后离心15min，并将甲醇液移置25ml量瓶中，合并提取液，用甲醇稀释至刻度，摇匀，精密量取10μl注入液相色谱仪，记录色谱图；另取黄体酮对照品，同法测定。按外标法以峰面积计算，即得。《中国药典》规定：本品含黄体酮（$C_{21}H_{30}O_2$）应为标示量的93.0%~107.0%。

$$标示量(\%) = \frac{C_R \times \dfrac{A_x}{A_R} \times D \times 每支容量}{m \times S} \times 100\% \tag{11-4}$$

式中：C_R为对照品的浓度（mg/ml）；A_x为供试品的峰面积；A_R为对照品的峰面积；D为供试品的稀释倍数；m为供试品的取样量（ml）；S为每支注射液的标示量（mg）。

解析：《中国药典》采用高效液相色谱法对黄体酮进行含量测定，检查方法为外标法。黄体酮的百分含量为按干燥品计算，含$C_{21}H_{30}O_2$应为98.0%~103.0%。

本 章 小 结

	结构与性质	实例：醋酸地塞米松		
		鉴别	特殊杂质	含量测定
肾上腺皮质激素	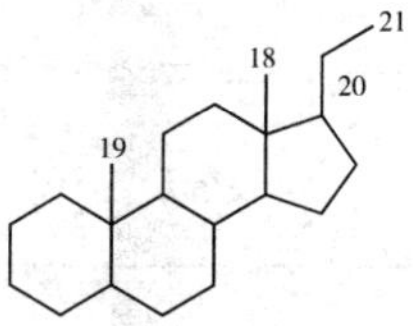 1. 还原性 2. 硫酸呈色反应 3. 有机氟、氯反应 4. 水解性 5. 光谱特性	1. 与斐林试液反应 2. 水解产物的反应 3. HPLC法 4. IR法 5. 有机氟化物反应	1. 有关物质（HPLC法） 2. 硒（二氨基萘比色法）	1. 原料药、片剂（HPLC法） 2. 乳膏剂（HPLC法） 3. 注射剂（四氮唑比色法）

续表

结构与性质	实例：雌二醇		
	鉴别	特殊杂质	含量测定
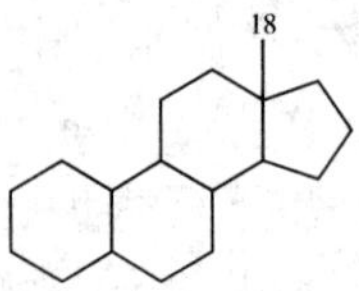 **雌性激素** 1. 硫酸呈色反应 2. 硝酸银沉淀反应 3. 酚羟基反应 4. 沉淀反应 5. 光谱特性	1. 与 H_2SO_4-$FeCl_3$反应 2. UV 法 3. IR 法	有关物质（HPLC 法）	HPLC 法（原料药）

结 构	性 质
雄性激素及蛋白同化激素	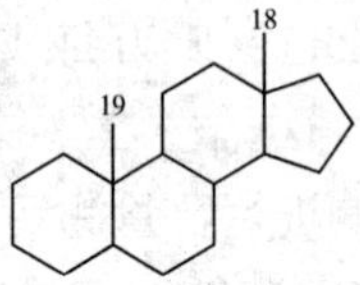 1. 硫酸呈色反应 2. 光谱特性

结构与性质	实例 黄体酮		
	鉴别	特殊杂质	含量测定
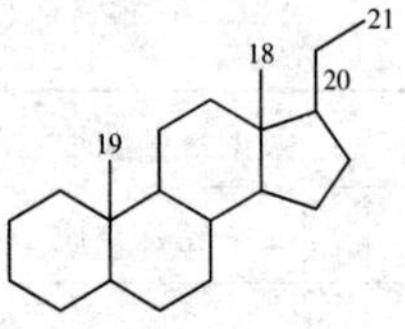 **孕激素** 1. 硫酸呈色反应 2. 亚硝基铁氰化钠反应 3. 异烟肼反应 4. 光谱特性	1. 与亚硝基铁氰化钠反应 2. 与异烟肼反应 3. IR 法 4. HPLC 法	有关物质（HPLC 法）	HPLC 法（原料药、注射液）

目标检测

一、单项选择题

1. 甾体激素类药物共有的化学结构是（　　　）

　　A. 环戊烷并多氢菲　　　　　　　　B. C_{17}-α-醇酮基

　　C. 苯环　　　　　　　　　　　　　D. $\triangle^4$-3-酮基

　　E. 乙炔基

2. 炔雌醇的乙醇溶液，加硝酸银试液产生白色沉淀反应的依据是（　　　）

    A. C_{17} 上羟基的特征　　　　　　　　　B. C_3 上的的酚羟基的酸性

    C. 分子结构中苯环特征　　　　　　　　D. C_3 上酚羟基和 Ag^+ 生成白色沉淀

    E. C_{17} 上乙炔基和 Ag^+ 生成炔银盐

3. 能与亚硝基铁氰化钠反应生成蓝紫色的药物是（　　　）

    A. 苯丙酸诺龙　　　　B. 黄体酮　　　　C. 醋酸可的松

    D. 雌二醇　　　　　　E. 以上都不对

4. 下列药物中，水解产物与乙醇反应生成醋酸乙酯香气的是（　　　）

    A. 甲睾酮　　　　　　B. 炔雌醇　　　　C. 炔诺孕酮

    D. 黄体酮　　　　　　E. 醋酸地塞米松

5. 《中国药典》中，甾体激素类药物的含量测定使用最多的方法是（　　　）

    A. 紫外-可见分光光度法　　　　　　　　B. 高效液相色谱法

    C. 四氮唑盐比色法　　　　　　　　　　D. 异烟肼比色法

    E. Kober 反应比色法

6. 用四氮唑比色法测定皮质激素类药物，是利用 $C_{17}-\alpha$ 醇酮基的何种性质（　　　）

    A. 氧化性　　　　　　B. 还原性　　　　C. 可加成性

    D. 酸性　　　　　　　E. 碱性

二、配伍选择题

[7~11]

    A. C_{17}-甲酮基　　　B. $C_{17}-\alpha$-醇酮基　　C. C_{17}-乙炔基

    D. A 环 $\triangle^4$-3-酮基　E. 甾体母核

7. 与硫酸的呈色反应（　　　）

8. 与氨制硝酸银试液反应生成黑色沉淀（　　　）

9. 黄体酮与亚硝基铁氰化钠反应显蓝紫色（　　　）

10. 肾上腺皮质激素、雌性激素等有紫外吸收（　　　）

11. 与硝酸银试液反应产生白色沉淀（　　　）

[12~15]

    A. 亚硝基铁氰化钠　　　　　　　　　　B. 硫酸

    C. 异烟肼　　　　　　　　　　　　　　D. 茜素氟蓝及硝酸亚铈

    E. 四氮唑盐

12. 有机氟化物的呈色反应（　　　）

13. α-醇酮基的呈色反应（　　　）

14. 羰基的呈色反应（　　　）

15. 甲酮基的呈色反应（　　　）

三、多项选择题

16. 黄体酮的鉴别试验可有（　　　）

    A. 与三氯化铁反应　　　　　　　　　　B. 与亚硝酸钠反应

    C. 与亚硝基铁氰化钠试液反应　　　　　D. 与异烟肼的反应

E. 红外分光光度法

17.《中国药典》对醋酸地塞米松及其制剂的含量测定采用（　　　）

A. 高效液相色谱法　　　　　　　　　B. 四氮唑盐法

C. 紫外分光光度法　　　　　　　　　D. 红外分光光度法

E. Kober 反应比色法

四、简答题

1. 鉴别醋酸地塞米松常用哪些方法？

2. 黄体酮的专属鉴别反应是什么？其原理是什么？

五、计算题

醋酸泼尼松龙片的含量测定：取本品20片（规格5mg），精密称定为0.730 8g，研细，精密称取0.153 0g（约相当于醋酸泼尼松龙20mg），置100ml量瓶中，加无水乙醇约60ml，振摇15min使醋酸泼尼松龙溶解，用无水乙醇稀释至刻度，摇匀，滤过，精密量取续滤液5ml，置另一100ml量瓶中，用无水乙醇稀释至刻度，摇匀，照紫外-可见分光光度法（通则0401），在243nm的波长处测定吸光度为0.386，按 $C_{23}H_{30}O_6$ 的吸收系数（$E_{1cm}^{1\%}$）为370计算醋酸泼尼松龙片的百分含量。

实训十一　　醋酸泼尼松片的含量测定

【实训目的】

（1）掌握醋酸泼尼松片的结构性质，含量测定的操作方法、结果计算和判断标准。

（2）学会高效液相色谱仪的正确操作方法。

（3）了解高效液相色谱仪的主要结构及工作原理。

【实训原理】

（1）高相色谱法系采用高压输液泵将规定的流动相泵入装有填充剂的色谱柱进行分离测定的色谱方法。注入的供试品，由流动相带入柱内，各成分在柱内被分离，并依次进入检测器，由记录仪、积分仪或数据处理系统记录色谱信号。

（2）醋酸泼尼松结构中A环具有 $\triangle^4$-3-酮基，其在240nm波长处有最大吸收，因此可用紫外检测器进行测定。

【实训条件】

1. 仪器　高效液相色谱仪、电子分析天平、称量瓶、药匙、研钵、玻璃漏斗、量筒（5ml）、进样器、量瓶（50ml）、滤纸、胶头滴管。

2. 试药与试剂　醋酸泼尼松片（5mg/片）、纯化水、乙腈、甲醇、醋酸泼尼松对照品。

【操作方法】

1. 色谱条件与系统适用性试验

用十八烷基硅烷键合硅胶为填充剂；以乙腈-水（33：67）为流动相；检测波长为240nm。醋酸泼尼松峰与相邻杂质峰的分离度应符合要求。

2. 样品测定

取本品20片，精密称定，研细，精密称取适量（约相当于醋酸泼尼松5mg），置50ml量瓶中，加甲醇30ml，充分振摇使醋酸泼尼松溶解，用甲醇稀释至刻度，摇匀，滤过，精密量取续滤液20μl，注入液相色谱仪，记录色谱图；另取醋酸泼尼松对照品，同法测定。按外标法以峰面积计算，即得。

3. 实验数据记录与处理

品名：_____　批号：_____　规格：_____
温度：_____　湿度：_____
平均片重（$\bar{w}$）：_____　样品片粉质量（m）：_____
对照品浓度（C_R）：_____　测定时间：_____

	样品峰面积（A_x）	对照品峰面积（A_R）
1		
2		
3		
平均值		

4. 结果计算与判断

$$标示量(\%) = \frac{C_R \times \dfrac{A_x}{A_R} \times D \times \bar{w}}{m \times 标示量} \times 100\%$$

醋酸泼尼松片应含醋酸泼尼松（$C_{23}H_{28}O_6$）应为标示量的90.0%～110.0%。

【注意事项】

（1）此实验过程中应注意进样量的一致，因此，采用注射过量的样品体积，通过进样环来定量进样。

（2）高效液相色谱法中所用的溶剂均需用0.4μm的滤器过滤处理，流动相经脱气后方可使用。

（3）使用前微量注射器应清洗几次，用毕，再用甲醇或丙酮洗涤数次。

（4）做完实验后，反相色谱柱需用甲醇冲洗20～30min，若流动相中含盐或缓冲液，先用水冲洗，再用甲醇冲洗，以保护色谱柱。

【思考题】

（1）除了高效液相色谱法，醋酸泼尼松还可采用什么方法测定含量？

（2）对本次实验结果进行讨论。

第十二章　药物制剂分析

学习目标

知识目标

1. 掌握片剂、注射剂等常见剂型的检测项目及相关计算。
2. 熟悉制药用水的检测项目以及胶囊剂、颗粒剂、糖浆剂、散剂、栓剂、滴眼剂的质量分析方法。
3. 了解制剂，中药制剂、药用辅料、药品包装材料的质量分析特点。

能力目标

1. 能正确的理解制剂的剂型检查。
2. 能运用药品质量标准进行重量差异、装量差异、溶出度、含量均匀度、可见异物、崩解时限等相关项目的操作及计算，并做出结果判断。
3. 运用药品质量标准完成葡萄糖注射液、复方板蓝根颗粒的质量分析，能正确地记录试验结果并完成检验报告。

第一节　药物制剂分析的特点

临床使用的药物一般都不是原料药，而是把原料药物制成各种各样的药物制剂，以更好地发挥药物的疗效，便于病人服用，降低毒副作用，并便于使用、储藏和运输。《中国药典》收载的制剂类型有片剂、注射液、胶囊剂等剂型。

与原料药相比，由于制剂的组成复杂（含有活性成分和辅料）、药物含量低、需进行剂型检查等原因，药物制剂分析通常比原料药分析困难，不同类型的药物制剂，其质量控制项目、质量指标、分析方法及药品预处理方法也常常不同。表 12-1 列出了《中国药典》吲哚美辛及其制剂的分析。

表 12-1　吲哚美辛及其制剂的分析

药品名称	性状	鉴别	检查	含量测定	
				分析方法	预处理方法
吲哚美辛	为类白色至微黄色结晶性粉末；几乎无臭，无味；在丙酮中溶解，在甲醇、乙醇、三氯甲烷或乙醚中略溶，在甲苯中极微溶解，在水中几乎不溶；熔点为 158~162℃；吸收系数（$E_{1cm}^{1\%}$）为 185~200	1. 与重铬酸钾/硫酸反应　显紫色 2. 与亚硝酸钠反应　绿色变为黄色 3. IR 法	1. 氯化物 2. 有关物质（0.5%） 3. 干燥失重 4. 炽灼残渣 5. 重金属	酸碱滴定法	

续表

药品名称	性状	鉴别	检查	含量测定	
				分析方法	预处理方法
吲哚美辛贴片	为无色透明片状聚丙烯酸酯贴片	1. 与重铬酸钾/硫酸反应 显紫色 2. 与亚硝酸钠反应绿色变为黄色	1. 含量均匀度 2. 符合贴剂的有关规定	紫外分光光度法	冷浸法
吲哚美辛栓	为脂肪性基质制成的白色至淡黄色栓	1. 与重铬酸钾/硫酸反应 显紫色 2. 与亚硝酸钠反应绿色变为黄色	1. 有关物质 HPLC法，杂质峰面积的和不得大于对照液主峰面积的 2 倍（2.0%） 2. 符合栓剂的有关规定	HPLC法	水浴加热提取

一、性状分析的特点

原料药的性状包括外观、颜色、味道、气味、溶解度、还有一些物理常数的测定，从多方面体现药物的品质。制剂一般只描绘外观即可。

二、鉴别分析的特点

制剂鉴别所使用的方法一般与原料药类似。由于药物制剂均采用经鉴别且符合规定的原料药为活性成分，药物制剂的鉴别有时被弱化。如果辅料对鉴别有干扰，则视具体情况采用不同的措施排除干扰。如乙酰唑胺片的鉴别是先将供试品研细后，用氢氧化钠溶解并滤过，取滤液再按原料药鉴别方法鉴别。如果主药成分含量低，则应该采用灵敏度更高、专属性更强的方法进行鉴别。

三、杂质检查的特点

药物制剂的检查项目主要包括杂质检查、剂型检查和安全性检查

（一）杂质检查

药物制剂是由符合药用规格的原料药并按照一定的生产工艺制备而成的，故制剂的杂质检查不需要重复原料药的检查项目。主要检查制剂过程中带入的杂质；制剂制备和储藏过程中可能产生的杂质（原料药未控制的）；制剂制备和储藏过程中可能增加的杂质（原料药已控制的）。如葡萄糖注射液中就增加了5-羟甲基糠醛的检查（制备过程中产生的）、重金属的检查（原料药已控制，但生产过程中可能增加）。

（二）剂型检查及安全性检查

为了保证药物制剂的稳定性、均一性、有效性和安全性，《中国药典》四部"制剂通则"中收载的剂型项下规定了不同剂型的常规检查项目。如片剂一般需要做"重量差异"或者"含量均匀度"、"崩解时限"或者"溶出度"等检查项目；注射液一般需要检查"pH"、"渗透压摩尔浓度"、"不溶性微粒""无菌"和"细菌内毒素"等，目的就是为了保证注射液的安全性。

四、含量测定的特点

药物制剂含量测定大多采用与原料药不同的方法。原料药的含量测定采用滴定分析法的较多。而制剂因为辅料的干扰，主药含量较少，大多采用灵敏度更高的仪器分析方法，如 HPLC、紫外分光光度法等。而且制剂的含量测定中大多数要经过样品的预处理，以消除辅料的干扰。如表12-1中吲哚美辛的原料药含量测定选用酸碱滴定法且没有样品预处理过程，而制剂则采用了 HPLC 和紫外-可将分光光度法，而且不同剂型的样品预处理方法也可能不同。

（一）干扰物的排除

1. 片剂中常见干扰物的排除

（1）糖类 淀粉、糊精、蔗糖、乳糖等是片剂常用的稀释剂，其中乳糖本身具有还原性，其他的物质的水解产物葡萄糖具有还原性，因此糖类干扰氧化还原滴定法，特别是使用具有较强氧化性的滴定剂，如高锰酸钾法。所以含糖类辅料的片剂在选择含量测定方法时应避免使用氧化性强的滴定液。

 案例解析

硫酸亚铁片的含量测定

取本品10片，置200ml量瓶中，加稀硫酸60ml与新沸过的冷水适量，振摇使硫酸亚铁溶解，用新沸过的冷水稀释至刻度，摇匀，用干燥滤纸迅速滤过，精密量取续滤液30ml，加邻二氮菲指示液数滴，立即用硫酸铈滴定液（0.1mol/L）滴定。

解析： 硫酸亚铁的原料药选择的是高锰酸钾法，而其片剂因为加了含糖类附加剂，所以选择了氧化性稍弱的硫酸铈滴定液。

（2）硬脂酸镁 硬脂酸镁是片剂常用的润滑剂，其对含量测定的干扰分为两个方面，一方面 Mg^{2+} 可能干扰配位滴定，如果干扰可加掩蔽剂酒石酸消除干扰。另一方面是硬脂酸根离子干扰非水滴定，这种情况出现在主药含量少而硬脂酸镁含量大时。消除的方法主要有两种，第一种方法就是如果药物是脂溶性的，就采用适当的有机溶剂提取出药物后再测定。第二种方法就是采用其他的分析方法。

 案例解析一

硫酸喹宁片的含量测定

取本品20片，除去包衣后，精密称定，研细，精密称取适量（约相当于硫酸奎宁0.3g），置分液漏斗中，加氯化钠0.5g与0.1mol/L氢氧化钠溶液10ml，混匀，精密加三氯甲烷50ml，振摇10min，静置，分取三氯甲烷液，用干燥滤纸滤过，精密量取续滤液25ml，加醋酐5ml与二甲基黄指示液2滴，用高氯酸滴定液（0.1mol/L）滴定至溶液显玫瑰红色，并将滴定结果用空白试验校正。

解析： 将硫酸奎宁先用氢氧化钠碱化游离，再用三氯甲烷提取后用非水滴定法测定。

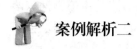 **案例解析二**

盐酸吗啡片的含量测定

取本品 20 片，精密称定，研细，精密称取适量（约相当于盐酸吗啡 10mg），置 100ml 量瓶中，加水 50ml，振摇，使盐酸吗啡溶解，用水稀释至刻度，摇匀，滤过，精密量取续滤液 15ml，置 50ml 量瓶中，加 0.2mol/L 氢氧化钠溶液 25ml，用水稀释至刻度，摇匀，照紫外-可见光光度法，在 250nm 的波长处测定吸光度；另取吗啡对照品适量，精密称定，用 0.1mol/L 氢氧化钠溶液溶解并定量稀释制成每 1ml 中约含 20μg 的溶液，同法测定，计算，结果乘以 1.317 即得盐酸吗啡的含量。

解析： 盐酸吗啡原料药采用非水滴定法，而其片剂则采用了紫外-可见分光光度法。

（3）滑石粉 片剂中含有滑石粉、硫酸钙、硬脂酸镁等水中不溶物时，对折光法、旋光法、紫外分光光度法、比浊法有干扰，可采用适当的溶剂将被测物质溶解出来后，再过滤分离悬浮微粒后，再进行测定。上述案例分析中盐酸吗啡片的含量测定就采用了过滤的操作方法。

2. 注射液中常见干扰物的排除

（1）抗氧剂 具有还原性药物的注射剂；需加入抗氧剂以增加药物的稳定性。这些物质具有较好的还原性，对氧化还原滴定法会产生一定的干扰。消除的方法主要有：加入掩蔽剂、加酸分解、加入弱氧化剂、加碱后用有机溶剂提取、改变测定波长等。

 案例解析一

维生素 C 注射液的含量测定

精密量取本品适量（约相当于维生素 C 0.2g），加水 15ml 与丙酮 2ml，摇匀，放置 5 分钟，加稀醋酸 4ml 与淀粉指示液 1ml，用碘滴定液（0.05mol/L）滴定，至溶液显蓝色并持续 30s 不退。

解析： 维生素 C 注射液中加有亚硫酸钠或亚硫酸氢钠作抗氧剂，对碘量法有干扰，加入丙酮的目的就是消除亚硫酸氢钠的影响。

 案例解析二

磺胺嘧啶钠注射液的含量测定

精密量取本品适量（约相当于磺胺嘧啶钠 0.6g），照永停滴定法，用亚硝酸钠滴定液（0.1mol/L）滴定。

解析： 磺胺嘧啶钠滴定液中添加了亚硫酸氢钠作抗氧剂，加酸后，可分解。因为亚硝酸钠法的反应条件之一就是加一定浓度的盐酸。

（2）溶剂油　有的脂溶性药物（如甾体激素类的药物）的注射液是用植物油为溶剂配制的。这些植物油中常含有甾醇和三萜类物质，对类似结构的主药含量测定会产生干扰。可采取稀释、萃取等方法排除干扰，然后再测定含量。

 案例解析

黄体酮注射液含量测定

用内容量移液管精密量取本品适量，（约相当于黄体酮50mg），置50ml量瓶中，用乙醚分数次洗涤移液管内壁，洗液并入量瓶中，用乙醚稀释至刻度，用甲醇振摇提取4次，（第1~3次每次5ml，第4次3ml），每次振摇10min后离心15min，并将甲醇液移置25ml量瓶中，合并提取液，用甲醇稀释至刻度，摇匀，精密量取10μl，照黄体酮含量测定项下的方法测定，即得。

解析： 先用乙醚稀释、再用甲醇提取，稀释，最后选用HPLC法测定含量。

（3）溶剂水　注射剂一般是以水为溶剂，当采用非水溶液滴定法测定主药含量时有干扰。消除干扰的方法主要有直接除去水分、用有机溶剂提取后再测定或改用其他分析方法。

 案例解析一

盐酸酚苄明注射液含量测定

精密量取本品10ml，置水浴上蒸干，在105℃干燥30min，放冷，加冰醋酸10ml与醋酸汞试液5ml溶解后，加结晶紫指示液1滴，用高氯酸滴定液（0.05mol/L）滴定至溶液显蓝绿色，并将滴定结果用空白试验校正。

解析： 盐酸酚苄明熔点较高，对热稳定，所以就直接加热除去水分。

 案例解析二

二盐酸奎宁注射液含量测定

精密量取本品适量，加水定量稀释制成每1ml中含15mg的溶液，精密量取10ml，置分液漏斗中，加水使成20ml，加氨试液使成碱性，用三氯甲烷分次振摇提取，第一次25ml，以后每次各10ml，至奎宁提尽为止，每次得到的三氯甲烷液均用同一份水洗涤2次，每次5ml，洗液用三氯甲烷10ml振摇提取，合并三氯甲烷液，置水浴上蒸去三氯甲烷，加无水乙醇2ml，再蒸干，在105℃干燥1h，放冷，加醋酐5ml与冰醋酸10ml使溶解，加结晶紫指示液1滴，用高氯酸滴定液（0.1mol/L）滴定至溶液显蓝色，并将滴定的结果用空白试验校正。

解析： 二盐酸奎宁对热不太稳定，所以先用氨水碱化，使奎宁游离，再用三氯甲烷提取，溶剂水留在水相，奎宁进入有机相，消除了溶剂水的干扰。再将三氯甲烷蒸干，三氯甲烷较水更容易蒸干，最后采取非水碱量法测定二盐酸奎宁的含量。

（4）助溶剂　一些药物在水中的溶解度较小，不能配成稳定的水溶液，常加入助溶剂使之与主药形成复合物来帮助主药溶解。

有些助溶剂对含量测定无影响。如安钠咖注射液，就是咖啡因与苯甲酸钠的灭菌水溶液，苯甲酸钠对咖啡因的测定无影响，所以咖啡因采用间接碘量法，苯甲酸钠采用酸碱滴定法。

有些助溶剂对主药的含量测定有影响。如葡萄糖酸钙注射液，葡萄糖酸钙在水中的溶解度仅有 3%，若需配成 10% 葡萄糖酸钙注射液，就需要加入乳酸钙、果糖酸钙等作为助溶剂，而这些含钙盐类对用配位滴定法测定主药含量有干扰。所以结果判断加入的钙盐按钙（Ca）计算，不得超过葡萄糖酸钙中含有钙量的 5.0%。

（二）药物制剂含量限度的表示方法

制剂的含量限度范围，系根据主药含量、测定方法、生产过程和储藏期间可能产生的偏差或变化而制定的，其表示方法有别于原料药。原料药的含量限度是以含量百分比来表示的。一般表示为含原料药不得少于百分之多少。有些原料药也规定范围。制剂的含量限度以标示量的百分比来表示，如《中国药典》2015 版中规定扑米酮的含量不得少于 98.5%，扑米酮片规定含扑米酮应为标示量的 95.0% ~ 105.0%。

复方制剂的含量限度一般有两种表示方法：①用制剂中成分的实际含量限度来表示，如复方甘草片规定每片中含无水吗啡应为 0.36 ~ 0.34mg；含甘草酸不得少于 7.3mg。②以各成分的标示量百分比表示，如复方炔诺孕酮片规定含炔诺孕酮和炔雌醇均应为标示量的 90.0% ~ 115.0%。

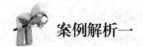

案例解析一

葡萄糖酸钙片的含量测定

取本品（规格 0.5g）20 片，精密称定为 11.144 2g，研细，精密称取片粉 1.108 2g，置 100ml 量瓶中加水约 50ml，微热使葡萄糖酸钙溶解，放冷至室温，再用水稀释至刻度，摇匀，用干燥滤纸滤过，精密量取续滤液 25ml，加水 75ml，再加氢氧化钠试液 15ml 与钙紫红素指示剂 0.1g，用乙二胺四醋酸二钠滴定液（0.050 50mol/L）滴定至溶液自紫色转变为纯蓝色，消耗 11.00ml。每 1ml 乙二胺四醋酸二钠滴定液（0.05mol/L）相当于 22.42mg$C_{12}H_{22}CaO_{14} \cdot H_2O$。《中国药典》规定本品含葡萄糖酸钙（$C_{12}H_{22}CaO_{14} \cdot H_2O$）应为标示量的 95.0% ~ 105.0%。通过计算判断该供试品的含量是否符合规定。

解析：葡萄糖酸钙片的标示量（%）$= \dfrac{V \times T \times F \times \overline{m}}{m \times 标示量} \times 100\%$

$$= \frac{11.00 \times 22.42 \times 10^{-3} \times \dfrac{0.050\ 50}{0.05} \times \dfrac{11.144\ 2}{20}}{1.108\ 2 \times \dfrac{25}{100} \times 0.5} \times 100\%$$

$$= 100.2\%$$

根据计算结果在 95.0%～105.0% 范围之内，该供试品符合规定。

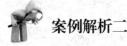 **案例解析二**

维生素 B₁ 注射液的含量测定

精密量取维生素 B_1 注射液（2ml：50mg）适量（约相当于维生素 B_1 50mg），置 200ml 量瓶中，用水稀释至刻度，摇匀，精密量取 5ml，精密量取 5ml，置 100 量瓶中，用盐酸溶液（9→1000）稀释至刻度，摇匀，照紫外-可见分光光度法，在 246nm 波长处测得吸光度为 0.520，按 $C_{12}H_{17}ClN_4OS \cdot HCl$ 的吸收系数（$E_{1cm}^{1\%}$）为 421 计算，即得。《中国药典》规定本品含维生素 B_1（$C_{12}H_{17}ClN_4OS \cdot HCl$）应为标示量的 93.0%～107.0%。通过计算判断该供试品含量是否符合规定。

解析：维生素 B_1 标示量（%）$= \dfrac{\dfrac{A}{E_{1cm}^{1\%}} \times \dfrac{1}{100} \times V \times D \times \overline{m}}{m \times \text{标示量}} \times 100\%$

$$= \dfrac{\dfrac{0.520}{421} \times \dfrac{1}{100} \times 200 \times \dfrac{100}{5} \times 2}{2 \times 50 \times 10^{-3}} \times 100\% = 98.8\%$$

根据计算结果在 90.0%～110.0% 范围，该供试品符合规定。

五、复方制剂分析的特点

复方制剂是指含有两种或两种以上药物的制剂。在复方制剂分析过程中，除了一般制剂中附加成分存在的干扰，还要考虑药物之间的相互影响。色谱法不但具有分离和分析的功能，在一定条件下还能实现多组分的同时测定，成为复方制剂分析中最常用的分析方法。

（一）复方制剂鉴别特点

复方制剂要求对制剂中每一种药物进行鉴别，药物间不能产生干扰。

（二）复方制剂检查特点

复方制剂检查与普通制剂相同，检查项目主要包括杂质检查、剂型检查和安全性检查。当复方制剂有低含量组分（每单位制剂含量<25mg）时，应检查含量均匀度，一般不再检查重量差异；当复方制剂含有溶解度较小的药物时，应检查溶出度，一般不再检查崩解时限。

（三）复方制剂含量测定特点

复方制剂中的每一种药物都要测定含量。选择样品测定和处理方法要考虑各组分间存在的影响和干扰。

1. 不经分离直接测定 若制剂中各有效成分之间不存在干扰，则选择直接测定法分别测定各有效成分的含量。

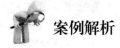 **案例解析**

葡萄糖氯化钠注射液的含量测定

葡萄糖：取本品，依法测定旋光度与 2.085 2 相乘，即得供试品中含有 $C_6H_{12}O_6 \cdot H_2O$ 的重量。

计算式为：$c = \dfrac{100\alpha}{l\,[\alpha]_D^t}$ 标示量（%）$= c \times 2.085\ 2$

氯化钠：精密量取本品 20ml，加水 30ml，加 2% 糊精溶液 5ml、2.5% 硼砂溶液 2ml 与荧光黄指示液 5~8 滴，用硝酸银滴定液（0.1mol/L）滴定。

计算式为：标示量（%）$= \dfrac{(V-V_0) \times T \times F \times \overline{m}}{m \times 标示量} \times 100\%$

式中：V 为滴定体积（ml）；V_0 为空白试验消耗体积（ml）；T 为滴定度（mg/ml）；F 为滴定液的浓度校正因子；m 为取样量；$\overline{m}$ 为平均装量。

解析：葡萄糖与氯化钠互不干扰，所以不用采取分离手段，就可直接分析。葡萄糖采用旋光度法、氯化钠采用银量法。

2. 高效液相色谱法　Ch. P2010 版绝大多数复方制剂采用了 HPLC 法，因为在一定条件下可以实现多组分同时定性和定量分析。

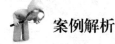 **案例解析**

复方磺胺甲噁唑片的含量测定

用十八烷基硅烷键合硅胶为填充剂，以乙腈-水-三乙胺（200∶799∶1）（用氢氧化钠试液或冰醋酸调节 pH 至 5.9）为流动相；检测波长为 240nm。理论塔板数按甲氧苄啶峰计算不低于 4000，磺胺甲噁唑峰与甲氧苄啶峰的分离度应符合要求。

取本品 10 片，精密称定，研细精密称取适量（约相当于磺胺甲噁唑 44mg），置 100ml 量瓶中，加 0.1mol/L 盐酸溶液适量，超声处理使两主成分溶解，用 0.1mol/L 盐酸溶液稀释至刻度，摇匀，滤过，精密量取续滤液 10μl，注入液相色谱仪，记录色谱图；另取磺胺甲噁唑对照品和甲氧苄啶对照品各适量，精密称定，加 0.1mol/L 盐酸溶液溶解并定量稀释制成每 1ml 中含磺胺甲噁唑 0.44mg 与甲氧苄啶 89μg 的溶液，摇匀，同法测定。按外标法以峰面积计算。

计算式为：标示量（%）$= \dfrac{A_x \times C_R \times D \times V \times \overline{m}}{A_R \times m \times 标示量} \times 100\%$

式中：A_x 为样品浓度；A_R 为对照品溶液浓度；D 为稀释倍数；V 为原始稀释体积；$\overline{m}$ 为平均片重；m 为取样量。

解析：复方磺胺甲噁唑中含有磺胺甲噁唑和甲氧苄啶两种成分，磺胺甲噁唑可以用亚硝酸钠法测定，甲氧苄啶不干扰，但是甲氧苄啶用非水碱量法测定，磺胺甲噁唑干扰。所以采用 HPLC 法可以同时测定磺胺甲噁唑和甲氧苄啶的含量，专属性强、准确度高、方便快捷。

第二节　制剂用水的分析

水是药物生产中用量最大，使用最广的一种原料，用于生产过程及药物制剂的制备。《中国药典》2015 版中收载的制药用水，根据使用范围不同分为纯化水、注射用水及灭菌注射用水。制药用水的原水为饮用水，饮用水的质量必须符合中华人民共和国国家标准 GB/T 5750《生活饮用水标准》。制药用水应符合《中国药典》2015 版中的有关规定。

一、饮用水的分析

饮用水可作为药材净制时的漂洗、制药用具的粗洗用水。除另有规定外，也可作为药材的提取溶剂。

《生活饮用标准》规定的常规检验项目包括感官性状和一般化学指标、毒理学指标、细菌学指标、放射性指标。

（一）性状和一般化学指标

性状和一般化学指标主要包括色度、浑浊度、臭和味、肉眼可见物、pH、总硬度、铝、铁、锰、铜、锌、挥发酚类、阴离子合成洗涤剂、硫酸盐、氯化物、溶解性固体、耗氧量。主要分析方法有重金属检测法、滴定分析方法、原子吸收分光光度法、紫外-可见分光光度法等。

（二）毒理学指标

毒理学指标主要包括砷、铬（六价）、镉、氰化物、氟化物、铅、硝酸盐、硒、四氯化碳、氯仿。主要分析方法有原子荧光分光光度、气相色谱法法、紫外-可见分光光度法等。

（三）细菌学指标

细菌学指标包括细菌总数、总大肠菌群、粪大肠菌群、游离余氯。主要分析方法有微生物限度检查法、紫外-可见分光光度法。

（四）放射性指标

放射性指标包括总 α 放射性、总 β 放射性。

二、纯化水的分析

纯化水为饮用水经蒸馏法、离子交换法、反渗透法或其他适宜的方法制得的制药用水，不含任何添加剂。由于各种生产方法存在不同的污染的可能性，因此对各生产装置要特别注意是否有微生物污染，对其各个部位及其流出的水应经常监测，尤其是当这些部位停用几小时后再使用时。

纯化水可作为配制普通药物制剂用的溶剂或试验用水；可作为中药注射剂、滴眼剂等灭菌制剂所用药材的提取溶剂；口服、外用制剂配制用溶剂或稀释剂；非灭菌制剂用器具的精洗用水；也可用作非灭菌制剂所用药材的提取溶剂。纯化水不得用于注射剂的配制与稀释。

（一）酸碱度

取本品 10ml，加甲基红指示液 2 滴，不得显红色；另取 10ml，加溴麝香草酚蓝指示液 5 滴，不得显蓝色。

采用的是酸碱指示剂法，通过指示剂的变色范围知道纯化水的 pH 范围为 4.4~7.6。

（二）硝酸盐

取本品 5ml，置试管中，于冰浴中冷却，加 10% 氯化钾溶液 0.4ml 与 0.1% 二苯胺硫酸溶液 0.1ml，摇匀，缓缓滴加硫酸 5ml，摇匀，将试管于 50℃ 水浴中放置 15min，溶液产生的蓝色与标准硝酸盐溶液 0.3ml，加无水硝酸盐的水 4.7ml，用同一方法处理后的颜色比较，不得更深。

硝酸盐与硫酸、二苯胺显色后，采用了标准对照法，样品的颜色不得比标准管深，从而规定了硝酸盐的限量。

（三）亚硝酸盐

取本品 10ml，置纳氏管中，加对氨基苯磺酰胺的稀盐酸溶液（1→100）1ml 与盐酸萘乙二胺溶液（0.1→100）1ml，产生的粉红色，与标准亚硝酸盐溶液 0.2ml，加无亚硝酸盐的水 9.8ml，用同一方法处理后的颜色比较，不得更深。

（四）氨

取本品 50ml，加碱性碘化汞钾试液 2ml，放置 15min；如显色，与氯化铵溶液 1.5ml，加无氨水 48ml 与碱性碘化汞钾试液 2ml 制成的对照液比较，不得更深。

（五）易氧化物

取本品 100ml，加稀硫酸 10ml，煮沸后，加高锰酸钾滴定液（0.02mol/L）0.10ml，再煮沸 10min，粉红色不得完全消失。

易氧化物的检查主要是控制一些还原性物质的总量。粉红色不得完全消失，说明高锰酸钾过量，进而控制还原性物质的限量。所以总有机碳和易氧化物两个检查项目可选作一项。

（六）电导率

使用离线或在线电导率仪，记录测定温度，按照电导率仪的操作规程，测定相应温度下的电导率值，并与相同温度下的电导率限值比较，不得更大。

电导率的检查主要是控制水中电解质的总量。

（七）不挥发物

取本品 100ml，置 105℃ 恒重的蒸发皿中，在水浴上蒸干，并在 105℃ 干燥至恒重，遗留残渣不得过 1mg。

此项目的检查主要是为了控制在一定温度下不能蒸发或升华为气体而排出的液体或固体的量。

（八）重金属

取本品 100ml，加水 19ml，蒸发至 20ml，放冷，加醋酸盐缓冲溶液（pH 3.5）2ml，与水适量使成 25ml，加硫代乙酰胺试液 2ml，摇匀，放置 2min，与标准铅溶液 1.0ml 加水 19ml 用同一方法处理后的颜色比较，不得更深。

此项目的检查主要为了控制重金属的限量，采用的是硫代乙酰胺法。在酸性条件下（pH 3.5），重金属离子会和硫代乙酰胺反应生成浑浊（硫化物的沉淀），也是采用的标准对照法，样品管的颜色不得比标准管更深。

（九）微生物限度

取本品，采用薄膜过滤法处理后，依法检查细菌、霉菌和酵母菌总数，每 1ml 不得过 100 个。

此项目为了检查纯化水受微生物污染的程度，从而保证纯化水的安全性。

三、注射用水的分析

注射用水为纯化水经蒸馏所得的水，应符合细菌内毒素试验要求。注射用水必须在防止细菌内毒素产生的设计条件下生产、储藏及分装。注射用水可作为配制注射剂的溶剂或稀释剂及注射用容器的精洗。也可作为滴眼剂配制的溶剂。

（一）pH 值

取本品 100ml，加饱和氯化钾溶液 0.3ml，依法测定（通则 0631），pH 应为 5.0~7.0。

使用精密 pH 计测定其 pH 值。

（二）氨

取本品 50ml，照纯化水项下的方法检查，但对照用氯化铵溶液改为 1.0ml，应符合规定。

检查方法和纯化水类似，都是显色后采用标准对照法。但所用标准液的浓度更低，说明注射用水对氨的限量要求更低。

（三）硝酸盐与亚硝酸盐、电导率、总有机碳、不挥发物与重金属

同纯化水。

（四）细菌内毒素

取本品，依法检查（通则 1143），每 1ml 中含内毒素应小于 0.25EU。

同纯化水相比，增加了细菌内毒素的检查，细菌内毒素是注射液需要检查的一个重要项目。

（五）微生物限度

取本品至少 200ml，采用薄膜过滤法处理后，依法检查（通则 1105）细菌、霉菌和酵母菌总数每 100ml 不得过 10 个。

同纯化水相比，所要求的细菌、霉菌和酵母菌的数目更少。

四、灭菌注射用水

灭菌注射用水为注射用水照注射剂生产工艺制备所得，主要用于注射用灭菌粉末的溶剂或注射液的稀释剂。

（一）pH 值

同注射用水。

（二）硝酸盐与亚硝酸盐、氨、电导率、不挥发物、重金属与细菌内毒素

同注射用水。

（三）氯化物、硫酸盐与钙盐

取本品，分置三支试管中，每管各 50ml，第一管中加硝酸 5 滴与硝酸银试液 1ml，第二管中加氯化钡试液 5ml，第三管中加草酸铵试液 2ml，均不得发生浑浊。

氯离子在硝酸存在下与硝酸银反应生成氯化银沉淀，硫酸根离子与氯化钡反应生成硫酸钡沉淀，钙离子和草酸铵反应生成草酸钙沉淀。采用的方法是灵敏度法，也就

是在供试品溶液中加入试剂，在试验条件下反应，不得出现正反应，即以检测条件下反应灵敏度控制杂质限量。

（四）二氧化碳

取本品 25ml，置 50ml 具塞量筒中，加氢氧化钙试液 25ml，密塞振摇，放置，1h内不得发生浑浊。

二氧化碳同氢氧化钙反应生成碳酸钙的沉淀。采用的方法也是灵敏度法。

（五）易氧化物

取本品 100ml，加稀硫酸 10ml，煮沸后，加高锰酸钾滴定液（0.02mol/L）0.10ml，再煮沸 10min，粉红色不得完全消失。

（六）其他

应符合注射剂项下有关的各项规定（通则 0102）。

第三节　一般制剂的分析

一、片剂的分析

片剂系指药物与适宜的辅料混匀压制而成的圆片状或异形片状的固体制剂。片剂以口服普通片为主，另有含片、舌下片、口腔贴片、咀嚼片、分散片、可溶片、泡腾片、阴道片、阴道泡腾片、缓释片、控释片与肠溶片。本节主要介绍片剂的检查项目。

（一）重量差异的检查

重量差异是指按规定称量方法测得片剂每片的重量与平均片重之间的差异程度。片剂片重的差异会引起各片间主药含量的差异，因此重量差异是片剂均匀性的快速、简便的检查方法。

方法：取供试品 20 片，精密称定总质量，求得平均片重后，再分别精密称定每片的重量，求出每片重量与平均片重的重量差异。计算公式如下：

$$重量差异(\%) = \frac{每片重量 - 平均片重}{平均片重} \times 100\%$$

《中国药典》对片剂重量差异的规定见表 12-2。

表 12-2　片剂重量差异的限度

平均片重或标示片重	重量差异限度
0.30g 以下	±7.5%
0.30g 及 0.30g 以上	±5%

糖衣片的片心应检查重量差异，包糖衣后不再检查重量差异；薄膜衣片应在包薄膜衣后检查重量差异。

结果判断：超出重量差异限度的不得多于 2 片，并不得有一片超出限度 1 倍。

（二）崩解时限的检查

崩解时限是指固体制剂在规定的介质中，以规定的方法进行检查，崩解溶散并通过筛网所需时间的限度。片剂经口服后在胃肠道中首先要经过崩解，药物才能被释放，吸收。如果片剂不能崩解，药物就不能很好的溶出，也就起不到应有的治疗效果。

方法：取片剂 6 片，分别置于崩解仪的吊篮内，将吊篮通过上端的不锈钢轴悬挂于金属支架上，浸入 1000ml 烧杯中，烧杯内盛有温度为 37℃±1℃（可溶片要求的水温是 15~25℃）的水（或其他规定的介质），并调节吊篮位置使其下降时筛网距烧杯底部 25mm，调节水位使吊篮上升时筛网在水面下 15mm 处，并使支架上下移动的距离为 55mm±2mm，往返频率为每分钟 30~32 次。

泡腾片的检查方法是：取一片，置 250ml 烧杯中，烧杯内盛有 200ml 水，水温为 15~25℃，有许多气泡放出，当片剂或碎片周围的气体停止逸出时，片剂应溶解或分散在水中，无聚集的颗粒剩留。同法检查 6 片，各片均应在 5min 内崩解。如有一片不能完全崩解，应另取 6 片复试，均应符合规定。

《中国药典》对各种片剂的崩解时限检查规定见表 12-3

表 12-3　各类片剂的崩解时限检查

剂型	检查片数	时限	介质	检查规定
普通片	6	15min	水	各片均应全部崩解。如有一片不能完全崩解，应另取 6 片复试，均应符合规定
薄膜衣片	6	30min	水或盐酸溶液（9→1000）	各片应全部崩解。如有一片不能完全崩解，应另取 6 片复试，均应符合规定
糖衣片	6	1h	水	各片应全部崩解。如有一片不能完全崩解，应另取 6 片复试，均应符合规定
肠溶衣片	6	2h	盐酸溶液（9→1000）	各片均不得有裂缝、崩解或软化现象
		1h	磷酸盐缓冲液（pH6.8）	各片应全部崩解。如有一片不能完全崩解，应另取 6 片复试，均应符合规定
含片	6	10min	水	各片应全部崩解。如有一片不能完全崩解，应另取 6 片复试，均应符合规定
舌下片	6	30min	水	各片应全部崩解。如有一片不能完全崩解，应另取 6 片复试，均应符合规定
可溶片	6	3min	水	各片应全部崩解。如有一片不能完全崩解，应另取 6 片复试，均应符合规定
结肠定位肠溶片	6		盐酸溶液（9→1000）	各片均应不释放或不崩解
			pH6.8 以下的磷酸盐缓冲液	各片均应不释放或不崩解
		1h	pH7.8~8.0 的磷酸盐缓冲液	各片均应在 1h 内全部释放或崩解，片芯亦应崩解。如有 1 片不能完全崩解，应另取 6 片复试，均应符合规定

（三）含量均匀度的检查

含量均匀度是指小剂量或单剂量的固体制剂、半固体制剂、非均相液体制剂等每片（个）含量符合标示量的程度。需要检查含量均匀度的情况有：标示量不大于 10mg 或含量小于 5% 的片剂、胶囊剂或注射用无菌粉末；标示量小于 2mg 或主药小于 2% 的其他剂型；药物的有效浓度与毒副反应浓度接近，且标示量不大于 25mg 的制剂；混匀工艺困难，且标示量不大于 25mg 的制剂。含量均匀度也是反应片剂均匀性的一个指标。凡检查含量均匀度的制剂不再检查重量差异

方法：除另有规定外，取供试品 10 片，按照各药品项下规定的方法，分别测定每片以标示量为 100 的相对含量 X，求其平均值 $\bar{X}$ 和标准差 S 以及标示量与均值之差的绝对值 A（$A=|100-\bar{X}|$）。

结果判断：①$A+1.80S\leq15.0$，符合规定；②$A+S>15.0$，不符合规定；③$A+1.80S>15.0$，且 $A+S\leq15.0$，则应取 20 片复试，根据初、复试结果，计算 30 片的均值，标准差和标示量与均值之差的绝对值，如 $A+1.45S\leq15.0$，符合规定；若 $A+1.45S>15.0$，不符合规定。

 案例解析

艾司唑仑片的含量均匀度的检查

取本品（标示量为 1mg）10 片，分别置 100ml 量瓶中，加盐酸溶液（9→1000）适量，充分振摇，使艾司唑仑溶解，加盐酸溶液（9→1000）稀释至刻度，摇匀，滤过，取续滤液作为供试品溶液，在 268nm 波长处测定吸光度，按 $C_{16}H_{11}ClN_4$ 的吸收系数（$E_{1cm}^{1\%}$）为 352 计算，应符合规定（《中国药典》2015 版）。

解析： 10 片的吸光度：0.355、0.349、0.356、0.352、0.355、0.354、0.350、0.349、0.352、0.356

结果计算：$X=\dfrac{A\times1\%\times D\times V}{E_{1cm}^{1\%}\times L\times\text{标示量}}\times100=\dfrac{0.355\times1\%\times1\times100}{352\times1\times1\times10^{-3}}\times100=100.8$

同法算出其余 9 片的相对含量：99.1、101.1、100.0、100.8、100.6、99.4、99.1、100.0、101.1

$$\bar{X}=\frac{100.8+99.1+101.1+100.0+100.8+100.6+99.4+100.0+101.1}{10}=100.2$$

$$S=\sqrt{\frac{\sum(X-\bar{X})^2}{n-1}}=\sqrt{\frac{(100.8-100.2)^2+\cdots+(101.1-100.2)^2}{9}}=0.79$$

$A=|100-100.2|=0.2$

$A+1.80S=0.2+1.80\times0.79=1.6<15.0$

结果判断，本品的含量均匀度符合规定。

（四）溶出度的检查

溶出度是指药物从片剂等固体制剂在规定溶剂中溶出的速率和程度。难溶性的药物一般都应做溶出度的检查。凡检查溶出度的制剂不再进行崩解时限的检查。

方法：《中国药典》2015 版四部中主要介绍了 3 种方法。以第一种方法-转篮法为例。取 6 片供试品分别置于溶出仪的转篮中，转篮置于 1000ml 溶出杯中，烧杯中盛装经过脱气处理的介质 900ml，调节转数，加温，使溶剂温度保持在 37℃±0.5℃，在规定时间时取样（取样点应在转篮上端和液面中点距溶出杯内壁 10mm 处），取样时用不大于 0.8μm 的微孔滤膜过滤，按各药品项下的方法测定，计算每片的溶出度。

结果判断：①6片中，每片的溶出量按标示量计算，均不低于规定限度（Q）（除另有规定外，Q一般为70%），符合规定；②6片中，如有1~2片低于Q，但不低于Q-10%，且其平均溶出量不低于Q，符合规定；③6片中，有1~2片低于Q，其中仅有1片低于Q-10%，但不低于Q-20%，且其平均溶出度不低于Q时，另取6片复试，初、复试的12片中有1~3片低于Q，其中仅有1片低于Q-10%，但不低于Q-20%，且其平均溶出量不低于Q，符合规定。

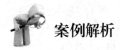

案例解析

盐酸异丙嗪片溶出度检查

取本品6片（标示量为25mg），照溶出度测定法，以盐酸溶液（9→1000）900ml为溶出介质，转速为100r/min，依法操作，经45min时取溶液10ml，滤过，精密量取续滤液2.5ml，置10ml量瓶中，用水稀释至刻度，摇匀，照紫外-可见分光光度法，在249nm波长处测定吸光度，按$C_{17}H_{20}N_2S \cdot HCl$的吸收系数（$E_{1cm}^{1\%}$）为910计算每片的溶出量。限度为标示量的80%，应符合规定（《中国药典》2015版）。

解析：6片的吸光度：0.523、0.518、0.513、0.505、0.531、0.528

结果计算：

$$溶出量(\%) = \frac{A \times 1\% \times D \times V}{E_{1cm}^{1\%} \times L \times 标示量} \times 100\% = \frac{0.523 \times 1\% \times \frac{10}{2.5} \times 900}{910 \times 1 \times 25 \times 10^{-3}} \times 100\% = 82.8\%$$

同法算出其余5片的溶出量：82.0%、81.2%、79.9%、84.0%、83.6%

平均溶出量：82.2%

结果判断：该片的溶出度符合规定（限度规定为80%）。

二、注射剂的分析

注射剂系指药物与适宜的溶剂或分散介质制成的供注入体内的溶液、乳状液或混悬液及供临用前配制或稀释成溶液或混悬液的粉末或浓溶液的无菌制剂。注射剂可分为注射液、注射用无菌粉末与注射用浓溶液。

（一）装量

为保证注射液的注射用量不少于标示量，需对注射液及注射用浓溶液的装量进行检查。

方法：标示量为不大于2ml者取供试品5支，2ml以上至50ml者取供试品3支；开启时注意避免损失，将内容物分别用相应体积的干燥注射器及注射针头抽尽，然后注入经标化的量入式量筒内（量筒的大小应使待测体积至少占其额定体积的40%），在室温下检视。测定油溶液或混悬液的装量时，应先加温摇匀，再用干燥注射器及注射针头抽尽后，同法操作，放冷，检视。

结果判断：每支的装量均不得少于其标示量。

（二）装量差异

注射用无菌粉末需检查装量差异，以保证药物含量的均匀性。

方法：取供试品5瓶（支），除去标签、铝盖、容器外壁用乙醇擦净，干燥，开启时注意避免玻璃屑等异物落入容器中，分别迅速精密称定后，再分别精密称定每一容器的重量，求出每瓶（支）的装量与平均装量，求出每瓶（支）装量与平均装量的装量差异。计算公式如下：

$$装量差异(\%) = \frac{每瓶重量-平均装量}{平均装量} \times 100\%$$

《中国药典》2015 版对注射用无菌粉末的装量差异限度的规定见表 12-4。

表 12-4　注射用无菌粉末的装量差异限度

平均装量	装量差异限度
0.05g 及 0.05g 以下	±15%
0.05~0.15g	±10%
0.15~0.50g	±7%
0.50g 以上	±5%

结果判断：均应符合规定；如有 1 瓶（支）不符合规定，应另取 10 瓶（支）复试，均应符合规定。

作含量均匀度检查的注射用无菌粉末，不再进行装量差异检查。

（三）可见异物

可见异物是指存在于注射液、滴眼液中，在规定条件下目视可以观察到的不溶性物质，其粒度或长度通常大于 50μm。注射液中若有不溶性微粒，使用后可能引起静脉炎、过敏反应，较大的微粒甚至可以堵塞毛细血管。

方法：常采用灯检法。除另有规定外，在规定的照度下，取供试品 20 支，除去容器标签，擦净容器外壁，轻轻旋转和翻转容器使药液中存在的可见异物悬浮（注意不使药液产生气泡），在明视距离（指供试品至人眼的距离，通常为 25cm）分别在黑色和白色背景下，手持供试品颈部使药液轻轻翻转，用目检视。

结果判断：溶液型静脉注射液、注射用浓溶液均不得检出可见异物。如检出可见异物的供试品不超过 1 支，应另取 20 支同法检查，均不得检出。混悬型注射液均不得检出色块、纤毛等可见异物。

（四）不溶性微粒

不溶性微粒是在可见异物检查符合规定后，用以检查静脉用注射剂（溶液型注射液、注射用无菌粉末、注射用浓溶液）及供静脉用注射用无菌原料药中不溶性微粒的大小及数量。

方法：光阻法（最常用）和显微计数法（光阻法不适合时）。

采用光阻法，结果判断：①标示装量为 100ml 或 100ml 以上的静脉用注射液，除另有规定外，每 1ml 中含 10μm 及 10μm 以上的微粒数不得过 25 粒，含 25μm 及 25μm 以上的颗粒不得过 3 粒。②标示装量为 100ml 以下的静脉用注射液、静脉注射用无菌粉末、注射用浓溶液及供注射用无菌原料药，除另有规定外，每个供试品容器中含 10μm 及 10μm 以上的微粒不得过 6000 粒，含 25μm 及 25μm 以上的颗粒不得过 600 粒。

采用显微计数法，结果判断：①标示装量为 100ml 或 100ml 以上的静脉用注射液，除另有规定外，每 1ml 中含 10μm 及 10μm 以上的微粒数不得过 12 粒，含 25μm 及 25μm 以上的颗粒不得过 2 粒。②标示装量为 100ml 以下的静脉用注射液、静脉注射用无菌粉末、注射用浓溶液及供注射用无菌原料药，除另有规定外，每个供试品容器中含 10μm 及 10μm 以上的微粒不得过 3000 粒，含 25μm 及 25μm 以上的颗粒不得过 300 粒。

（五）无菌

无菌检查法是检查注射剂以及其他要求无菌的药品是否无菌的一种方法。无菌检查法应在环境洁净度 10 000 级以下的局部洁净度 100 级的单向流空气区域内进行，其全过程应严格遵守无菌操作，防止微生物污染。检查中应取相应溶剂和稀释剂同法操作，作为阴性对照，阴性对照不得有菌生长。

方法：照无菌检查法（《中国药典》通则 1101）检查。

（六）热原或细菌内毒素

热原是指药品中含有的能引起体温升高的杂质，热原是广泛存在的，如器皿、管道、水、灰尘中都可能携带热原。

细菌内毒素是细菌细胞壁的组分，由脂多糖组成，热原主要来源于细菌内毒素。

方法：照细菌内毒素检查法（通则 1143）和热原检查法（通则 1142）。

三、胶囊剂的分析

胶囊剂系指药物或加有辅料充填于空心胶囊或密封于软质囊材中的固体制剂。胶囊剂分为硬胶囊、软胶囊（胶丸）、缓释胶囊、控释胶囊和肠溶胶囊。本节主要讨论硬胶囊的常规检查项目。

（一）装量差异

方法：除另有规定外，取供试品 20 粒，分别精密称定重量后，倾出内容物（不得损失囊壳），硬胶囊用小刷或其他适宜用具拭净，软胶囊用乙醚等易挥发性溶剂洗净，置通风处使溶剂自然挥尽，再分别精密称定囊壳质量，求出每粒内容物的装量与平均装量。

《中国药典》对胶囊剂的装量差异限度的规定见表 12-5。

表 12-5　胶囊剂的装量差异限度

平均装量	装量差异限度
0.30g 以下	±10%
0.30g 及 0.30g 以上	±7.5%

结果判断：超出装量差异限度的不得多于 2 粒，并不得有 1 粒超出限度 1 倍。

凡规定检查含量均匀度的胶囊剂，一般不再进行装量差异的检查。

（二）崩解时限

照崩解时限检查法检查（通则 0921）。

《中国药典》对各胶囊剂的崩解时限检查规定及结果判断见表 12-6。

表 12-6　各类胶囊剂的崩解时限检查

剂型	检查粒数	时限	介质	检查规定
硬胶囊剂	6	30min	水	各粒均应全部崩解。如有一粒不能完全崩解，应另取 6 粒复试，均应符合规定

剂型	检查粒数	时限	介质	检查规定
软胶囊剂	6	1h	水或改人工胃液	各粒均应全部崩解。如有一粒不能完全崩解，应另取6粒复试，均应符合规定
肠溶胶囊剂	6	2h	盐酸溶液（9→1000）	每粒的囊壳均不得有裂缝或崩解现象
		1h	人工肠液	应全部崩解。如有一粒不能完全崩解，应另取6粒复试，均应符合规定

凡规定检查溶出度或释放度的胶囊剂，不再进行崩解时限的检查。

（三）释放度

释放度系指药物从缓释制剂、控释制剂、肠溶制剂及透皮贴剂等在规定条件下释放的速率和程度。

方法：《中国药典》收载了三种方法，第一法用于缓释制剂或控释制剂；第二法用于肠溶制剂；第三法用于透皮贴剂。这里主要介绍第一法。操作基本上同溶出度法，但至少采用三个时间点取样，在规定的取样时间点，吸取溶液适量，立即经不大于0.8μm 的微孔滤膜滤过，自取样至滤过应在30s 内完成，并及时补充同温度同体积的释放介质。取滤液，照各品种项下规定的方法测定，计算每粒（个）的释放度。

结果判断：①6粒中，每粒每个时间点测得的释放度按标示量计算，均未超过规定范围，符合规定；②6粒中，在每个时间点测得的释放度，如有1~2粒超出规定范围，但未超出规定范围的10%，且在每个时间点测得的平均释放度未超出规定范围，符合规定；③6粒中，在每个时间点测得的释放度，有1~2粒超出规定范围，其中仅有1粒超出规定范围的10%，但未超出规定范围的20%，且平均释放度未超出规定范围，另取6粒复试，初、复试的12粒中有1~3粒超出规定范围，其中仅有1粒超出规定范围的10%，但未超出规定范围的20%，且其平均释放度未超出规定范围，符合规定。

四、糖浆剂的分析

糖浆剂系指含有药物的浓蔗糖水溶液。

（一）装量

单剂量灌装的糖浆剂，装量检查方法如下：

取供试品5 支，将内容物分别倒入经标化的量入式量筒，尽量倾净，在室温下检视。

结果判断：少于标示量的不得多于1 支，并不得少于标示装量的95%。

（二）微生物限度

照微生物限度检查法检查（通则1105）。

（三）其他

大多数糖浆剂还需检查相对密度、pH，有些糖浆剂还需要检查溶液的澄清度。

五、颗粒剂的分析

颗粒剂系指药物与适宜的辅料制成具有一定粒度的干燥颗粒状制剂。颗粒剂可分为可溶颗粒（通称为颗粒）、混悬颗粒、泡腾颗粒、肠溶颗粒、缓释颗粒、控释颗粒等，供口服用。这里主要介绍单剂量包装的可溶颗粒的常规检查项目。

（一）粒度

方法：双筛分法。取单剂量包装的颗粒剂 5 袋，称定内容物总重量，将颗粒剂置于 1 号筛，1 号筛下层放置 5 号筛，5 号筛下配有密合的接受容器，1 号筛筛上加盖。保持水平状态过筛，左右往返，边筛边拍打 3 分钟，取不能通过 1 号筛的颗粒和通过了 5 号筛的颗粒，称定其总重量。

结果判断：不能通过 1 号筛与能通过 5 号筛的总和不得超过供试量的 15%。

（二）干燥失重

方法：常压干燥法。照干燥失重测定法（通则 0831）测定，于 105℃ 干燥至恒重。若是含糖颗粒应在 80℃ 减压干燥。

结果判断：减失重量不得过 2.0%。

（三）溶化性

方法：取供试品 10g，加热水 200ml，搅拌 5min。

结果判断：可溶性颗粒应全部溶化或轻微浑浊，但不得有异物。

（四）装量差异

方法：取供试品 10 袋（瓶），除去包装，分别精密称定每袋（瓶）内容物的重量，求出每袋（瓶）内容物的装量与平均装量。

《中国药典》对颗粒剂的装量差异限度的规定见表 12-7。

表 12-7　颗粒剂的装量差异限度

平均装量或标示装量	装量差异限度
1.0g 及 1.0g 以下	±10%
1.0~1.5g	±8%
1.5~6.0g	±7%
6.0g 以上	±5%

结果判断：超出装量限度差异的颗粒剂不得多于 2 袋（瓶），并不得有 1 袋（瓶）超出装量差异限度的 1 倍。

凡检查了含量均匀度的颗粒剂，一般不再进行装量差异的检查。

六、散剂的分析

散剂系指药物与适宜的辅料经粉碎、均匀混合制成的干燥粉末状制剂，分为口服散剂和局部用散剂

（一）粒度

方法：单筛分法。取供试品 10g，精密称定，置 7 号筛，筛下配有密合的接受容器，筛上加盖，按水平方向旋转振摇至少 3min，并不时在垂直方向轻叩筛，取筛下的颗粒及粉末，称定重量。

结果判断：通过筛网的粉末重量，应不低于 95%。

（二）外观均匀度

方法：取供试品适量，置光滑纸上，平铺约 5cm^2，将其表面压平，在亮处观察。

结果判断：应色泽均匀，无花纹与色斑。

（三）干燥失重

方法：常压干燥法。照干燥失重测定法（通则0831）测定，于105℃干燥至恒重。

结果判断：减失重量不得过2.0%。

（四）装量差异

方法：取散剂10包（瓶），除去包装，分别精密称定每包（瓶）内容物的重量，求出内容物的装量与平均装量。

《中国药典》对散剂的装量差异限度的规定见表12-8。

表 12-8　散剂的装量差异限度

平均装量或标示装量	装量差异限度
0.1g 及 0.1g 以下	±15%
0.1~0.5g	±10%
0.5~1.5g	±8%
1.5~6.0g	±7%
6.0g 以上	±5%

结果判断：超出装量限度差异的散剂不得多于2包（瓶），并不得有1包（瓶）超出装量差异限度的1倍。

凡检查了含量均匀度的散剂，一般不再进行装量差异的检查。

（五）无菌

用于烧伤或创伤的局部用散剂，照无菌检查法（通则1101）检查，应符合规定

（六）微生物限度

照微生物限度检查法（通则1105），应符合规定。

七、栓剂的分析

栓剂系指药物与适宜基质制成供腔道给药的固体制剂，可分为直肠栓、阴道栓和尿道栓。这里主要介绍普通栓剂的常规检查项目。

（一）重量差异

方法：取供试品10粒，精密称定总重量，求得平均粒重后，再分别精密称定各粒的重量，求出每粒的重量差异限度。

《中国药典》对栓剂的重量差异限度的规定见表12-9。

表 12-9　栓剂的重量差异限度

平均粒重	重量差异限度
1.0g 及 1.0g 以下	±10%
1.0~3.0g	±7.5%
3.0g 以上	±5%

结果判断：超出重量差异限度的不得多于1粒，并不得超出限度1倍。

凡检查含量均匀度的栓剂，一般不再进行重量差异检查。

（二）融变时限

融变时限用于检查栓剂、阴道片等固体制剂在规定条件下的融化、软化或溶散情况。

方法：取供试品 3 粒。在室温下放置 1h 后，分别放在 3 个金属架的下层圆板上，装入各自的套筒内，并用挂钩固定。除另有规定外，将上述装置分别垂直浸入有不少于 4L 的 37℃±0.5℃ 水的容器中，其上端位置应在水面下 90mm 处。容器中装一转动器，每隔 10 分钟在溶液中翻转该装置一次。

《中国药典》对栓剂融变时限检查法的规定见表 12-10。

表 12-10　栓剂融变时限检查法的结果判定

类型	检查粒数	融变时限（min）	规　定
脂肪型基质	3	30	全部融化、软化或触压时无硬心
水溶性基质	3	60	全部溶解

结果判断：应全部符合要求；如有 1 粒不符合要求，另取 3 粒供试品复试，如复试的 3 粒均符合，也判为符合规定；如有 2 粒不符合要求或复试时仍有 1 粒或 1 粒以上不符合要求，判定为不符合规定。

（三）微生物限度

照微生物限度检查法（通则 1105），应符合规定。

八、滴眼剂的分析

滴眼剂系指药物与适宜辅料制成的供滴入眼内的无菌液体制剂，可分为水性或油性溶液、混悬液或乳状液。

（一）可见异物

方法：除另有规定外，采用灯检法。

结果判断：溶液型滴眼剂被检查的 20 支供试品中均不得检出明显的可见异物，如检出微细可见异物，另取 20 支同法复试，初、复试的供试品中，检出细微可见异物的供试品不得超过 3 支。

混悬型和乳状液型的滴眼液，被检查的 20 支供试品中均不得检出色块、纤维等明显可见异物。

（二）沉降体积比

混悬型滴眼剂需作此项目检查

方法：除另有规定外，用具塞量筒量取供试品 50ml，密塞，用力振摇 1min，记下混悬物的高度 H_0，静置 3h 时，记下混悬物的最终高度 H，计算沉降体积比，计算公式如下：

$$沉降体积比 = H/H_0$$

结果判断：沉降体积比应不低于 0.90。

（三）装量

1. 重量法（适用于标示装量以重量计者）　除另有规定外，取供试品 5 个（50g 以上者 3 个），除去外盖和标签，容器外壁用适宜的方法清洁并干燥，分别精密称定重量，除去内容物，容器用适宜的溶剂洗净并干燥，再分别称定空容器的重量，求出每个容器内容物的装量与平均装量。

2. 容量法（适用于标示装量以容量计者）　除另有规定外，取供试品 5 个（50ml 以上者 3 个），开启时注意避免损失，将内容物转移至预经标化的干燥量入式量筒中（量具的大小应使待测体积至少占其预定体积的 40%），黏稠液体倾出后，除另有规定外，将容器倒置 15min，尽量倾净，2ml 以下者用预经标化的干燥量入式注射器抽尽。读出每个容器内容物的装量，并求其平均装量。

平均装量与每个容器装量（按标示装量计算的百分率）结果取三位有效位数字进行结果判断。

《中国药典》对外用液体及黏稠液体的最低装量限度的规定见表 12-11。

表 12-11　外用液体及黏稠液体的最低装量限度表

标示装量	平均装量	每个容器装量
20g（ml）	不少于标示装量	不少于标示装量的 93%
20~50g（ml）	不少于标示装量	不少于标示装量的 95%
50g（ml）以上	不少于标示装量	不少于标示装量的 97%

结果判断：均应符合表 12-11 的有关规定。如有 1 个容器装量不符合规定，则另取 5 个（50g（ml）以上者 3 个）复试，均应全部符合规定。

（四）渗透压摩尔浓度

照渗透压摩尔浓度测定法（通则 0632）检查，应符合规定。

（五）无菌

照无菌检查法（通则 1101）检查，应符合规定。

第四节　中药制剂分析简介

一、中药制剂的特色与分析方法的特点

中药制剂是根据中医药理论和用药原则，由单味或多味中药材（或中药浸出物、提取物）按规定的成分和方法加工而成的单方或复方制剂。中药及其制剂分析就是以中医药理论为指导，运用现代分析理论、技术和方法对中药及其制剂进行质量分析。

（一）中药制剂化学成分的多样性与复杂性

（1）任何一种中药的化学成分都十分复杂，包括各类型的有机或无机化合物，由几味以致几十味组成的复杂中药制剂所含成分更为复杂

（2）中药制剂化学成分可以是不同类别的，如生物碱、黄酮等。

（3）中药制剂所含成分的含量高低差别很大。

（4）有些化学成分相互影响。

（二）中药及其制剂的质量受多环节影响

（1）不同植物来源的中药中同一待测成分含量相差大。

（2）不同产地中药的相同成分含量差异显著。

（3）不同采收期中药的相同成分含量差异显著。

（4）不同生长年限及不同用药部分相同成分差异显著。

（5）不同炮制过程和制剂过程中化学成分量和质都发生很大的变化。

（三）不同制剂中同一成分的质量标准有不同的要求

如补中益气丸的处方中有炙黄芪，是君药，含量测定中就是以黄芪苷为测定对象；人参养荣丸的处方中也有炙黄芪，但是在这个方剂中，它不是君药，所以含量测定中就没有以黄芪苷为测定对象。

（四）中药制剂分析方法的特点

（1）需要进行提取、纯化、浓缩等预处理过程。

（2）测定方法要专属性强、灵敏度高、分辨效率高。

（3）方法要简便。

（4）必须要有中医药理论的指导，确定有效成分，抓住君药、贵重药及毒剧药，着重进行检测。

二、中药制剂分析的预处理

（一）样品的提取

1. 萃取法　利用溶质在两种互不相溶的溶剂中溶解度的不同，使物质从一种溶剂转移到另一种溶剂中。常用于将液体制剂中的有效成分提取出来。正丁醇极性强适于提取皂苷类，三氯甲烷多用于提取生物碱，乙醚或石油醚等非极性溶剂适于提取挥发油等非极性组分、乙酸乙酯多用于提取黄酮类。

课堂互动

萃取法提取中药制剂中待测组分时，应依据何种原理选择萃取溶剂？

---

2. 冷浸法　样品置带塞容器中，精密加入一定量溶剂，摇匀后放置，浸泡12~48h提取。此法适用于对热不稳定组分的提取

3. 回流提取法　将样品粉末置烧瓶中，加入一定有机溶剂，加热进行回流提取。在加热条件下，组分溶解度增大，溶出速度快，有利于提取。此法主要用于固体制剂的提取。对热不稳定或具有挥发性的组分不宜用回流提取法提取。

4. 连续回流提取　连续回流提取法使用索氏提取器连续进行提取，操作简便，节省溶剂，提取效率高。本法应选用低沸点的溶剂，如乙醚、甲醇等，提取组分对热应稳定。

5. 水蒸气蒸馏法　部分具有挥发性并可随水蒸气蒸馏出的组分，可采用此法，收集馏出液供分析使用。挥发油、一些小分子生物碱如麻黄碱、某些酚类化合物如丹皮酚可以采用本法提取。提取组分对热应稳定。

6. 超声提取法　超声波具有助溶作用，超声提取较冷浸法快。提取时将样品置具塞锥形瓶中，加入一定量提取溶剂，置超声振荡器槽内，进行超声震荡提取。

7. 超临界流体萃取　超临界流体是指当压力和温度达到物质的临界点时，所形成的单一相态。最常用的超临界流体是 CO_2，因其具有较低的临界温度和临界压力，同时还具有惰性、无毒、纯净、价格低廉等优点，在中药及其制剂中待测组分的提取分离中运用日益广泛。

（二）样品的分离与纯化

1. 萃取　萃取的方法不仅适用于测定组分的提取，也可用于纯化。如用乙醚、石

油醚等非极性溶剂提取除去脂溶性色素。

2. 色谱法　目前中药分析多数采用色谱法，因兼具分离和分析功能，样品经提取后可不经分离直接分析。当有些样品分析前需分离纯化和富集，可采用柱色谱法。

3. 沉淀法　利用待测组分与某些试剂生成沉淀的性质，可过滤除去杂质，然后再将待测组分还原以达到纯化的目的。

三、中药制剂分析实例

复方丹参颗粒的质量分析

复方丹参颗粒由丹参、三七、冰片组成。

1. 性状　本品为薄膜衣颗粒，研碎后显棕色至棕褐色，气芳香、味微苦。

2. 鉴别　（1）取本品1g，研细，加乙醚15ml，超声处理5min，滤过，药渣备用，滤液挥干，残渣加乙酸乙酯1ml使溶解，作为供试品溶液。另取丹参酮ⅡA对照品和冰片对照品，分别加乙酸乙酯制成每1ml中含1mg的溶液，作为对照品溶液。照薄层色谱法试验，吸收供试品溶液2~4μl，对照品溶液2μl，分别点于同一硅胶G薄层板上，以甲苯-乙酸乙酯（19∶1）为展开剂，展开，取出，晾干。供试品色谱中，在与丹参酮ⅡA对照品色谱相应的位置上，显相同颜色的斑点，喷以2%香草醛硫酸溶液，在110℃加热至斑点显色清晰，供试品色谱中，在与冰片对照品色谱相应的位置上，显相同颜色的斑点。②取鉴别①项下的备用药渣，挥去乙醚，加甲醇25ml，超声处理15min，滤过，滤液蒸干，残渣加氨试液20ml，搅拌使溶解，用水饱和的正丁醇振摇提取2次，每次20ml，合并正丁醇提取液，用正丁醇饱和的水洗涤2次，每次25ml，正丁醇液浓缩至干，残渣加甲醇1ml使溶解，作为供试品溶液。另取三七对照药材0.5g，加甲醇10ml，同法制成对照药材溶液。再取三七皂苷R₁对照品及人参皂苷Rb₁对照品、人参皂苷Rg₁对照品，分别加甲醇制成每1ml含1mg的溶液，作为对照品溶液。照薄层色谱法试验，吸取上述5种溶液各2μl，分别点于同一硅胶G板上，以三氯甲烷-甲醇-水（13∶7∶2）10℃以下放置分层的下层溶液为展开剂，展开，取出，晾干，喷以10%硫酸乙醇溶液，在110℃加热置斑点显色清晰。供试品色谱中，在与对照药材色谱和对照品色谱相应的位置上，显相同颜色的斑点。

3. 检查　应符合颗粒剂项下的有关规定。

4. 含量测定

丹参酮ⅡA　照高效液相色谱法

色谱条件与系统适用性试验：以十八烷基硅烷键合硅胶为填充剂，以甲醇-水（73∶27）为流动相，检测波长为270nm，理论塔板数按丹参酮ⅡA峰计算应不低于2000。

对照品溶液的制备：取丹参酮ⅡA对照品适量，精密称定，置棕色量瓶中，加甲醇制成每1ml含20μg的溶液，即得。

供试品溶液的制备：取装量差异项下的本品，混匀，取适量，研细，取约0.2g，精密称定，置具塞棕色瓶中，精密加入甲醇25ml，密塞，称定重量，超声处理15min，放冷，再称定重量，用甲醇补足减失的重量，摇匀，滤过，取续滤液，即得。

测定法：分别精密吸取对照品溶液与供试品溶液各10μl，注入液相色谱仪，测定，即得。

计算式为：标示量（%）= $\dfrac{A_{\text{x}} \times C_{\text{R}} \times D \times V \times \overline{m}}{A_{\text{R}} \times m \times 标示量} \times 100\%$

式中：A_x 为样品浓度；A_R 为对照品溶液浓度；D 为稀释倍数；V 为原始稀释体积；$\overline{m}$ 为平均片重；m 为取样量。

丹酚酸 B　照高效液相色谱法

色谱条件与系统适用性试验：以十八烷基硅烷键合硅胶为填充剂，以甲醇-乙腈-甲酸-水（30∶10∶1∶59）为流动相，检测波长 286nm。理论塔板数按丹酚酸 B 计算应不低于 4000。

对照品溶液的制备：取丹酚酸 B 对照品适量，精密称定，加 70% 甲醇制成每 1ml 含 60μg 的溶液，即得。

供试品溶液的制备：取装量差异项下的本品，混匀，取适量，研细，取约 0.2g，精密称定，置 25ml 量瓶中，加 75% 甲醇约 20ml，密塞，超声处理 20min，放冷，加 75% 甲醇至刻度，摇匀，滤过，取续滤液，即得。

测定法：分别精密吸取对照品溶液与供试品溶液 10μl，注入液相色谱仪，测定，即得。

计算公式为：$$标示量\% = \frac{A_x \times C_R \times D \times V \times \overline{m}}{A_R \times m \times 标示量} \times 100\%$$

式中：A_x 为样品浓度；A_R 为对照品溶液浓度；D 为稀释倍数；V 为原始稀释体积；$\overline{m}$ 为平均片重；m 为取样量。

解析：处方中含有冰片，所以气味芳香、味苦。

因中药制剂成分复杂，需要选择高灵敏度，分辨率高的分析方法，色谱方法就具备这个特点。所以，鉴别选择了薄层色谱法，含量测定选择了 HPLC 法。鉴别和含量测定试验中都分别采用了超声、萃取、过滤等样品处理过程，以达到提纯的目的。其中用正丁醇提取人参皂苷，用乙酸乙酯提取丹参酮ⅡA。因为在复方丹参颗粒中，丹参为君药，所以含量测定选择了丹参中的两种主要活性成分丹参酮ⅡA 和丹酚酸 B 为测定对象。

知识链接

高效液相色谱与中药指纹图谱

中药指纹图谱系指中药材、提取物或中药制剂等经适当处理后，采取一定的分析手段，得到能够标示该中药材、提取物或中药制剂的共有峰的图谱，即运用现代分析技术（包括光谱、色谱、波谱、核磁共振、X 射线衍射等和各种联用技术）对中药化学信息以图形的方式进行表征并加以描绘。目前，指纹图谱技术是在现有条件下对中药材、中成药进行质量控制最好的解决方法。

中药指纹图谱按测定手段分类，可以分为中药化学（成分）指纹图谱和中药生物指纹图谱。中药化学（成分）指纹图谱首选色谱方法和色谱联用技术。其中 HPLC 具有很高的分离度，可把复杂的化学成分进行分离而形成高低不同的峰组成一张色谱图，这些色谱峰的高度和峰面积分别代表了各种不同化学成分和其含量，所以中药中大部分化学成分均可用 HPLC 法得出良好的指纹图谱。中药生物指纹图谱包括中药材 DNA 指纹图谱、中药基因组学指纹图谱和中药蛋白学指纹图谱等。

第五节 药用辅料、包装材料的质量分析

一、药用辅料的质量分析

药用辅料是药物制剂的基础材料和重要组成部分，在制剂剂型生产中起着关键作用，且对药品的安全性和有效性有直接影响。药用辅料除了赋形、充当载体、提高稳定性外，还具有增溶、助溶、缓控释等重要功能，所以要加强药用辅料的质量分析。药用辅料的质量分析基本同原料药，也是从性状、鉴别、检查、含量测定四个方面进行检查，从而控制药用辅料的质量。

（一）淀粉

1. 性状 本品为白色粉末；无臭。本品在冷水或乙醇中均不溶解。

2. 鉴别 ①取本品约1g，加水15ml，煮沸，放冷，即成类白色半透明的凝胶状物。②取本品约0.1g，加水20ml混匀，加碘试液数滴，即显蓝色或蓝黑色，加热后逐渐褪色，放冷，蓝色复现。③取本品，加甘油醋酸试液装置，在显微镜下观察，玉蜀黍淀粉均为单粒，呈多角形或类圆形，直径为5~30μm；脐点中心性，呈圆点状或星状；层纹不明显。木薯淀粉多为单粒，圆形或椭圆形，直径为5~35μm，旁边有一凹处，脐点中心性，呈圆点状或星状；层纹不明显。不得有其他品种的淀粉颗粒。④取本品，在偏光显微镜下观察，玉蜀黍淀粉和木薯淀粉均呈现偏光十字，十字交叉位于颗粒脐点处。

3. 检查

（1）酸度 取本品20.0g，加水100ml，振摇5min使混匀，用精密pH计测定，pH指应为4.5~7.0。

（2）干燥失重 取本品在105℃干燥5h，减失的重量，玉蜀黍淀粉不得过14.0%，木薯淀粉不得过15.0%。

（3）灰分 取本品约1.0g，置炽灼至恒重的坩埚中，精密称定，缓缓炽灼至完全炭化后，逐渐升高温度至600~700℃，使完全炭化并恒重，遗留的灰分，玉蜀黍淀粉不得过0.2%，木薯淀粉不得过0.3%。

（4）铁盐 取本品0.50g，加稀盐酸4ml与水16ml，振摇5min，滤过，用水少量洗涤，合并滤液与洗液，加过硫酸铵50mg，用水稀释成35ml后，依法检查（通则0807）与标准铁溶液1.0制成的对照液比较，不得更深。

（5）二氧化硫 取本品20.0g，置具塞锥形瓶中，加水200ml，充分振摇，滤过，取滤液100ml，加淀粉指示液2ml，用碘滴定液（0.005mol/L）滴定，并将滴定的结果用空白试验校正。

（6）氧化物质 取本品4.0g，置具塞锥形瓶中，加水50.0ml，密塞，振摇5min，转入50ml具塞离心管中，离心至澄清，取上清液30.0ml，置碘量瓶中，加冰醋酸1ml与碘化钾1.0g，密塞，摇匀，置暗处放置30min，加淀粉指示液1ml，用硫代硫酸钠滴定液（0.002mol/L）滴定至蓝色消失，并将滴定的结果用空白试验校正。消耗的硫代硫酸钠滴定液（0.002mol/L）不得过1.4ml。

（7）微生物限度 取本品依法检查（通则1105），每1g供试品中除细菌数不得过

1000 个，霉菌和酵母菌不得过 100 个，还不得检出大肠埃希菌。

（二）蔗糖

1. 性状 本品为无色结晶或白色结晶性的松散粉末；无臭，味甜。本品在水中极易溶解，在乙醇中微溶，在无水乙醇中几乎不溶。

比旋度 取本品，精密称定，加水溶解并定量稀释制成每 1ml 中约含 0.1g 的溶液，依法测定（通则 0621），比旋度为 +66.3°～+67.0°。

2. 鉴别 ①取本品，加 0.05mol/L 硫酸溶液，煮沸后，用 0.1mol/L 氢氧化钠溶液中和，再加碱性酒石酸铜试液，加热即生成氧化亚铜的红色沉淀。②本品的红外光吸收图谱应与对照品的图谱一致。

3. 检查

（1）溶液的颜色 取本品 5g，加水 5ml 溶解后，如显色，与黄色 4 号标准比色液（通则 0901 第一法）比较，不得更深。

（2）硫酸盐 取本品 1.0g，依法检查（通则 0802），与标准硫酸钾溶液 5.0ml 制成的对照液比较，不得更深。

（3）还原糖 取本品 5.0g，置 250ml 锥形瓶中，加水 25ml 溶解后，精密加碱性枸橼酸铜试液 25ml 与玻璃珠数粒，加热回流使在 3min 内沸腾，从全沸时起，连续沸腾 5min，迅速冷却至室温（此时应注意勿使瓶中氧化亚铜与空气接触），立即加 25% 碘化钾溶液 15ml，摇匀，随振摇随缓缓加入硫酸溶液（1→5）25ml，俟二氧化碳停止放出后，立即用硫代硫酸钠滴定液（0.1mol/L）滴定，至近终点时，加淀粉指示液 2ml，继续滴定至蓝色消失，同时做一空白试验；二者消耗硫代硫酸钠滴定液（0.1mol/L）的差数不得过 2.0ml。

（4）炽灼残渣 取本品 2.0g，依法检查（通则 0841），遗留残渣不得过 0.1%。

（5）钙盐 取本品 1.0g，加水 25ml 使溶解，加氨试液 1ml 与草酸铵试液 5ml，摇匀，放置 1h，与标准钙溶液 5.0ml 制成的对照液比较，不得更浓。

（6）重金属 取炽灼残渣项下遗留的残渣，依法检查（通则 0821 第二法），含重金属不得过百万分之五。

（三）硬脂酸镁

1. 性状 本品为白色轻松无砂性的细粉；微有特臭；与皮肤接触有滑腻感。本品在水、乙醇或乙醚中不溶。

2. 鉴别 ①取本品 5.0g，置圆底烧瓶中，加无过氧化物乙醚 50ml、稀硝酸 20ml 与水 20ml，加热回流至完全溶解，放冷，移至分液漏斗中，振摇，放置分层，将水层移入另一分液漏斗中，用水提取乙醚层 2 次，每次 4ml，合并水层，用无过氧化物乙醚 15ml 清洗水层，将水层移至 50ml 量瓶中，加水稀释至刻度，摇匀，作为供试品溶液，应显镁盐的鉴别反应。②在硬脂酸镁与棕榈酸相对含量检查项下记录的色谱图中，供试品溶液两主峰的保留时间应分别与对照品溶液两主峰的保留时间一致。

3. 检查

（1）酸碱度 取本品 1.0g，加新沸过的冷水 20ml，水浴上加热 1min 并时时振摇，放冷，滤过，取续滤液 10ml，加溴麝香草酚蓝指示液 0.05ml，用盐酸滴定液（0.1mol/L）滴至溶液颜色发生变化，滴定液用量不得过 0.05ml。

（2）氯化物 量取鉴别①项下的供试品溶液 1.0ml，依法检查（通则 0801），与标准氯化钠溶液 10.0ml 制成的对照液比较，不得更浓。

（3）硫酸盐 量取鉴别①项下的供试品溶液 1.0ml，依法检查（通则 0802），与标准硫酸钾溶液 6.0ml 制成的对照液比较，不得更浓。

（4）干燥失重 取本品，在 80℃干燥至恒重，减失重量不得过 5.0%。

（5）铁盐 取本品 0.50g，炽灼灰化后，加稀盐酸 5ml 与水 10ml，煮沸，放冷，滤过，滤液加过硫酸铵 50mg，用水稀释成 35ml，依法检查（通则 0807），与标准铁溶液 5.0ml 用同一方法制成的对照液比较，不得更深。

（6）重金属 取本品 2.0g，缓缓炽灼至完全炭化，放冷，加硫酸 0.5~1.0ml，使恰湿润，低温加热至硫酸除尽，加硝酸 0.5ml，蒸干，至氧化氮蒸气除尽后，放冷，在 500~600℃炽灼使完全炭化，加盐酸 2ml，置水浴上蒸干后加水 15ml 与稀醋酸 2ml，加热溶解后，放冷，加醋酸盐缓冲溶液（pH3.5）2ml 与水适量使成 25ml，依法检查（通则 0821 第二法），含重金属不得过百万分之十五。

（7）硬脂酸与棕榈酸相对含量 取本品 0.1g，精密称定，置锥形瓶中，加三氟化硼的甲醇溶液 5ml，摇匀，加热回流 10min 使溶解，从冷凝管加正庚烷 4ml，再回流 10min，放冷后加饱和氯化钠溶液 20ml，振摇，静置使分层，将正庚烷层通过装有无水硫酸钠 0.1g（预先用正庚烷洗涤）玻璃柱，移入烧杯中，作为供试品溶液，照气相色谱法（通则 0521）试验。用聚乙二醇 20M 为固定相的毛细管柱，起始柱温 70℃，维持 2min，以每分钟 5℃的速度升温至 240℃，维持 5min，进样口温度为 220℃，检测器温度为 260℃。分别称取棕榈酸甲酯和硬脂酸甲酯对照品适量，加正庚烷制成每 1ml 中分别约含 15mg 与 10mg 的溶液，取 1μl 注入气相色谱仪，棕榈酸甲酯峰与硬脂酸甲酯峰的分离度应大于 3.0。精密量取供试品溶液 1ml，置 100ml 量瓶中，用正庚烷稀释至刻度，摇匀，取 1μl 注入气相色谱仪，调节检测灵敏度，使棕榈酸甲酯峰与硬脂酸甲酯峰应能检出。再取 1μl 注入气相色谱仪，记录色谱图，按下式面积归一化法计算硬脂酸镁中硬脂酸在脂肪酸中的百分含量。

$$硬脂酸百分含量(\%) = \frac{A}{B} \times 100\%$$

式中：A 为供试品中硬脂酸甲酯的峰面积；B 为供试品中所有脂肪酸值的峰面积。

同法计算硬脂酸镁中棕榈酸在总脂肪酸中的百分含量。硬脂酸相对含量不得低于 40%，硬脂酸与棕榈酸相对含量的总和不得低于 90%。

（8）微生物限度 取本品依法检查（通则 1105），每 1g 供试品中除细菌数不得过 1000 个，霉菌及酵母菌不得过 100 个外，还不得检出大肠埃希菌。

4. 含量测定 取本品约 0.2g，精密称定，加正丁醇-无水乙醇（1:1）溶液 50ml，加浓氨溶液 5ml 与氨-氯化铵缓冲溶液（pH10.0）3ml，再精密加乙二胺四醋酸二钠滴定液（0.05mol/L）25ml 与铬黑 T 指示剂少许，混匀，在 40~50℃水浴上加热至溶液澄清，用锌滴定液（0.05mol/L）滴定至溶液自蓝色转变为紫色，并将滴定的结果用空白试验校正。

二、药品包装材料的质量分析

药品包装材料是指药品生产企业生产的药品和医疗机构配制的制剂所使用的直接

接触药品的包装材料和容器。药品包装材料对于药品的稳定性和安全性具有十分重要的作用。优质的药品包装材料可以有效地减少药品的破损，提高保护功能，保证药品的有效期。不符合药用标准的材料却能够吸收药品中的有效成分而降低疗效，甚至还释放出有害物质而危及使用者的生命。

汇总我国及国际相关标准规范，对药品包装材料检测与控制的指标主要有：阻隔性能、机械性能、滑爽性、厚度、溶剂残留、密封性能、瓶盖扭力、顶空气体分析、印刷质量等。

（一）阻隔性能

指包装材料对气体、液体等渗透物的阻隔作用。通过检测能解决药品由于对氧气或水蒸气而产生的氧化变质、受潮霉变等问题

（二）物理机械性能

是衡量药品包装在生产、运输、货架期、使用等环节对内容物实施保护的基础指标。一般包括：拉伸强度与伸长率、热合强度、剥离强度、热收缩性、穿刺力、穿刺器保持性、插入点不渗透性、注药点密封性、悬挂力、铝塑组合盖开启力、耐冲击力、耐撕裂性能、耐揉搓性能。

（三）厚度

包装材料的厚度是否均匀是检测其各项性能的基础。包装材料厚度不均匀会影响到阻隔性、拉伸强度等性能。

（四）摩擦系数

是评价包装材料内外侧滑爽性能的重要指标。通过检测以确保其良好的开口性，以及在高速生产线上能够顺利地进行输送与包装，满足产品高速包装发展的要求。

（五）残留溶剂

药品包装材料在生产过程中的印刷、复合、涂布工序中使用了大量的有机溶剂，如甲苯、二甲苯、乙酸乙酯等。这些溶剂或多或少的残留在包装材料中。若用含有较高溶剂残留的包装材料来包装药品，将会危害人们的身体健康。

（六）包装密封性能

此项目的检测可以防止因为密封性不好而导致药品泄漏、变质等问题。

（七）瓶盖扭矩

瓶类包装是药品常用包装形式之一，其瓶盖锁紧，开启扭矩值的大小，是生产的重要工艺参数之一。扭矩值的大小是否合适对产品的中间运输以及最终消费都有很大影响。

（八）顶空气体分析

药品自灌（封）装到打开包装使用之前，对包装内部的气体成分进行控制是有效延长产品保质期或改善保存质量的重要手段。通过对该项目的检测可以对包装袋、瓶、罐等中空包装容器顶部空间氧气、二氧化碳气体含量、混合比例做出评价，从而指导生产，保证产品货架期质量。

（九）印刷质量

主要包括色彩控制、墨层结合牢度与耐磨性控制。

本 章 小 结

制剂分析	特点	复杂性、剂型检查、样品预处理、分析方法不同
	含量测定	干扰物的排除、限度的表达方式
药物制剂分析	制药用水 饮用水	感官性状和一般化学指标、毒理学指标、细菌学指标、放射性指标
	纯化水	酸碱度、硝酸盐、亚硝酸盐、氨、易氧化物、电导率、不挥发物、重金属、微生物限度
	注射用水	pH、氨、硝酸盐与亚硝酸盐、电导率、总有机碳、不挥发物、重金属、细菌内毒素、微生物限度
	灭菌注射用水	pH、硝酸盐与亚硝酸盐、氨、电导率、不挥发物、重金属、细菌内毒素、氯化物、硫酸盐、钙盐、二氧化碳、易氧化物、注射剂项下规定
	片剂　检查	重量差异、崩解时限、含量均匀度、溶出度
	注射剂　检查	装量差异、装量、可见异物、不溶性微粒、无菌、热原或细菌内毒素
	胶囊剂	装量差异、崩解时限、释放度
	糖浆剂	装量、微生物限度、pH、相对密度
	颗粒剂	装量差异、粒度、干燥失重、溶化性
	散剂	粒度、外观均匀度、干燥失重、装量差异、无菌、微生物限度
	栓剂	重量差异、融变时限、微生物限度
	滴眼剂	可见异物、沉降体积比、装量、渗透压摩尔浓度、无菌
	复方制剂 特点	其他有效成分干扰、附加剂干扰
	方法	无干扰，分别测定；有干扰，HPLC法首选
	中药制剂 特点	成分复杂、按要求确定检测对象、样品需预处理、采用灵敏度高的分析方法
	提取	萃取、冷浸、回流提取、连续回流提取、水蒸气蒸馏、超声提取、超临界流体萃取
	纯化	萃取、色谱法、沉淀法
	药用辅料	性状、鉴别、检查、含量测定
	包装材料	阻隔性能、物理机械性能、厚度、摩擦系数、残留溶剂、包装密封性能、瓶盖扭矩、顶空气体分析、印刷质量

目 标 检 测

一、单项选择题

1. 下列定量方法中，糖类赋形剂对其产生干扰的是（　　）
   A. 配位滴定法　　　B. 酸碱滴定法　　　C. 非水滴定法
   D. 氧化还原滴定法　E. 紫外-可见分光光度法
2. 下列常规检查项目中，不属于片剂检查的是（　　）

    A. 重量差异   B. 崩解时限   C. 溶出度

    D. 释放度   E. 热原

3. 溶出度测定的结果判断中，除另有规定外，"Q"值应为标示量的（　　）

    A. 50%   B. 60%   C. 70%

    D. 80%   E. 90%

4. 下列检查的项目中，不属于注射用粉针剂检查的项目是（　　）

    A. 最低装量   B. 无菌试验   C. 热源试验

    D. 崩解时限   E. 澄明度

5. 硬脂酸镁除对配位滴定法产生干扰外，在下列含量测定方法中，还可以产生干扰的是（　　）

    A. 酸碱滴定法   B. 非水溶液滴定法   C. 紫外分光光度法

    D. 高效液相色谱法   E. 电位滴定法

6. 欲排除注射液中的亚硫酸钠、焦亚硫酸钠等抗氧剂的干扰，一般采用掩蔽剂与其反应，常用的掩蔽剂有（　　）

    A. 丙酮与甲醇   B. 甲醇与乙醇   C. 乙醇和甲醛

    D. 甲醛和三氯甲烷 E. 甲醛与丙酮

7. 关于中药制剂分析的特点，正确的说法是（　　）

    A. 因成分复杂一般需要测定所有有效成分的含量

    B. 与化学药物制剂分析完全相同

    C. 控制一般杂质限量就能控制中药的质量

    D. 一般选择君药及贵重药建立含量测定方法

    E. 中药制剂在分析前，不需经过提取、纯化等预处理，直接测定含量

8. 挥发油的提取，适宜用的方法是（　　）

    A. 萃取法   B. 冷浸法   C. 回流提取

    D. 水蒸气蒸馏   E. 以上均错

9. 中药制剂分析首选的含量测定方法为（　　）

    A. 分光光度法   B. 气相色谱法   C. 薄层扫描法

    D. 高效液相色谱法   E. 化学分析法

10. 连续回流提取法使用的仪器是（　　）

    A. 索氏提取器   B. 超声清洗器   C. 渗滤器

    D. 旋转蒸发器   E. 回流冷凝管

二、配伍选择题

[11～14]

    A. 萃取法   B. 冷浸法   C. 索氏提取法

    D. 水蒸气蒸馏法   E. 超临界流体萃取法

下列特殊杂质来源于药物

11. 主要用于液体制剂中有效成分的提取（　　）

12. 主要用于对热不稳定组分的提取（　　）

13. 主要用于固体制剂中有效成分的提取（　　）

14. 主要用于有挥发油有效成分的提取（　　）

[15~17]

A. 溶剂水　　　　　B. 氯化钠　　　　　C. 甲醛
D. 滑石粉　　　　　E. 硬脂酸镁

15. 在分析液体制剂时被称为掩蔽剂的是（　　）

16. 可用恒温干燥法去除的干扰物质是（　　）

17. 可滤过排除的干扰物质是（　　）

三、多项选择题

18. 需要做含量均匀度检查的药品有（　　）

A. 规格在 10mg 以下的口服单方制剂

B. 规格在 10~20mg 的口服制剂

C. 单剂中主药含量较少，辅料多的品种

D. 主药含量略大，但因分散性不好难以混合均匀的品种

E. 用于急救、剧毒药物、安全范围小的品种

19. 属于注射剂常规检查的项目有（　　）

A. 不溶性微粒　　　B. 热原检查　　　　C. 无菌检查
D. 装量差异或装量　E. 色泽

20. 下列有关制药用水的描绘正确的是（　　）

A. 纯化水为饮用水经蒸馏法、离子交换法、反渗透法或其他适宜的方法制备的制药用水

B. 纯化水不含任何附加剂

C. 纯化水不得用于注射剂的配制与稀释

D. 注射用水必须在防止细菌内毒素产生的设计条件下生产、储藏及分装

E. 纯化水应符合细菌内毒素试验要求

四、简答题

1. 简述制剂分析与原料药分析的不同点。

2. 中药制剂分析常用的提取、纯化的方法有哪些？

综合实训一　葡萄糖注射液的分析

【实训目的】

（1）能根据《中国药典》中葡萄糖注射液的质量标准，完成葡萄糖注射液的质量全检。

（2）掌握注射液的常规检查项目。

（3）掌握紫外分光光度计、旋光仪、pH 计等仪器的操作。

（4）能正确填写相关检验原始记录及检验报告单。

【实训原理】

（1）葡萄糖具有旋光性，用旋光度法测定其含量。

（2）葡萄糖具有强还原性，可以和碱性酒石酸铜试液反应生成氧化亚铜的红色沉淀，用于鉴别试验。

（3）特殊杂质 5-羟甲基糠醛在 284nm 处有强吸收，采用紫外分光光度法测定其吸光度，控制杂质限量。

【实训条件】

1. 仪器　紫外可见分光光度计、pH 计、旋光仪、澄明度仪、纳氏比色管（25ml）、量筒（50ml）、移液管（1ml、2ml、5ml、20ml）。

2. 试药与试剂　碱性酒石酸铜试液、饱和氯化钾溶液、醋酸盐缓冲溶液（pH3.5）、标准铅溶液（10μg/ml）、硫代乙酰胺试液、氨试液。

3. 试验材料　葡萄糖注射液（20ml∶10g）。

【操作方法】

1. 性状　本品为无色或几乎无色的澄明液体，味甜

2. 鉴别　取碱性酒石酸铜试液 2ml 微热，将葡萄糖注射液 1ml 缓缓滴入到碱性酒石酸铜溶液中，观察现象。应有红色沉淀生成。

3. 检查

（1）**pH**　pH 值测定法（通则 0631），应为 3.5~5.5

（2）**5-羟甲基糠醛**　精密量取本品 2ml，置 50ml 量瓶中，用水稀释至刻度，摇匀，照紫外-可见分光光度法（通则 0401）在 284nm 的波长处测定，吸光度不得大于 0.25。

（3）**重金属**　取两支匹配的 25ml 纳氏比色管，一支比色管中加本品适量（约相当于葡萄糖 3g），加醋酸盐缓冲溶液（pH3.5）2ml 与水适量使成 25ml，得供试品溶液；另一支比色管中加标准铅溶液 1.5ml，加醋酸盐缓冲溶液（pH3.5）2ml 与水适量，使成 25ml，为对照溶液。若供试液带颜色，可在对照液中滴加少量的稀焦糖溶液或其他无干扰的有色溶液，使之颜色一致，再向供试液和对照液两管中分别加入硫代乙酰胺试液各 2ml，摇匀，放置 2min，同置白纸上，自上向下透视，观察、比较，供试液同对照液比较。不得更深。

（4）**装量**　取供试品 3 支，开启时注意避免损失，将内容物分别用相应体积的干燥注射器及注射针头抽尽，然后注入经校正的量入式量筒（50ml）内，在室温下检视。每支都不得少于标示量。

（5）**可见异物**　调节检测灯照度为 1500lx，取葡萄糖注射液 20 支，除去标签，擦净外壁，轻轻旋转和翻转容器使药液中存在的可见异物悬浮（注意不使药液产生气泡），在明视距离（指供试品至人眼的距离，通常为 25cm）分别在黑色和白色背景下，手持供试品颈部使药液轻轻翻转，用目检视。均不得检出可见异物。

（6）**无菌**　取本品，采用滤膜过滤法，以金黄色葡萄球菌为阳性对照菌，依法检查（通则 1101）应符合规定。

（7）**细菌内毒素**　取本品依法检查（通则 1143），每 1ml 中含内毒素的量应小于 0.50EU。

4. 含量测定 精密量取本品 20ml，置 100ml 量瓶中，加氨试液 0.2ml，用水稀释至刻度，摇匀，静置 10min，在 25℃，测定其旋光度，与 2.085 2 相乘，即得供试量中 $C_6H_{12}O_6 \cdot H_2O$ 的重量。平行测定两次。本品含葡萄糖应为标示量的 95.0%~105.0%。

计算公式： $c = \dfrac{100\alpha}{l\,[\alpha]_D^t}$ 标示量% $= c \times 2.085\ 2$

式中： c 为 100ml 溶液中所含溶质的重量（g）； α 为旋光度； l 为测定管长度（dm）； $[\alpha]_D^t$ 为比旋度。

【实训结果】

一、性状

本品为_____

结果判定：□符合规定　　　　　　　　□不符合规定

二、鉴别

取供试品加入到温热的碱性酒石酸铜试液中，显_____ 。

结果判定：□符合规定　　　　　　　　□不符合规定

三、检查

1. pH

仪器名称：　　　　　　　　　　　型号：

（1） $pH_1 =$ 　　　　　　$pH_2 =$ 　　　　　　$pH_{平均} =$

结果判定：□符合规定　　　　　　　　□不符合规定

2. 5-羟甲基糠醛

仪器名称：　　　　　　　　　　　型号：

在 284nm 的波长处测定， $A_1 =$ 　　　　　　$A_2 =$

结果判定：□符合规定　　　　　　　　□不符合规定

3. 重金属

供试液_____　对照液_____

结果判定：□符合规定　　　　　　　　□不符合规定

4. 装量

装量：_____；_____；_____

结果判定：□符合规定　　　　　　　　□不符合规定

5. 可见异物

仪器型号：　　　　　　　　　　　照度：

检查结果：

结果判定：□符合规定　　　　　　　　□不符合规定

6. 无菌

金黄色葡萄球菌_____

结果判定：□符合规定　　　　　　　　□不符合规定

7. 细菌内毒素

内毒素_____

结果判定：□符合规定　　　　　　　　□不符合规定

四、含量测定

仪器型号：　　　　　　　　　室温：

数据记录：$\alpha_1 =$　　　　　　　　$\alpha_2 =$

　　　　　$c_1 =$　　　　　　　　$c_2 =$

标示量（%）$_1 =$

标示量（%）$_2 =$

标示量（%）$_{平均} =$

结果判定：□符合规定　　　　　　　　□不符合规定

【注意事项】

（1）做重金属检查时，纳氏比色管一定要匹配。

（2）葡萄糖供试液有变旋光现象，达到变旋平衡后再测定旋光度。

（3）钠光灯每使用 3~4h，应熄灯 15min 左右，待灯冷后再使用。

（4）测定管中不应含有气泡。

（5）取吸收池时，手应该拿毛玻璃面的两侧。装样品溶液的体积以吸收池体积的 4/5 为宜。

【思考题】

（1）紫外-可见分光光度法中空白溶液如何配制?

（2）对本次实验结果进行讨论并作除检验结论。

附：溶液的配制（《中国药典》通则 8002）

1. 硫代乙酰胺试液　称取硫代乙酰胺 4g，加水使溶解成 100ml，至冰箱中保存。临用前取混合液（由 1mol/L 氢氧化钠溶液 15ml、水 5.0ml、甘油 20ml 组成）5.0ml，加上述硫代乙酰胺溶液 1.0ml，至水浴上加热 20s，冷却，立即使用

2. 碱性酒石酸铜试液　①取硫酸铜结晶6.93g，加水使溶解成 100ml。②取酒石酸钾钠结晶 34.6g 与氢氧化钠 10g，加水使溶解成 100ml 用时将两液等量混合，即得。

3. 醋酸盐缓冲溶液　取醋酸铵 25g，加水 25ml 溶解后，加 7mol/L 盐酸溶液 38ml，用 2mol/L 盐酸或 5mol/L 氨溶液准确调节 pH 至 3.5（用 pH 计调节），用水稀释至 100ml，即得。

4. 标准铅储备溶液　精密称取在 105℃ 干燥至恒重的硝酸铅 0.160g，置 1000ml 量瓶中，加 5ml 硝酸和 50ml 蒸馏水溶解后，用水稀释至刻度，摇匀，即得。

5. 标准铅溶液　精密量取贮备液 10ml，置 100ml 的量瓶中，加适量的蒸馏水稀释至刻度，摇匀，即得（每 1ml 相当于 10μg 的 Pb）。

6. 氨试液　取浓氨溶液 400ml，加水使成 1000ml，即得。

综合实训二 板蓝根颗粒的质量分析

【实训目的】

（1）能根据《中国药典》中板蓝根颗粒的质量标准，完成板蓝根颗粒的质量全检。

（2）掌握颗粒剂的常规检查项目。

（3）掌握薄层色谱法的操作。

（4）能正确填写相关检验原始记录及检验报告单。

【实训原理】

板蓝根颗粒是中药制剂，成分复杂，采用薄层色谱法鉴别试验。以板蓝根对照药材、亮氨酸和精氨酸作对照，茚三酮试液为显色剂。

【实训条件】

1. 仪器 层析缸、硅胶 G 薄层板、超声仪、分析天平、酒精灯、烧杯（250ml）、药筛、漏斗。

2. 试药与试剂 无水乙醇、板蓝根药材、亮氨酸对照品、精氨酸对照品、正丁醇、冰醋酸、茚三酮试液。

3. 试验材料 板蓝根颗粒（10g/袋）。

【操作方法】

1. 性状 本品为浅黄棕色至棕褐色的颗粒；味甜、微苦或味微苦（无蔗糖）。

2. 鉴别 取供试品 2g，研细，放入试管中，加乙醇 10ml，超声处理 30min，滤过，滤液浓缩至 2ml，为供试品溶液。

取板蓝根对照药材粉末 0.5g，加乙醇 20ml，同上法处理，为对照药材溶液。

取亮氨酸对照品、精氨酸对照品适量，加乙醇制成每 1ml 各含 0.1mg 的混合溶液，为对照品溶液。

取供试品溶液和对照品溶液各 5~10μl，对照药材溶液 2μl，分别点于同一硅胶 G 薄层板，以正丁醇-冰醋酸-水（19:5:5）为展开剂，展开，取出，晾干，喷以茚三酮试液，在 105℃加热至斑点清晰。

供试品色谱中，在与对照药材色谱和对照品色谱相应的位置上，应显相同颜色的斑点。

3. 检查

（1）装量差异 取供试品 10 袋，除去包装，分别精密称定每袋内容物的重量，求出每袋内容物的装量与平均装量。每袋装量与平均值相比较，超出装量差异限度的颗粒剂不得多于 2 袋，并不得有 1 袋超出差异限度 1 倍。《中国药典》对颗粒剂的装量差异限度的规定如下：

平均装量或标示装量	装量差异限度
1.0g 及 1.0g 以下	±10%
1.0~1.5g	±8%
1.5~6.0g	±7%
6.0g 以上	±5%

（2）粒度　取供试品5袋，称定内容物总重量 m_1，将颗粒剂置于1号筛，1号筛下层放置5号筛，5号筛下配有密合的接受容器，1号筛筛上加盖。保持水平状态过筛，左右往返，边筛边拍打3min，取不能通过1号筛的颗粒和通过了5号筛的颗粒，称定其总重量 m_2。不能通过1号筛与能通过5号筛的总和不得超过供试量的15%。

计算公式：粒度 $=\dfrac{m_2}{m_1}\times100\%$

（3）溶化性　取供试品10g，加热水200ml，搅拌五分钟应全部溶解。

【实训结果】

一、性状
本品为＿＿＿＿＿＿＿＿＿＿＿＿＿＿＿＿＿＿＿＿＿＿＿＿＿＿＿＿＿＿＿

结果判定：□符合规定　　　　　　□不符合规定

二、鉴别
附色谱图：

超声仪型号：　　　　　　　　　　　室温：

对照药材斑点颜色＿＿＿＿＿＿，R_f＿＿＿＿＿＿；对照品溶液斑点颜色＿＿＿＿＿，
Rf ＿＿＿＿＿

板蓝根颗粒斑点颜色＿＿＿＿＿＿，R_f＿＿＿＿＿＿

结果判定：□符合规定　　　　　　　□不符合规定

三、检查

1. 装量差异

天平型号：　　　　　　　　　　精密度：

样品编号	供试品重	装量差异
No. 1	＿＿＿＿＿	＿＿＿＿＿
No. 2	＿＿＿＿＿	＿＿＿＿＿
No. 3	＿＿＿＿＿	＿＿＿＿＿
No. 4	＿＿＿＿＿	＿＿＿＿＿
No. 5	＿＿＿＿＿	＿＿＿＿＿
No. 6	＿＿＿＿＿	＿＿＿＿＿
No. 7	＿＿＿＿＿	＿＿＿＿＿
No. 8	＿＿＿＿＿	＿＿＿＿＿
No. 9	＿＿＿＿＿	＿＿＿＿＿
No. 10		

平均装量_____

结果判定：□符合规定　　　　　□不符合规定

2. 粒度

m_1_____ g　m_2_____ g　粒度：_____。

检验结果判定：□符合规定　　　　　□不符合规定

3. 溶化性

观察结果：_____　。

结果判定：□符合规定　　　　　□不符合规定

【注意事项】

（1）制备的薄板应表面平整、厚薄一致，没有气泡和裂纹。

（2）在薄层色谱试验中，展开剂展开时薄板浸没下端的高度不宜超过 0.5cm，点样后的原点不能浸入到展开剂中。

【思考题】

对本次实验结果进行讨论并做出检验报告。

附：溶液的配制（《中国药典》通则 8002）

茚三酮试液　取茚三酮 2g，加乙醇使溶解成 100ml，即得。

（彭 颐）

第十三章 体内药物分析简介

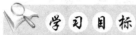 **学习目标**

知识目标

1. 了解体内药物分析的意义、性质、对象和任务，掌握体内药物分析的基本过程。
2. 熟悉生物样品预处理的原理和常用方法。
3. 了解体内药物分析常用方法与应用。

能力目标

1. 掌握体内药物分析过程中生物样品的种类、采集和储存方法。
2. 熟悉生物样品的预处理过程。
3. 了解体内药物分析的流程。

体内药物分析是由药物分析衍生出来的一门学科。是以人或者动物的体液各组织器官作为样本采集点，了解药物在体内数量和质量的变化，获得药物代谢动力学的各种参数和转变，以及代谢的方式、途径等信息，从而有助于药物的研究、临床合理应用。该学科首要任务是建立体内药物及其代谢物的分离、分析方法，由此给药物分析学科提出了新的要求。随着各种分析技术的不断进步，使体内药物分析学科日臻成熟，逐渐发展成为一门综合性较强的应用学科。

第一节 体内药物分析概述

一、体内药物分析的性质和任务

（一）体内药物分析的性质

体内药物分析是指通过现代分析化学手段分析药物在体内的数量和质量的变化，获取药物动力学的各种参数以及在体内的吸收、分布、代谢和排泄等信息。从药物生产、医疗临床、实验研究等方面对所研究的药物做出科学评价，对药物改进和发展做出贡献。随着体内药物分析工做的深入，将对药物与人的内在关系做出更准确的表达和描述。

体内药物分析又可称为"生物药物分析"、"生物医药分析"、"临床药物分析"。体内药物分析是药物分析学科的重要分支。

（二）体内药物分析的任务

1. 体内药物分析本身的"方法学"研究 与常规的药物分析方法相比，体内药物分析在灵敏度、专属性和可靠性等方面都有较高的要求。通过方法学的研究，可对各种分析方法在体内药物分析中的应用规律进行探讨，从而可对各种分析方法的灵敏度、专属性、准确度等性能指标进行评估，最终为生物样品的常规测定提供合理的、最佳的分析条件。

2. 开展各种生物样品的常规测定 主要是对生物体液（血液、尿液等）、脏器组织、头发等生物材料中的药物进行测定。如临床药理研究，常需进行血药浓度的测定，以了解血药浓度与药物效应之间的关系。如临床药学研究，常需进行治疗药物监测（TDM），提供准确的血药浓度测定值，以实行给药方案个体化。

3. 新药开发中的体内研究 在新药研制过程中，按照国家新药审批的有关规定，应提供药物在动物和人体内的有关药代动力学参数，如血药浓度的峰值、达峰浓度的时间、药-时曲线下面积、表现分布容积、半衰期、生物利用度、肾清除率以及血浆蛋白结合率等基本数据。对于已经用于临床的药物，仍有必要继续进行深入的体内研究。

4. 药物代谢产物的研究与测定 药物代谢产物（Drug Metabolites）的研究是药物代谢学科的一个重要方面，其研究结果对指导药物设计、评价临床用药的安全性及合理性具有特别重要的意义。随着药物分析新技术、新仪器的不断问世，使药物代谢产物的研究变得比以前要容易。目前，药物代谢产物的研究已获得了快速的发展，现已成为药学领域的研究前沿之一。

5. 内源性物质的研究 内源性物质（Endogenous Substances）是指机体内的正常生化成分，如激素、肾上腺素、去甲肾上腺素、乙酰胆碱、尿酸、葡萄糖醛酸等。在正常生理条件下这些物质均处在一定浓度范围内。当外源性物质（Xenobiotics），如药物、食品、毒物等进入体内后，内源性物质在体内的含量便会发生变化或出现异常，提示机体发生了病变。因此，通过测定内源性物质的含量，对某些疾病的诊断、预防及治疗，均具有十分重要的意义。

6. 滥用药物的研究 麻醉药品、精神药品的滥用问题是世界范围内广泛存在的一个严重社会问题，中国也不例外，且日益严重。因此，如何检测、确证嫌疑人存在药物滥用现象，已成为一个重要的研究课题。如法医检验的毒物分析，吸毒者体内的毒物检测，运动员体内的兴奋剂（禁药）检查，都必须借助体内药物分析的方法和技术才能完成。

二、体内药物分析的特点及发展方向

（一）体内药物分析的特点

1. 药物或代谢物的检测浓度极低 如血浆中测定的药物或代谢物的浓度极低，大多样品需分离提取后浓缩以富集待测组分。

2. 样品组成复杂 样品中存在各种直接或间接影响和干扰测定结果的物质，大多需要分离和净化，体内药物分析是在大量复杂组分中进行微量或超微量药物及代谢物的测定工作。

3. 要求能很快地提供测定结果 尤其是在毒物学检测工作中。

4. 需要多种方法综合检测 体内药物分析的方法往往需要同时使用多种方法综合检测。

5. 干扰因素多 样品中有许多因素会干扰测定，如无机盐、蛋白质、内源性物质、代谢产物以及可能存在的物质。

（二）体内药物分析的发展方向

随着医药工业的发展，人们在长期的医疗实践和药品生产中认识到，要达到药物使用的安全、合理、有效，需要对药品进行全面质量管理，从而从物质上充分保证药品质量。但仅仅做到这一点是不够的，大量事实证明，如果没有可靠的临床药理学和临床药学研究给新药以确切的评价，要做到临床安全、合理、有效地用药将会遇到许多困难。因此，加强药物在机体内作用机制的研究，包括药物的药代动力学研究和制剂的生物利用度研究，以了解和阐明药物结构、理化性质、剂型及生产工艺与药物疗效、血药浓度、药理作用、体内转化等关系，已成为评价药品质量的重要内容和依据。

早在 20 世纪 70 年代国外就有学者提出，"体液中药物测定已成为药物分析工作者的一种重要任务"、"历史必将证明体液中药物浓度的定量技术是药理学中是大进展之一"、"药物动力学的成熟，同样依赖于体液中灵敏及合适的分析方法的发展"。可以认为，临床药学和临床药理学的发展，给药物分析学科提出了新的要求；同样，体内药物分析方法学的完善与提高成为上述学科的实验手段和赖以建立的技术基础。

> **知识链接**
>
> 常言道"是药三分毒"，其实这种说法不无道理，药能求（救）人，使用不当也会对人体造成危害，严重的甚至危机（及）生命。药物在进入体内之后，要经过吸收、分布、代谢、排泄等过程，这些过程与药物作用的发挥和消除关系极大。给药途径一般分为口服、直肠灌注、舌下给药、皮下注射、肌内注射、吸入给药、静脉注射等，药物吸收的速度，大致依此顺序而加快。一般来说，药物所分布的部位，应该是发生药效的部位，但如果因为给药方式、给药方法、给药途径不对而达不到有效的血液浓度的话，药虽然是"到"了，却仍然是除不了病的。例如青霉素具有抗菌消炎作用，但由于口服法给药不易被机体吸收，故只能采用其他途径给药，同时还应主要给药剂量以防止耐药性的产生等。

第二节　常用生物样品的种类、采集与储存

一、生物样品的种类

体内药物分析采用的生物样品种类包括体内的各种体液和组织。其中最常用的是血液（血浆、血清、全血）、尿液和唾液。在一些特定情况下也有采用乳汁、泪液、脊椎液（脑脊液）、汗液、胆汁、羊水、精液、粪便以及各种组织或其他接近有关药物作用点的检体。

二、样品的采集

原则上任何体液和组织均可用于分析，但一般情况下，样品的选取可依据以下原则：根据不同的分析目的和要求进行选取；所取样品应能正确反应药物浓度与效应之间的关系；样品应易于获取，便于处理、分析。

（一）血样

血样包括血浆、血清和全血，是体内药物分析中最常用的样品。血药浓度测定通常是指测定血浆或血清中的药物浓度，一般认为，当药物在体内达到稳定状态时，血浆中的药物浓度反映了药物在体内的状况，可以作为作用部位药物浓度的可靠指标。

1. 血样采集方法　供分析的血样应能代表整个血药浓度，应待药物在血液中分布均匀后取样。血样采集的方法通常采用静脉取血，有时根据血药浓度和分析方法的灵敏度，也可从毛细血管取血。

2. 血样采集的量　血样的取样量受到一定限制，尤其是间隔时间较短的多次取样。一般取血量为 1～3ml，随着高灵敏度的分析方法的建立，取样量可减少到 1ml 以下，或改用刺破手指取血，此时取样量往往仅需 0.1ml，从而减少病人的负担。

3. 血样制备　由采取的血液制取血浆和血清。

（1）血浆：将采取的血液置于含有抗凝剂（肝素、枸橼酸或草酸盐等）的试管中，混合，以 2500～3000r/min 离心 5min，分取上清液即得，其量约为全血的一半。

（2）血清：将采取的血液在室温下放置 30min 至 1h，待血块凝结析出后，以 2000～3000r/min 离心 5～10min，分取上清液即得。

血清与血浆基本成分相同，血清是除去纤维蛋白原的血浆。

（3）全血：也应加入抗凝剂并混匀，以防凝血后妨碍测定。对一些可与红细胞结合的药物，或药物在血浆中和在细胞中的分配比因人而异的情况下，则宜采用全血。

测定全血一般不能提供更多的数据，而全血的净化较血浆或血清更为麻烦，尤其是溶血后，红细胞中的血红蛋白会妨碍测定。

4. 血样的取样时间间隔　血样的取样时间间隔随测定目的不同而异。如进行动力学参数测定时，需给出药物在体内的药浓-时间曲线，应根据动力学曲线模型与给药方式确定取样间隔和次数，主要在曲线首尾与峰值附近取样。再如，在测定血药浓度，进行治疗药物监测（TDM）时，则应在血中药物浓度达到稳定（一般为连续给药，经过 5 个半衰期）后才有意义。由于每种药物的半衰期不同，所以取样时间也不同。

（二）尿液

测定尿药浓度主要用于药物的剂量回收、肾清除率和生物利用度的研究以及药物代谢类型的测定。体内兴奋剂检测的样品主要是尿液。

尿液是一种良好的细菌培养基，所以取样后应即时测定。在尿液测定时宜测定用药后一定时间内（8h、12h、24h 或更长时间）尿液中药物的总量，应将尿样置冰箱冷藏或加入适当的防腐剂（常用的有三氯甲烷、甲苯等）保存。尿液中的药物大多呈结合状态，如与体内某些内源性物质葡萄糖、醛、酸等结合，或与药物本身的某些代谢物结合。所以，无论直接测定或萃取分离之前，都必须将结合的药物游离。游离的方法多采用加入无机酸进行水解，对遇酸或受热不稳定的药物，也可加入特定的酶进行水解。加酸或碱同时也可改变尿液的酸碱性，抑制微生物生长。

尿中药物浓度的改变与血浆中药物浓度相关性较差，且受试者肾功能正常与否直接影响药物排泄。此外，尿样采集时也存在排尿时间（尤其是婴儿）较难掌握，尿液不易采集完全和不易保存等问题。

（三）唾液

唾液的 pH 约在 6.9 ± 0.5，个体差异较大，此外尚受到一些其他因素，如有无刺激、刺激类型、强度与持续时间，年龄、性别、疾病、药物等的影响。唾液中含有体液中的电解质（Na^+、K^+、Cl^-、HCO_3^- 等），主要的有机成分是黏液质和淀粉酶。近年来，唾液用作药物监测及药物动力学研究的情况逐渐增多。唾液作为样品的优点是样品容易获得，取样是无损性的，易为受试者（尤其是儿童患者）接受；唾液中某些药物的浓度与血浆相关，可从唾液中药物浓度推定血浆中药物浓度。

三、样品的储存

体内药物分析所采用的生物样品是处于变化之中的，所采用的样品只代表当时所处平衡状态时的情况。因此，取样后应立即进行分析测定。若不能立即测定，应予冷藏（4℃）或冷冻（-20℃）保存，即使这样也不能保证样品不起变化，只是延缓变化的速度。

1. 血浆或血清 应尽快把血浆或血清从全血中分离出来，分离后再进行冰冻保存，若不预先分离，则因冰冻，有时易引起细胞溶解，阻碍血浆或血清的分离。

2. 尿液 常采取冷藏方法或加防腐剂以及改变尿液酸碱性来抑制微生物生长。

3. 组织性样品 常在-20℃速冻，无须加防腐剂。

某些药物在生物样品中是不稳定的，所以生物样品的储存应考虑：样品的储存条件；样品在储存期间是否稳定，对分析结果有何影响；样品若不稳定，应如何预防或校正分析结果。

第三节　生物样品的制备

在进行体内药物及其代谢物测定时，除了极少数情况是将体液经简单处理后直接测定外，通常是在最后一步测定之前，采取适当的方法进行样品制备，即进行分离、净化、浓集，必要时还需对待测组分进行结构的改变，然后进行测定。

样品制备是体内药物分析极其重要的一个环节，往往也是分析中最难、最烦琐的步骤。这是由生物样品的特点所决定：药物在生物样品中常以多种形式存在。如游离型药物、药物与蛋白质结合物、代谢物、其葡萄糖醛酸苷及硫酸酯缀合物等，需要分离后测定；生物样品的介质组成比较复杂，有大量的内源性物质，如蛋白质、多肽、脂肪酸、类脂及色素等。这对检测痕量的药物或代谢物干扰很大，需要净化、浓集后测定。

生物样品中待测物类型众多，性质各异，很难就其样品处理规定一个固定的程序和方式，而必须结合实际要求和情况灵活运用各种方法和手段来解决遇到的问题。

一、样品制备方法的选择依据

在样品制备时，方法的选择应注意以下几个方面：

（一）生物样品的类型

1. 血浆或血清 常需除蛋白后提取分离待测成分。

2. 唾液　可采用离心沉淀除去黏蛋白。

3. 尿液　常需采用酸或碱水解使药物从缀合物中游离后提取，若药物以原形排泄，则可简单用水稀释后测定。

（二）药物的理化性质和浓度范围

1. 药物的理化性质　样品的分离、净化依赖于待测药物及代谢物的理化性质。

（1）药物的酸碱性、溶解度等　涉及药物的提取分离手段；

（2）药物的化学稳定性　涉及样品制备时条件的选择；

（3）药物的光谱性及官能团性质　涉及分析仪器的选择。

2. 浓度范围　不同药物在生物样品中的浓度相差很大，对药物浓度大的样品，处理要求可稍低；药物浓度越小，则样品制备要求就越高。

（三）药物测定的目的

药物测定的目的不同，样品制备的要求也不同。如对急性中毒病例，要求快速提供中毒物及其浓度情况，这对样品制备的要求可放宽些；对测定药物及其代谢物，要求使药物及其代谢物从结合物或缀合物中释放出来，并加以分离后测定，这对样品制备的要求就应全面考虑。

（四）样品制备与分析技术的关系

样品制备和需分离、净化的程度与所用分析方法的专属性、分离能力、检测系统对不纯样品污染的耐受程度及测定效率等密切相关。

二、样品制备的方法

（一）除去蛋白质法

在测定血浆、血清、全血和组织匀浆等样品中药物浓度时，首先的处理步骤是去除蛋白质。大多数药物进入体内很快与蛋白形成结合物，为了测定体液中药物的总浓度，也常需要去除蛋白质。同时除去蛋白质，可预防提取过程中蛋白质的干扰，保护仪器性能和延长仪器使用期限。

1. 加入沉淀剂和变性试剂　通常除去蛋白质的方法是加入沉淀剂或变性试剂。其作用机制是使蛋白质形成不溶性盐而沉淀。

（1）加入中性盐　样品中加入蛋白质沉淀剂中性盐，如硫酸铵、硫酸钠、硫酸镁、枸橼酸盐、磷酸盐等，能成功地与蛋白质分子竞争系统中的水分子，使蛋白质脱水而析出沉淀（盐析）。若血样中加入 2 倍量的饱和硫酸铵后，离心（1000r/min）1~2min，即可去除 90% 以上的蛋白质。

（2）加入酸　阴离子型蛋白质沉淀剂常为一些酸，如三氯醋酸、高氯酸、磷酸、苦味酸、钨酸等，均可在低于等电点 pH 的溶液中与蛋白质阴离子形成不溶性盐。若含药物的血清与 10% 的三氯醋酸（1∶0.6）混合后，离心（1000r/min）1~2min，可去除 90% 以上的蛋白质。

（3）加入金属离子　含铜盐、锌盐、汞盐等阳离子型沉淀剂，可在高于等电点 pH 的溶液中与蛋白质分子中带阴离子的羧基成不溶性盐，离心后即可除去蛋白质。

应注意蛋白沉淀方法对于与蛋白质结合力强的药物回收率较差。

2. 加入可与水混溶的有机溶剂　几种常用的水溶性有机溶剂，如甲醇、乙醇、丙酮、乙腈、四氢呋喃等，当过量存在时，可使多数药物从蛋白质结合物中游离出来。当血样与1~3倍体积的有机溶剂混合（若仅用小比例溶剂，则仅有少量蛋白沉淀），离心（1000r/min）1~2min后，取上清液供分析，可使90%以上的蛋白质沉淀析出。

3. 酶消化法　在测定某些与蛋白质结合强，且对酸不稳定的药物，尤其是测定组织中的药物时，常采用酶消化法，此法不仅可使组织分解，还可使药物释放出来。最常用的酶是蛋白水解酶中的枯草菌溶素，枯草菌溶素是一种细菌性碱性蛋白分解酶，可在较宽的pH范围（pH 7.0~11.0）内使蛋白质的肽链降解。

（1）测定方法　先将待测组织加Tris-缓冲液（pH 10.5）和酶，60℃培养1小时，随后用玻璃棉过滤，得到澄清滤液，即可供药物提取之用。

（2）酶消化法的优点　①酶解消化条件温和、平稳，可避免某些药物在酸性条件时和较高温度时水解引起的降解；②对蛋白质结合率强的药物，可提高回收率；③可用有机溶剂直接提取消化液，而无乳化现象；④当采用高效液相色谱法进行检测时，无需再进行过多的净化操作。

但酶消化法不适用于一些碱性条件下易水解的药物。

（二）缀合物水解法

药物经人体代谢后，多与内源性物质结合形成缀合物经尿液排出。如某些含羟基、羧基、氨基和巯基的药物，常与内源性物质葡萄糖醛酸形成葡萄糖醛酸甙缀合物，而一些含酚羟基、芳胺及醇类药物则常与内源性物质硫酸形成硫酸酯缀合物。形成的缀合物极性往往大于其原型药物，不易被有机溶剂提取，所以在提取之前需要将缀合物中的药物释放，常用酸水解、酶水解及溶剂水解的方法。

1. 酸水解　通常加入适量的盐酸溶液。酸的用量、反应时间及温度等条件，会随药物的结构不同而异。酸水解法简便、快速，但是水解过程中反应较剧烈，易导致药物分解，且专一性较差。

2. 酶水解　常用葡萄糖醛酸苷酶或硫酸酯酶或葡萄糖醛酸苷硫酸酯酶的混合酶。酶水解法的缺点是由酶制剂带入的黏液蛋白可能导致乳化及色谱柱顶部阻塞，而且酶水解的时间较长，但是该法反应温和，很少使被测药物或共存物发生降解，且专属性较酸水解法强，所以被优先选用，尤其对于遇酸及受热不稳定的药物更为适合。

（三）萃取分离法

1. 液-液萃取法

液-液萃取法在体内药物分析中应用相当广泛。由于多数药物是亲脂性的，而血样或尿样中含有的大多数内源性杂质是强极性的水溶性物质，因此，液-液萃取一次即可除去大部分杂质，从大量的样品中提取药物经浓集后作为分析用样品。液-液萃取的效果受诸多因素的影响，主要讨论以下几个方面：

（1）溶剂的pH调节　一般规则是碱性药物在碱性条件下提取；酸性药物在酸性条件下提取；而对中性药物则可在近中性条件下提取。溶剂提取时，水相的最佳pH选择，主要与药物的pK_a有关，从理论上讲，对于碱性药物的最佳pH要高于pK_a值1~2个pH单位；对于酸性药物则要低于pK_a值1~2个单位。这样可使得90%以上药物以非电离形式存在，易为溶剂提取。在溶剂提取中，为了保持溶液pH的稳定，多采用缓冲溶液，这样也可维持提取效率的重现性。

（2）提取溶剂的选择　一般选择原则是在满足提取需要的前提下，尽可能选用极性小的溶剂。这样既可得到合适的提取回收率，又可使干扰物的提取量减至最小。对于高度电离的极性化合物，很难用有机溶剂从水相中定量提取，可采用"离子对"技术提取。①提取次数与内标的加入：在体内药物分析中，由于生物样品量少，而且药物含量低。提取时通常不采用反复提取的方法，大多进行 1 次（至多 2 次）提取，在提取之前，于各样品和标准品中加入等量的内标，以待测组分的响应值与内标响应值的比值作为定量信息，可避免由于各样品间的提取率不同而引入的误差。②混合：可采用具塞试管在密塞情况下，将试管平置于振荡器内振荡，振荡时间和强度由被测组分和萃取溶剂的情况而定。对易乳化的样品则振荡宜轻缓，但时间可适当延长。也可将试管竖直放在涡动混合器上旋摇混合。③提取溶剂的蒸发：提取所得溶剂通常有数毫升，往往不能直接供气相色谱法和高效液相色谱法测定。需将提取液浓集，浓集最常用的方法为真空蒸发或在氮气流下使溶剂挥散。蒸发溶剂所用试管底部应拉成尖锥形状，这样可使最后的数微升溶剂沿管壁流下，集中在管尖。

2. 液–固萃取法

（1）液–固萃取法的概念　液–固萃取法（也称固相萃取法）是将具有吸附分配或离子交换性质的、表面积大的载体作为填充剂，装于小分离管中，使生物样品的干扰物或药物保留在载体上而进行分离的方法。也可认为液–固萃取法是微型柱色谱法，此法是近年来在生物样品的制备中经常采用的分离纯化的有效方法。

（2）常用载体

①亲水性载体：常用的亲水性载体有硅藻土，它可捕集全部样品，样品吸附在载体颗粒表面形成一薄层，用一种与水不相混溶的有机溶剂倾入柱中，即可分离药物。

②疏水性或离子交换树脂载体：常用的有活性炭、聚苯乙烯、十八烷基键合硅胶等，可从样品中吸附亲脂性药物，然后用有机溶剂将药物洗脱分离。离子交换柱适用于高极性、可电离的药物，如庆大霉素的分离。

知识链接

目前，已有商品化的微型柱，如填充物为硅胶或十八烷基键合硅胶的 SEP-PAK 小柱；填充物为苯乙烯–二乙烯苯共聚物的 XAD-2 小柱。这种微型柱操作简便、使用溶剂量少、节省时间及费用。这种柱用后弃去，故又名"可弃性柱"。

（四）化学衍生化法

在色谱过程中，用特殊的化学试剂借助化学反应给样品化合物接上某个特殊基团，使其转变为相应衍生物之后进行检测的方法。药物分子中含有活泼 H 者均可被化学衍生化，如含有—COOH、—OH、NH₂、—NH—、—SH 等官能团的药物都可被衍生化。分离前将药物进行化学衍生化的主要作用是使药物变成具有能被分离的性质，提高检测灵敏度，增强药物的稳定性，以及提高对光学异构体分离的能力等。

化学衍生化在 GC 和 HPLC 法中具有广泛的应用。

1. 化学衍生化法在 GC 中应用　GC 中衍生化的目的是使药物结构中的极性基团（如—NH₂、—COOH、—OH）变成非极性的、易于挥发的药物，使具有能被分离的性质，从而使 GC 的温度不必很高即可适合 GC 的分析要求。主要的衍生化反应有烷基化（alkylations）、酰化（acrylations）、硅烷化（silylations）等。其中以硅烷化应用最广泛。

常用的烷基化试剂有碘甲烷（CHI）、叠氮甲烷（CHN₂）、氢氧化三甲基苯胺（TMAH）等；常用的酰化试剂有：乙酸酐、丙酸酐等；硅烷化试剂有：三甲基氯硅烷（TMCS）、双-三甲基硅烷乙酰胺（BSA）、双-三甲基硅烷三氟乙酰胺（BSTFA）、三甲基硅烷咪唑（IMTS）等。

2. 化学衍生化法在 HPLC 中应用　HPLC 中衍生化的目的是为了提高药物的检测灵敏度，改善样品混合物的分离度，适合于进一步作结构鉴定，如质谱、红外、核磁共振。一些在紫外、可见光区没有吸收或者摩尔吸收系数小的药物，可以使其与衍生成对可见-紫外检测器、荧光检测器及电化学检测器等具有高灵敏度的衍生物，HPLC 常用的衍生化试剂有邻苯二醛、丹酰氯、荧胺等。

以上样品的制备方法适用于药物或其代谢物的总浓度（游离和结合型）测定。当需测定血浆或血清中游离型药物浓度时，可利用分子大小将游离型与蛋白结合型药物加以分离。常采用的分离方法有平衡透析、超速离心、超滤及凝胶过滤等。

第四节　体内药物分析应用实例

HPLC 法测定大鼠血浆中的山柰酚

（一）实验原理

山柰酚吸收进入体内后，多以二相代谢物葡萄糖醛酸苷和硫酸酯的形式存在。由于山柰酚葡萄糖醛酸苷和硫酸酯的对照品难以获得，故采用加入硫酸酯和葡醛酸苷水解酶处理样品，使代谢物水解后测定苷元山柰酚的浓度。实验以黄芩素为内标，HPLC 法测定血浆中山柰酚浓度，对建立的方法进行方法学评价。

（二）实验条件和方法

1. 色谱条件　C18 柱（250mm×4.6mm，5μm），配保护柱，柱温 40℃；乙腈-0.5% 冰醋酸（35:65）为流动相，流速 1ml/min；检测波长 370nm；进样量 20μl。

2. 溶液配制　取山柰酚对照品约 2.5mg，精密称定，置 25ml 量瓶中，用甲醇溶解并定容。精密吸取适量，分别用甲醇稀释成 0.3μg/ml、0.6μg/ml、3μg/ml、6μg/ml、9μg/ml、20μg/ml 和 30μg/ml 的标准系列溶液，置 4℃ 冰箱保存。另取黄芩素适量，精密称定，用甲醇溶解并定量稀释至 0.1mg/ml 的溶液，精密吸取 1.5ml 置 10ml 量瓶中，用甲醇定容，得内标溶液，置 4℃ 冰箱保存。

3. 血浆样品处理　取大鼠血浆样品 120μl，加入甲醇 20μl、1% 冰醋酸（含 2mg/ml 抗坏血酸）32μl、β-葡萄糖醛酸苷酶（20U/ml）和硫酸酯酶（6U/ml）的混合水溶液 50μl，37℃ 水浴温育 30min 后，加入内标溶液 50μl，然后加无水乙醚 2ml，漩涡混合 5min，于 12000r/min 离心 5min；取上清液在氮气流下挥干，残留物用 100μl 甲醇复溶，12000r/min 离心 5min，取上清液进样分析。

4. 专属性考察　取空白血浆、添加山柰酚与内标的空白血浆、血浆样品，按"血浆样处理"项下方法处理，照"色谱条件"项下方法进样测定。比较所得色谱图，考察血浆内源性物质是否干扰测定，药物及内标是否达到基线分离。若有必要，适当调整色谱条件，已达到专属性要求。

5. 标准曲线制备　精密吸取 120μl 大鼠空白血浆 9 份，分别加入 20μl 不同浓度的标准系列溶液，制得 0.0μg/ml（空白）、0.0μg/ml（空白 + 内标）、0.05μg/ml、0.1μg/ml、0.5μg/ml、1.5μg/ml、3μg/ml 和 5μg/ml 的山柰酚血浆标准溶液（每个浓度点平行 3~5 份）。按"血浆样品处理"项下自"加 1% 冰醋酸 32μl"起，同法处理后进样分析，记录峰面积。以山柰酚与内标峰面积的比值（R）对山柰酚血浆浓度（C）进行线性回归（两个空白不计入回归曲线，仅作为对干扰的考察），求得回归方程（$R=bC+a$）和相关系数（r）。并取各浓度点实测值代入回归方程得回归值（C'），与标示值（C）比较，计算偏差和准确度，根据上述结果确定线性范围与定量下限（$LLOQ$）。

6. 回收率和精密度试验　精密吸取 120μl 大鼠空白血浆，分别加入不同浓度的山柰酚标准溶液，配制低、中、高（0.1μg/ml、1μg/ml、4μg/ml）三种浓度的山柰酚血浆样品，每浓度点平行 5 份，按"标准曲线制备"项下方法进行处理、测定。将山柰酚与内标峰面积比值代入标准曲线，求出测得浓度。计算测得浓度与加入浓度的比值，得方法回收率，并计算各浓度点的相对标准差（RSD），作为日间精密度；于不同日（至少 3d）重复上述测定，计算日间精密度。

7. 萃取回收率试验　精密吸取 120μl 大鼠空白血浆，分别加入不同浓度的山柰酚标准溶液，配制 0.1μg/ml、1μg/ml 和 4μg/ml 浓度的山柰酚血浆样品，每浓度点平行 5 份，按"标准曲线制备"项下方法进行处理，记录山柰酚峰和内标峰面积，作为萃取后的测定值。另取上述低、中、高同样浓度的山柰酚甲醇液，加同样量内标溶液，混合，直接于氮气流下挥干，残留物用 100μl 甲醇复溶，12 000r/min 离心 5min，取同样量上清液进样分析，获得山柰酚峰和内标峰面积，作为未萃取的测定值。采用外标法计算萃取后山柰酚峰面积与相应浓度的未经萃取的山柰酚峰面积比值，得山柰酚萃取回收率；同法计算内标的萃取回收率。

8. 稳定性实验　精密吸取 120μl 大鼠空白血浆，按"回收率和精密度试验"项下方法配低、中、高浓度的山柰酚血浆样品。考察其在室温下放置 24h（6h、12h、24h 取样）、-20℃下长期冻存 1 个月（10d、20d、30d 取样）、反复冻融（-20℃—室温）3 次的稳定性，将测得结果与 0 时的结果进行比较，计算 RSD。并考察测定溶液的稳定性，即样品制备后到进样分析的放置时间（6h、12h、24h、36h、48h）的稳定性。

9. 血浆样品测定　将山柰酚按 1mg/kg 的剂量尾静脉给予禁食 12h 的 SD 大鼠，于给药前（0min）和给药后 5min、10min、15min、30min、45min、60min、90min、120min、180min、240min 分别从眼眶采 0.4ml 血，8000r/min 离心 5min，分离血浆。按"血浆处理方法"项下方法处理后，在 HPLC 上进样分析，记录峰面积。将山柰酚与内标峰面积比值代入标准曲线，计算血浆中山柰酚的浓度，绘制药-时曲线。

（三）注意事项

（1）山柰酚和内标多为多羟基化合物，对光、热不稳定，测定时应注意避光操作。

（2）大鼠眼眶采血容易控制采血的时间周期，采血质量高，而且不受是否尾静脉注射给药的影响，故这种采血方法相对优于尾静脉注射。

（3）当线性范围较宽时，宜采用加权最小二乘法进行回归计算，以使低浓度结果较正确。LLOQ 偏离标准浓度应≤20%，其他各点偏离标准浓度应≤15%，$r \geq 0.09$。山奈酚和内标的萃取回收率应接近，差异不超过±10%。

本 章 小 结

体内药物分析的概述	体内药物的性质和任务		1. 体内药物分析本身的"方法学"研究
			2. 开展各种生物样品的常见测定
			3. 新药开发的体内研究
			4. 药物代谢产物的研究测定
			5. 内源性物质的研究
			6. 药物的滥用研究
	体内药物分析的特点及发展方向	特点	1. 药物或代谢物的检测浓度极低
			2. 样品组成复杂
			3. 要求能很快地提供测定结果
			4. 多种方法综合检测
			5. 干扰因素多
		发展方向	临床药学和临床药理学的发展，给药物分析学科提出了新的要求；同样，体内药物分析方法学的完善与提高成为上述学科的实验手段和赖以建立的技术基础
常见生物样品的种类、采集与储存	1. 样品的种类		
	2. 样品的采集		
	3. 样品的储存		
生物样本的制备	1. 制备方法的选择依据		
	2. 样品制备的方法		

目标检测

一、单项选择题

1. 唾液的 pH 约在（　　）

    A. 6.9±0.5　　　　B. 6.0±0.5　　　　C. 6.9±0.1　　　　D. 4.0±0.5

2. 进行体内药物分析血样采集时，一般取血量为（　　）

    A. 1 ml　　　　B. 1~2 ml　　　　C. 1~3 ml　　　　D. 2 ml

3. 体内药物分析中最繁琐，也是极其重要的一个环节是（　　）

    A. 样品的采集　　　B. 样品的储存　　　C. 样品的制备　　　D. 样品的分析

4. 溶剂提取药物及其代谢物时，碱性药物在（　　）

  A. 酸性 pH 中提取   B. 近中性 pH 中提取

  C. 弱碱性 pH 中提取   D. 碱性 pH 中提取

5. 提取溶剂的一般选择原则是在满足提取需要的前提下（ ）

  A. 尽可能选用极性大的溶剂   B. 选用极性适中的溶剂

  C. 选用极性溶剂   D. 尽可能选用极性小的溶剂

6. 溶剂提取时，水相的最佳 pH 选择，从理论上讲对于碱性药物的最佳 pH 应是

（ ）

  A. 高于药物的 pK_a 值 1~2 个 pH 单位 B. 低于药物的 pK_a 值 1~2 个单位

  C. 等于药物的 pK_a D. 与药物的 pK_a 无关

二、多项选择题

7. 蛋白质的去除常采用的方法有（ ）

  A. 加入沉淀剂和变性试剂   B. 加入可与水混溶的有机溶剂

  C. 酶消化法   D. 加入水

  E. 增加样品的取量

8. 体内药物分析的发展趋势是（ ）

  A. 仪器化   B. 自动化   C. 微机化

  D. 网络化   E. 优先化

三、简答题

1. 体内药物分析的对象是什么？

2. 溶剂提取时溶剂的 pH 调节一般规则是什么？

3. 常用的体内药物分析的方法有哪些？

                   （杨元娟）

第十四章　生物检定技术简介

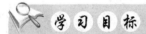
　　生物检定技术是随着科学技术的发展和生产实践的需要逐步发展起来的一种评价药物生物活性、杂质毒性的技术方法。它可以帮助我们量化生物反应，揭示药物的疗效与毒性，在医药学基础及应用研究、药品质量评定等多方面发挥非常重要的作用。

　　生物检定技术是利用生物体包括整体动物、离体组织、器官、细胞和微生物等评估药物生物活性（包括药效和毒性）的一种技术方法。它以药物的药理作用为基础，以生物统计为工具，运用特定的实验设计，在一定条件下比较供试品（T）和标准品（S）或对照品所产生的特定反应（如抑菌圈直径、惊厥反应指标、血压、血糖、重量等），通过等反应剂量间比例的运算或限值剂量引起的生物反应程度，从而测得供试品的效价（potency）、生物活性或杂质引起的毒性（toxicity）。

第一节　无菌检查

　　无菌检查法系用于检查药典要求无菌的生物制品、医疗器具、原料、辅料、及其他品种是否无菌的一种方法。若供试品符合无菌检查法的规定，仅表明供试品在该检验条件下未发现微生物污染。无菌检查的项目包括需氧菌、厌氧菌及真菌培养。无菌检查法的目的是为了保证药品的卫生质量，保证药品在临床上的使用安全。

　　被微生物污染的药品会直接或间接地危害人类健康，一边国家曾出现过因服用或注射药品引起使用者发热、感染、致癌甚至死亡的现象。几乎全部剂型都有过受微生物污染的记录，甚至灭菌制剂也有受到污染的报道。药品的微生物污染来源之一是生产环境，因此必须按照生产工艺和产品质量的要求控制生产车间的净化级别，对于无菌制剂的生产设备和生产工艺必须进行灭菌认证，而且，为保证药品卫生质量和人民健康，任何药品在出厂前都要按照国家药品卫生标准进行卫生学检查。

一、常规技术要求

无菌检查的环境应在洁净度10000级下的局部洁净度100级的单向流空气区域内或隔离系统中进行，其全过程应严格遵守无菌操作，防止微生物污染，防止污染的措施不得影响供试品中微生物的检出。单向流空气区、工作台面及环境应定期按《医药工业洁净室（区）悬浮粒子、浮游菌和沉降菌的测试方法》的现行国家标准进行洁净度验证。隔离系统应按相关的要求进行验证，其内部环境的洁净度须符合无菌检查的要求。

无菌试验前应用0.1%苯扎溴铵或2%甲酚液或其他适宜消毒液擦拭无菌操作台面及可能的死角，开启无菌空气过滤器及紫外灯杀菌不得少于半小时。无菌试验后，同样用上述消毒液擦拭无菌操作台面，除去室内湿气，紫外灯杀菌不得少于半小时。日常检验还需对试验环境进行监控。

无菌检查人员必须具备微生物专业知识，并经过无菌技术培训，在确认他们可以承担某项试验前，不能独立从事该项微生物试验，应保证所有人员在上岗前接受胜任工作所必需的设备操作、微生物检验技术和实验室生物安全等方面的培训，经考核合格后方可上岗。在进入无菌室前，除按要求更换工作服外，还应严格按照无菌室有关规定进行操作，保持环境的无菌状态。将所需已灭菌或消毒的用品按无菌操作技术要求移至无菌操作室。操作前，先用乙醇棉球消毒手，再用乙醇棉球擦拭供试品开口处周围，待干后用无菌的手术剪将其启封。

除另有规定外，稀释液、冲洗液、培养基、实验器具等灭菌时，采用验证合格的灭菌程序灭菌。各种生物制品的无菌检查，均按照本法进行。当供试品为新的产品或供试品的生产工艺改变时，应进行方法验证，以确认供试品在试验条件下无抑菌活性或抑菌活性可忽略不计。

二、培养基

无菌检查需按照药典规定选择适合需氧菌、厌氧菌或真菌生长的培养基，按规定处方（亦可使用商品脱水培养基）制备及灭菌，制备好的培养基应保存在2~25℃，避光的环境。试验前需做适用性检查。

（一）培养基的制备

培养基应适合需氧菌、厌氧菌或真菌的生长，其配方和制备方法应严格按照2015年版《中国药典》来执行。硫乙醇酸盐流体培养基用于培养需氧菌、厌氧菌；改良马丁培养基用于培养真菌；营养琼脂培养基用于培养需氧菌。培养基需灭菌处理，灭菌后，培养基需经无菌检查合格。制备好的培养基应保存在2~25℃、避光的环境，若保存于非密闭容器中，一般在3周内使用；若保存于密闭容器中，一般可在1年内使用。各种培养基的处方组成及配制方法参见附录。

（二）培养基的适用性检查

在供试品的无菌检查进行前或检查的同时，培养基应做适用性检查，包括无菌性检查及灵敏度检查，检查合格后方可进行无菌检查方法验证试验和供试品的无菌检查。

1. 无菌性检查 每批培养基随机取不少于5支（瓶），培养14天，应无菌生长。

2. 灵敏度检查 用以证明在做药物的无菌检查时，所加的菌种能够在培养基中生长良好。适用性检查的菌种有金黄色葡萄球菌、铜绿假单胞菌、枯草芽孢杆菌、生孢梭菌、白色念珠菌和黑曲霉。

三、方法验证试验

当建立药品的无菌检查法时，应进行方法的验证，以证明所采用的方法适合于该药品的无菌检查。若药品的组分或原检验条件发生改变时，检查方法应重新验证。验证时，按"供试品的无菌检查"的规定及下列要求进行操作。对每一试验菌应逐一进行验证。

四、无菌检查法

无菌检查法包括薄膜过滤法和直接接种法。只要供试品性状允许，应采用薄膜过滤法，供试品无菌检查采用的检验方法和检验条件应与验证的方法相同。

（一）检验数量及检验量

检验数量是指一次试验所用供试品最小包装容器的数量。检验量是指一次试验所用供试品总量（g 或 ml）。《中国药典》四部中列出"批出厂产品最小检验数量表"、"液体制剂最小检验量及上市抽验样品的最少检验数量表"和"固体制剂最少检验量及上市抽验样品的最少检验数量表"，可按表中的规定取量检验。

（二）对照试验

供试品在做无菌检查的同时还需作对照试验，包括阳性对照和阴性对照。如试验中需使用表面活性剂、灭活剂、中和剂等试剂，还应证明其有效性，且对微生物无毒性。

（三）检查方法

无菌检查法包括薄膜过滤法和直接接种法。只要供试品性状允许，应采用薄膜过滤法。检验方法和检验条件应与验证的方法相同。

1. 薄膜过滤法 适用性广，准确性强，适合于任何类型的药品，尤其适用于具有抑菌作用的供试品。该法通过滤膜过滤，将供试品中可能存在的微生物富集于滤膜上，再冲洗掉滤膜上的抑菌成分后，在薄膜过滤器滤筒内加入培养基，在所需温度下培养，观察是否有菌生长。

2. 直接接种法 操作简便，适宜无抑菌作用的供试品无菌检查。该法系将规定量的供试品分别接种至各含硫乙醇酸盐流体培养基和改良马丁培养基的容器中，按照规定温度培养 14 天，观察是否有菌生长。

不同类型的供试品，样品的处理和接种方式也有所区别，《中国药典》分别介绍了混悬液等非澄清水溶液供试品、固体制剂供试品、非水溶性制剂供试品、敷料供试品、肠线、缝合线等供试品、灭菌医用器具供试品、放射性药品等的取样量、处理及接种方法。

3. 培养及观察 将含培养基的容器在规定的温度培养 14 天，逐日观察并记录是否有菌生长。如在加入供试品后或在培养过程中，培养基出现浑浊，培养 14 天后，不能从外观上判断有无微生物生长，可取该培养液适量转种至同种新鲜培养基中，细菌培养 2 天，真菌培养 3 天，观察接种的同种新鲜培养基是否再出现浑浊；或取培养液涂片，染色，镜检，判断是否有菌。

> ### 知识链接
>
> #### 检测滤膜孔径大小
>
> 新滤膜应进行孔径大小测试，符合规定的滤膜才能用于无菌检查。测试方法有 3 种：
>
> **1. 气泡法**　其原理是利用气泡点测定装置或滤膜孔径测定仪观察水面上产生第一个气泡时压力表的压力，气泡点压力不应小于 0.2MPa（2.2kg/cm^2）。
>
> **2. 水流量法**　其原理是在一定的压力下，定量的水在单位时间内通过滤膜的流量与孔径及孔隙率有关。
>
> **3. 细菌过滤法**　其原理是利用细菌细胞大小稳定的特性，可将标准菌株制备的菌液用待测滤膜过滤，其滤液经培养无菌生长，则该滤膜孔径符合规定。

五、无菌检查结果判断

空白对照管应无菌生长，若加菌的培养基管均生长良好，判定该培养基的灵敏度检查符合规定。阳性对照管应生长良好，阴性对照管不得有菌生长。否则，试验无效。

若供试品管均澄清，或虽显浑浊但经确证无菌生长，判定供试品符合规定；若供试品管中任何一管显浑浊并确证有菌生长，判定供试品不符合规定，除非能充分证明试验结果无效，即生长的微生物非供试品所含。

当符合下列至少 1 个条件时方可判试验结果无效：①无菌检查试验所用的设备及环境的微生物监控结果不符合无菌检查法的要求；②回顾无菌试验过程，发现有可能引起微生物污染的因素；③供试品管中生长的微生物经鉴定后，确证是因无菌试验中所使用的物品和（或）无菌操作技术不当引起的。

试验若经确认无效，应重试。重试时，重新取同量供试品，依法检查，若无菌生长，判定供试品符合规定；若有菌生长，判定供试品不符合规定。

第二节　微生物限度检查

药品微生物限度检查标准是国家对药品生产的法规，对药品生产企业、医院制剂部门的文明生产、现代化管理及保证药品的卫生质量，保证人民的健康起着重要的促进作用。因此，根据微生物限度检查标准，药品在出厂前均应进行微生物限度检查，它是保证药物药剂质量的重要措施之一。

对于非规定灭菌制剂（如片剂、丸剂、散剂、水剂、冲服剂及原辅料等）必须限制微生物的数量在一定范围内，并保证不含有特定的控制菌（致病菌），否则将直接影响药品的质量和人民的健康。2015 年版《中国药典》规定，药品微生物限度检查包括药品的细菌、真菌或酵母菌计数检查，控制菌（大肠埃希菌、沙门菌、铜绿假单胞菌、金黄色葡萄球菌、梭菌、白色念珠菌）的检查及螨类的检查。

一、常规技术要求及检验量

（一）常规技术要求

微生物限度检查应在环境洁净度为 10000 级以下的局部洁净度 100 级的单向流空气区域内进行，检验全过程必须严格遵守无菌操作，防止再污染。单向流空气区域、工作台面及环境应定期按《医药工业洁净室（区）悬浮粒子、浮游菌和沉降菌的测试方法》的现行国家标准进行洁净度验证。供试品检查时，如果使用了表面活性剂、中和剂或灭活剂，应证明其有效性及对微生物无毒性。细菌培养温度为 30~35℃；霉菌、酵母菌培养温度为 23~28℃；控制菌培养温度为 35~37℃。检验结果以 1g、1ml、10g、10ml 或 10cm² 为单位报告，特殊品种可以最小包装单位报告。

（二）检验量

检验量即一次试验所用的供试品量（g、ml 或 cm²）。除另有规定外，一般供试品的检验量为 10g 或 10ml；膜剂为 100cm²；贵重药品、微量包装药品的检验量可以酌减。要求检查沙门菌的供试品，其检验量应增加 20g 或 20ml。

检验时，应从 2 个以上最小包装单位中抽取供试品，膜剂还不得少于 4 片。一般应随机抽取不少于检验用量（两个以上最小包装单位）的 3 倍量供试品。

二、样品供试液的制备

需要根据供试品的理化特性和生物学特性，采用适宜的方法制备供试液。《中国药典》四部中提供了液体供试品、固体、半固体或黏稠性供试品以及需用特殊方法制备供试液的供试品的供试液制备方法，其中需用特殊方法制备供试液的供试品有非水溶性供试品、膜剂供试品、肠溶及结肠溶制剂供试品、气雾剂、喷雾剂供试品及具抑菌活性的供试品。

供试液制备若需加温时，应均匀加热，且温度不应超过 45℃。供试液从制备至加入检验用培养基，不得超过 1h。

三、菌种及培养基

（一）菌种

细菌、霉菌、酵母菌计数检查的对照试验菌种为大肠埃希菌、金黄色葡萄球菌、枯草芽孢杆菌、白色念珠菌、黑曲霉，适用于计数培养基的适用性检查和计数方法的验证试验；控制菌检查的对照菌种为大肠埃希菌、金黄色葡萄球菌、乙型副伤寒沙门菌、铜绿假单胞菌、生孢梭菌、白色念珠菌，适用于控制菌检查用培养基的适用性检查（促生长能力、抑制能力及指标能力检查）和方法的验证试验。试验用菌株传代次数不得超过 5 代，并采用适宜的菌种保藏技术，以保证试验菌株的生物学特性。

（二）培养基

细菌、霉菌及酵母菌计数检查常用的培养基有营养琼脂培养基、营养肉汤培养基、改良马丁培养基、改良马丁琼脂培养基、玫瑰红钠琼脂培养基、酵母浸出粉陈葡萄糖琼脂培养基。控制菌检查常用的培养基较为复杂，既有用于菌液制备的营养琼脂培养基等常规培养基，也有胆盐乳糖培养基、曙红亚甲蓝琼脂培养基等 20 余种用于培养基适用性检查、方法验证试验及供试品检查的培养基。试验时需根据药典规定的方法使用。如大肠埃希菌，做细菌计数及控制菌的菌液制备时使用营养肉汤培养基或营养琼脂培养基，而适用性检查和控制菌检查时，需使用胆盐乳糖培养基、4-甲基伞形酮葡糖苷酸培养基和曙红亚甲蓝琼脂培养基或麦康凯琼脂培养基。

四、方法的验证试验

建立微生物限度检查法时，应先进行方法验证，以确认所采用的方法适合于该药品的细菌、霉菌、酵母菌的菌落计数测定或控制菌的检查。方法验证时需选择法定试验菌按照规定的方法及要求进行。

五、药品的微生物限度检验方法

微生物限度检查的检查项目有细菌数、霉菌数、酵母菌数及控制菌检查。

（一）细菌、霉菌及酵母菌计数

细菌、霉菌及酵母菌计数，检测的是药物在单位质量或体积内所存在的活菌数量，可评价生产过程中原辅料、设备、器具、工艺、环境及操作者的卫生状况。法定检查方法包括平皿法和薄膜过滤法。

1. 计数方法的验证　细菌、霉菌及酵母菌计数方法的验证试验，用以保证方法中供试液没有抗菌活性、培养条件适宜细菌、霉菌及酵母菌生长、制备过程中稀释剂未受微生物干扰、供试液稀释级选择适宜。验证试验包括试验组、菌液组、供试品对照组及稀释剂对照组，各需进行 3 次独立的平行试验，通过各试验菌每次试验的菌数回收率来判断该试验方法是否适宜。

$$试验组的菌数回收率(\%) = \frac{试验组平均菌落数 - 供试品对照组的平均菌落数}{菌液组的平均菌落数} \times 100\%$$

$$稀释剂对照组菌数回收率(\%) = \frac{稀释剂对照组的平均菌落数}{菌液组的平均菌落数} \times 100\%$$

3 次试验中，当稀释剂对照组的菌数回收率、试验组的菌数回收率均不低于 70% 时，该供试液制备方法及计数法适合于测定其细菌、霉菌及酵母菌数。

2. 供试品检查方法

（1）平皿法　根据菌数报告规则取相应稀释级的供试液 1ml，置直径 90mm 的无菌平皿中，注入 15~20ml 温度不超过 45℃ 的溶化的营养琼脂培养基（细菌）或玫瑰红钠琼脂培养基（霉菌）或酵母浸出粉胨葡萄糖琼脂培养基（酵母菌），混匀，凝固，倒置培养。每稀释级每种培养基至少制备 2 个平板。平皿法以培养后细菌、霉菌或酵母菌在琼脂平板上形成的独立可见的菌落为计数依据，按照菌数报告规则进行报告。

同时取试验用的稀释液 1ml，同法操作，作为阴性对照试验。每种计数用的培养基各制备 2 个平板，均不得有菌生长。

（2）薄膜过滤法　所用滤膜孔径不大于 0.45μm，直径一般为 50mm。取相当于每张滤膜含 1g、1ml 或 10cm² 供试品的供试液（或适宜稀释级的供试液 1ml），加至适量的稀释剂中，混匀，过滤。用 pH7.0 无菌冲洗液冲洗滤膜后，取出滤膜，菌面朝上贴于营养琼脂培养基或玫瑰红钠琼脂培养基或酵母浸出粉胨葡萄糖琼脂培养基平板上培养,培养条件和计数方法同平皿法。每种培养基至少制备一张滤膜。根据菌数报告规定计数,如超过规定限量即可认定不合格。

同时取试验用的稀释液 1ml 同法操作,作为阴性对照,阴性对照不得有菌生长。

《中国药典》对不同类型的非灭菌制剂规定了相应的微生物限度标准,如计数超过规定限量即可认定不合格。

(二)控制菌检查

控制菌检查旨在检查非规定灭菌制剂中是否存在有可疑的致病菌。《中国药典》控制菌检查项目包括大肠埃希菌、大肠菌群、沙门菌、铜绿假单胞菌、金黄色葡萄球菌、梭菌及白色念珠菌。

1. 适用性检查 控制菌检查用培养基的适用性检查项目包括促生长能力、抑制能力及指示能力的检查。促生长能力检查用以保证在相应控制菌检查规定的培养温度及最短培养时间内,试验菌生长良好(液体培养基)、菌落大小、形态特征与对照菌一致(固体培养基);抑制能力检查用以保证其他试验菌无法生长;指示能力检查用以保证培养基上试验菌的生长情况(液体培养基)、菌落大小、形态特征(固体培养基)、指示剂反应情况等与对照培养基一致。

2. 方法验证试验 控制菌检查方法的验证试验,用以保证方法中供试液没有抗菌活性、所采用方法适合于该产品的控制菌检查。验证方法系取规定量供试液及 10～100cfu 试验菌加入增菌培养液中。(薄膜过滤法试验菌加在最后一次冲洗液中,过滤后,注入增菌培养基或取出滤膜接入增菌培养基中。)依相应控制菌检查法进行检查。要求试验组应检出试验菌。若未检出试验菌,应采用培养基稀释法、离心沉淀法、薄膜过滤法、中合法等方法消除供试品的抑菌活性,并重新进行方法验证。

3. 阳性对照试验和阴性对照试验 方法验证后,进行供试品控制菌检查时,还需进行试验菌的阳性对照试验和稀释液的阴性对照试验,阳性对照试验应检出相应的控制菌,阴性对照试验应无菌生长。

4. 控制菌检查法

(1)大肠埃希菌 大肠埃希菌即大肠杆菌,属肠杆菌科埃希菌属,是人和温血动物肠道内的栖居菌,可随粪便排出体外,是粪便污染指示菌。致病性大肠埃希菌,可引起婴幼儿、成人暴发性腹泻、化脓或败血症,口服药品必须检查大肠埃希菌。

(2)大肠菌群 大肠菌群是药品、食品、饮水等的卫生指示菌,属革兰阴性无芽胞杆菌,包括大肠埃希菌属、肠杆菌属、枸橼酸菌属、克雷伯菌属等,在 37℃ 生长时能发酵乳糖,产酸产气。

(3)沙门菌 沙门菌属肠杆菌科沙门菌属,是人畜共患的肠道病原菌,可引起伤寒、肠炎、肠热病和食物中毒。《中国药典》规定:含动物组织(包括提取物)的口服给药制剂,每 10g 或 10ml 不得检出沙门菌。

(4)铜绿假单胞菌 铜绿假单胞菌是常见的化脓性感染菌,在烧伤、烫伤、眼科及其他外科疾患中常引起继发感染,且对许多抗菌药物具有天然的耐药性。《中国药典》规定:耳、鼻及呼吸道吸入给药制剂,阴道、尿道给药制剂,直肠给药制剂及其他局部给药制剂,均不得检出铜绿假单胞菌。

（5）金黄色葡萄球菌 金黄色葡萄球菌是化脓性感染重要的病原菌，分布广泛，可产生多种毒素及酶，引起局部及全身化脓性炎症，严重时可导致败血症和脓毒血症。《中国药典》规定：耳、鼻及呼吸道吸入给药制剂，阴道、尿道给药制剂，直肠给药制剂及其他局部给药制剂，均不得检出金黄色葡萄球菌。

（6）梭菌 梭菌的主要病原菌有产气荚膜梭菌、破伤风梭菌、肉毒梭菌、艰难梭菌和气性坏疽病原菌群，可产生强烈的外毒素和侵袭性酶类使人和动物致病。对某些用于阴道、创伤、溃疡的药品，必须控制梭菌。

检查法：取供试液在梭菌增菌培养基的培养液0.2ml，分别涂抹接种于含庆大霉素的哥伦比亚琼脂培养基平板上，以平板培养后无菌落生长，判供试品未检出梭菌；如有菌落生长，应挑选2~3个菌落，分别进行革兰染色和过氧化氢酶试验做进一步判断。

（7）白色念珠菌 白色念珠菌（白假丝酵母菌 Candida albicans）是内源性真菌，是医学全身性真菌感染病的重要组成之一。通常存在于健康人口腔、上呼吸道、肠道及阴道，一般在正常机体中数量少，不引起疾病，当机体免疫功能或防御力下降或正常菌群相互制约作用失调时，则大量繁殖并改变生长形式（芽生菌丝相）侵入细胞引起疾病。白色念珠菌可侵犯人体许多部位，引起皮肤念珠菌病、粘膜念珠菌病、内脏及中枢神经念珠菌病。《中国药典》规定阴道、尿道给药制剂，需进行白色念珠菌检查。

知识链接

《中国药典》微生物限度标准

非无菌药品的微生物限度标准是基于药品的给药途径及对患者健康潜在的危害而制订的。药品的生产、储存、销售过程中的检验，原料及辅料的检验，新药标准制订、进口药品标准复核、考察药品质量考察及仲裁等。

制剂类型	微生物限度检查项目	标 准
无菌制剂及标示无菌的制剂		符合无菌检查法规定
口服给药制剂	细菌数	每1g 不得过 1000cfu 每1ml 不得过 100cfu
	霉菌和酵母菌数	每1g 或 1ml 不得过 100cfu
	大肠埃希菌	每1g 或 1ml 不得检出
用于手术、烧伤及严重创伤的局部给药制剂		符合无菌检查法规定
耳、鼻及呼吸道吸入给药制剂	细菌数	每1g、1ml 或 10cm² 不得过 100cfu
	霉菌和酵母菌数	每1g、1ml 或 10cm² 不得过 10cfu
	金黄色葡萄球菌、铜绿假单胞菌	每1g、1ml 或 10cm² 不得检出
	大肠埃希菌	鼻及呼吸道给药的制剂，每1g、1ml 或 10cm² 不得检出

续表

制剂类型	微生物限度检查项目	标 准
阴道、尿道给药制剂	细菌数	每1g或1ml不得过100cfu
	霉菌数和酵母菌数	每1g、1ml或10cm²应小于10cfu
	金黄色葡萄球菌、铜绿假单胞菌、白色念珠菌	每1g、1ml或10cm²不得检出
直肠给药制剂	细菌数	每1g不得过1000cfu 每1ml不得过100cfu
	霉菌和酵母菌数	每1g或1ml不得过100cfu
	金黄色葡萄球菌、铜绿假单胞菌	每1g或1ml不得检出
其他局部给药制剂	细菌数	每1g、1ml或10cm²不得过100cfu
	霉菌和酵母菌数	每1g、1ml或10cm²不得过100cfu
	金黄色葡萄球菌、铜绿假单胞菌	每1g、1ml或10cm²不得检出
原料及辅料	参照相应制剂的微生物限度标准执行	
含动物组织（包括提取物）的口服给药制剂	每10g或10ml不得检出沙门菌	

第三节　抗生素效价的微生物检定法

抗生素类药物的含量测定方法有理化方法和微生物检定法两种。抗生素微生物检定法是在适宜条件下，根据量反应平行线原理设计，通过检测抗生素对微生物的抑制作用，计算抗生素活性（效价）的方法。

该法以抗生素的抗菌活性为指标，测定原理与临床应用一致，直接反映抗生素的医疗价值，试验灵敏度较高，供试品用量较小，对产品纯度限度要求较宽。目前一些组分复杂的全生物合成的抗生素类药物仍旧沿用此法检测效价，该法亦为新发现的抗生素类药物效价测定的首选方法。

《中国药典》收载的抗生素微生物检定包括两种方法，即管碟法和浊度法。

一、检定原理

因标准品和供试品为同种抗生素，在相同试验条件下，标准品溶液和供试品溶液对试验菌所得的量反应曲线，在一定剂量范围内互相平行，此为量反应平行线原理。利用此原理，检定方法可设计为二剂量法、三剂量法（管碟法和浊度法）和标准曲线法（浊度法）等。

二、试菌法

抗生素效价测定用的试验菌需与同品种国际通用药典所用的试验菌一致，应易于培养、保存，无致病性，对抗生素主要成分敏感，产生的抑菌圈应边缘清晰、测定误差小。

管碟法的试验菌有枯草芽孢杆菌、短小芽孢杆菌、金黄色葡萄球菌、藤黄微球菌、大肠埃希菌、啤酒酵母菌、肺炎克雷伯菌、支气管炎伯德特菌。浊度法的试验菌有金黄色葡萄球菌、大肠埃希菌、白色念珠菌。标准菌种由中国食品药品检定研究院提供，均为冷冻干燥菌种，试验前需制备成菌悬液备用。不同类别的抗生素需按照《中国药典》四部中"抗生素微生物检定试验设计表"选择相应的试验菌。

三、管碟法

管碟法是利用抗生素在琼脂培养基内的扩散作用，比较标准品与供试品两者对接种的试验菌产生抑菌圈的大小，以测定供试品效价的一种方法。该法是国际上抗生素药品检定的经典方法。

《中国药典》法定方法为二剂量法和三剂量法。通过测量和比较已知效价的标准品溶液与未知效价的供试品溶液对接种的试验菌产生抑菌圈的直径（或面积），按照生物检定统计法中的方法计算供试品效价。

四、浊度法

浊度法系利用抗生素在液体培养基中对试验菌生长的抑制作用，通过测定培养后细菌浊度值的大小，比较标准品与供试品对试验菌生长抑制的程度，以测定供试品效价的一种方法。

《中国药典》法定方法为标准曲线法、二剂量法和三剂量法。细菌生长过程中，液体培养基中的细菌浊度，与细菌数、细菌群体及细菌细胞容积的增加间存在着相关性，在一定范围内符合比尔定律。抗生素对试验菌生长的抑制作用，可直接影响液体培养基中细菌浊度值的大小。通过测量加入不同浓度标准品溶液与供试品溶液的含试验菌液体培养基的浊度值（吸光度），可计算供试品效价。

管碟法易受不锈钢小管放置位置、溶液滴装速度、液面高低、菌层厚度等因素影响，造成结果差异或试验失败，而浊度法在液体中进行，影响因素少，结果比较准确。

> **知识链接**
>
> 《中国药典》硫酸庆大霉素含量测定方法：精密称取本品适量，加灭菌水定量制成每1ml中约含1000单位的溶液，照抗生素微生物检定法测定，可信限率不得大于7%。1000庆大霉素单位相当于1mg庆大霉素。
>
> 按照"抗生素微生物检定管碟法试验设计表"规定，庆大霉素的试验菌为短小芽孢杆菌，培养条件为Ⅰ号培养基、pH 7.8~8.0，35~37℃、14~16h，选择硫酸庆大霉素标准品，抗生素浓度范围 2.0~12.0U/ml。

第四节　生化药品效价检定法

生化药品是指采用生物化学方法，从生物材料中分离、纯化、精制而成的用以治疗、预防和诊断疾病的药品，如氨基酸、肽、蛋白质、酶类。此类物质结构复杂，质量控制方法和检验项目与化学药物相比有很多不同。剂量以效价（单位）表示，在《中国药典》有关品种正文下列入【效价测定】，而非【含量测定】。为反映此类药物的临床生物活性，生化药物多采用生物检定技术测定效价。

生化药物效价的生物测定法，系通过比较相应的标准品与供试品两者所引起效价检定指标的变化程度，以测定供试品效价的方法。《中国药典》四部中所收载的生化药物效价测定方法，所列品种有升压素、肝素、绒促性素、缩宫素、胰岛素、精蛋白锌胰岛素、硫酸鱼精蛋白、卵泡刺激素、黄体生成素、降钙素、生长激素等。

第五节 药品的安全性检查

生物来源的药品，常含有危害患者身体健康甚至影响生命安全的特殊杂质，如热原、细菌内毒素等。为保证用药的安全有效，这些药物除进行必要的理化、微生物检验外，还需进行安全性检查。由于这些有害杂质的结构和作用机制不清，目前安全性检查多采用实验动物学方法，常规检验的项目有：异常毒性、热原、细菌内毒素、升压和降压物质、过敏反应及溶血与凝聚。方法收载于《中国药典》四部中，简述如下。

一、异常毒性检查

异常毒性检查法是给予小鼠一定剂量的供试品溶液，在规定时间内观察小鼠出现的死亡情况，以判定供试品是否符合规定的一种方法。

除另有规定外，《中国药典》以小鼠在给药后48h内不得有死亡为异常毒性检查合格。常规给药途径包括静脉注射、腹腔注射、皮下注射和口服给药。

二、热源检查

热原检查法是将一定剂量的供试品，静脉注入家兔体内，在规定时间内，观察家兔体温升高的情况，以判定供试品中所含热原的限度是否符合规定的方法。

热原系指药品中含有的能引起体温升高的杂质，目前多认为是指细菌内毒素的脂多糖。严格地讲，不是每一种热原都具有脂多糖的结构，而且一些药品因存在干扰因素并不适合使用内毒素检查。相比而言，热原检查能直接反映产品致热物质在体内变化过程，直观、代表性好，较细菌内毒素更有实际意义。

三、细菌内毒素检查

细菌内毒素检查系利用鲎试剂来检测或量化由革兰阴性菌产生的细菌内毒素，以判断供试品中细菌内毒素的限量是否符合规定的一种方法。

细菌内毒素是革兰阴性菌细胞壁的构成成分，可激活中性粒细胞，造成内源性热原质释放，作用于体温调节中枢引起机体发热。内毒素是药品热原检查不合格的主要原因，在GMP条件下，药品生产的质量控制一般认为，无内毒素即无热原，控制内毒素就是控制热原。细菌内毒素检查法因其方法灵敏、准确、快速和经济的优点，越来越多的被用于控制药品注射剂质量，成为静脉、鞘内给药药物以及放射性药物等质量检查的一个重要方面。

四、升压及降压物质检查

药物中的特殊杂质可引起患者血压升高或降低，《中国药典》四部中分别收载了升压物质检查法和降压物质检查法。

升压物质检查法是比较垂体后叶标准品与供试品升高大鼠血压的程度，以判定供试品中所含升压物质的限度是否符合规定的方法。降压物质检查法是比较组胺对照品与供试品引起麻醉猫血压下降的程度，以判定供试品中所含降压物质的限度是否符合规定的方法。

五、过敏反应检查

药物中一些生物来源的杂质，如蛋白或聚合物等，可能会作为抗原或半抗原导致机体的过敏反应，轻则不适，严重时会导致血压下降、窒息、血管神经性水肿，甚至休克、死亡。

过敏反应检查法是将一定量的供试品溶液注入豚鼠体内，间隔一定时间后静脉注射供试品进行激发，观察动物出现过敏反应的情况，以判定供试品是否引起动物全身过敏反应。

本 章 小 结

无菌检查	1. 常规技术要求
	2. 培养基
	3. 方法验证试验
	4. 无菌检查法
	5. 无菌检查结果判断
微生物限度检查	1. 常规技术要求及检验量
	2. 样品供试液的制备
	3. 菌种及培养基
	4. 方法的验证试验
	5. 药品的微生物限度检验方法
	6. 《中国药典》四部中微生物限度标准
抗生素效价的微生物检定法	1. 检定原理
	2. 试验菌
	3. 管碟法
	4. 浊度法
生化药品效价检定法	通过比较相应的标准品与供试品两者所引起效价检定指标的变化程度，以测定供试品效价

续表

药品的安全性检查	1. 异常毒性检查
	2. 热原检查
	3. 细菌内毒素检查
	4. 升压及降压物质检查
	5. 过敏反应检查

目标检测

一、单项选择题

1. 药品监督管理部门对无菌产品进行质量监督，判断产品是否被微生物污染的指标是（   ）

  A. 无菌检查   B. 微生物限度检查 C. 控制菌检查 D. 内毒素检查

2. 无菌检查需要的环境洁净度级别是（   ）

  A. 10 级   B. 100 级以下 C. 1000 级以下 D. 10 000 级以下

3. 无菌检查时适用于需氧菌、厌氧菌检查的培养基是（   ）

  A. 硫乙醇酸盐流体培养基   B. 改良马丁培养基

  C. 选择性培养基   D. 营养肉汤培养基

4. 在做药物的无菌检查时，用以证明所加的菌种能够在培养基中生长良好的试验是培养基的（   ）

  A. 无菌性检查 B. 灵敏度检查 C. 阳性试验 D. 阴性试验

5. 药品微生物限度检查中细菌、霉菌及酵母菌计数法定的方法是（   ）

  A. 直接过滤法   B. 平皿法

  C. 薄膜过滤法   D. 菌数回收率试验

6. 控制菌检查项目中被列为粪便污染指示菌的是（   ）

  A. 大肠埃希菌   B. 大肠菌群

  C. 沙门菌   D. 金黄色葡萄球菌

7. 抗生素效价微生物测定法管碟法中，三剂量法需在双碟中以等距离均匀安置不锈钢小管（   ）

  A. 2 个   B. 3 个   C. 4 个   D. 6 个

8. 以是否引起小鼠血糖下降的作用为效价检定指标的药物是（   ）

  A. 肝素   B. 绒促性素 C. 缩宫素   D. 胰岛素

9. 鲎试剂是一种安全性检查项目的试验试剂，这种检查项目是（   ）

  A. 异常毒性   B. 热原

  C. 细菌内毒素   D. 升压和降压物质

10. 热原检查使用的试验动物是（   ）

  A. 小鼠   B. 大鼠   C. 家兔   D. 猫

二、多项选择题

11. 药品生物检定技术所用的生物体包括（　　）

    A. 微生物　　　　　B. 细胞　　　　　　C. 离体组织

    D. 动物　　　　　　E. 人

12. 微生物限度检查法系检查非规定灭菌制剂及其原料、辅料受到微生物污染程度的方法，检查项目包括（　　）

    A. 无菌检查　　　　B. 细菌数　　　　　C. 霉菌数

    D. 酵母菌数　　　　E. 控制菌检查

13. 下列属于微生物限度检查中控制菌检查项目的是（　　）

    A. 大肠埃希菌　　　B. 金黄色葡萄球菌　C. 枯草芽孢杆菌

    D. 白色念珠菌　　　E. 沙门菌

三、简答题

1. 什么是无菌检查，无菌检查适用于哪些药物？

2. 什么是微生物限度检查，微生物限度检查适用于哪些药物？

（杨元娟）

校外课程综合实训

实训一 （食品）药品检验所

【实训目的】

（1）了解各级药品检验所的职能、职责和管辖范围。

（2）了解药品检验所检品来源及获得方法；了解检品和检验报告书在检验过程中的流程；了解药品检验报告的产生过程及药品检验过程的质量管理。

（3）熟悉药品标准和药品分析技术在药品检验过程中的实际应用。

【实训场所】

药品检验所理化检验室、仪器室、业务科。

【实训内容】

（1）了解实验室试剂、试药的管理；了解标准溶液（滴定液、标准物质溶液）的管理，

（2）了解各种仪器（红外光谱仪、气相色谱仪等）的安装条件及仪器室管理、各种分析仪器的使用操作和简单的维护。

（3）理解实验室计量认证的概念；了解《实验室资质认定评审准则》和实验室计量认证的意义。

（4）了解业务管理科在药检所中的职能。

①查询标准：选择提供适当的药品标准。药品检验所出具的报告具有法律效力，所以在收到检品的时候选择检验标准必须适当。中国的药品标准包括：中国药典、（卫生部）部颁标准、新药转正标准、中药成方制剂标准、化药和中药的地方标准上升国家标准、进口药品复核标准及注册批文附发标准等。此外某些企业为更严格的要求自己，制定了企业自己执行的企业标准，此类标准一般都高于国家标准的标准要求。

②在药品检验所的质量管理体系中业务科也承担了非常重要的职能，没有设立专门的质量管理科的药检所，往往就让业务科承担质量管理的职能，包括质量体系的建立、监督执行和持续改进。

③打印并发放检验报告，检验报告是药检所的产品，产生了合格的产品，及时准确的发放到目标单位也是非常重要的一环。

附一：（食品）药品检验所样品检验流转及流程示意图

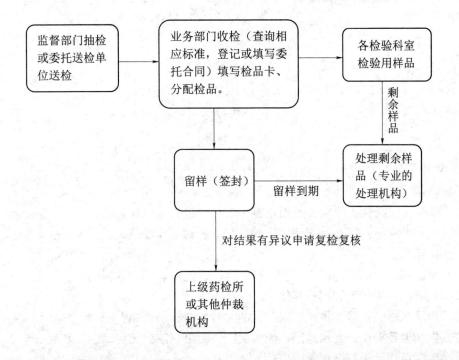

附二：（食品）药品检验所检验报告流程示意图

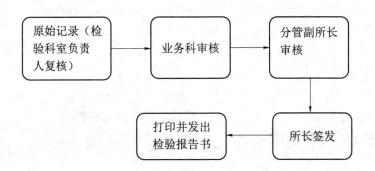

附录1 药品抽样记录及凭证

抽样单位：　　　　　　　　　　　　　　检验单位：

抽样编号：　　　　　　　　　　　　　　抽样日期：　　年　　月　　日

药品名称：　　　　　　　　　　　　　　生产、配置单位或产地：

规格：　　　　　　　　　　　　　　　　批号：

效期：　　　　　　　　　　　　　　　　批准文号：

抽样数量：　　　　　　　　　　　　　　生产、配制或购进数量：

库存数量：　　　　　　　　　　　　　　已销售或使用数量：

被抽样单位：　　　　　　　　　　　　　被抽样场所：

被抽样单位地址：　　　　　　　　　　　联系电话：

1. 药品种类：　　　　　　　　　注：是 √ 否 ×

 进厂原料（包括化工原料、药用原料、辅料、包装材料等）□；

 中间体（半成品）□；制剂□；原料药□；药材（个子货、饮片）□。

2. 外包装情况：

 （1）硬纸箱□；麻袋□；木箱□；纤维桶□；蛇皮袋□；铁桶□；

 　　　铝听□；牛皮纸袋□；其他

 （2）药品名称、批号、生产厂家、批准文号、商标是否相符□

 （3）包装无破损□；无水迹□；无霉变□；无虫蛀□；无污染□；其他

 （4）库存条件是否符合要求□。

3. 抽样情况：

 （1）样品包装：玻瓶□；纸盒□；塑料袋□；铝塑□；其他

 （2）抽样数量：

 （3）抽样说明：

备注：

抽样单位经手人签名：　　　　　　　　检验单位经手人签名：

被抽样单位经手人签名（盖章）：

注：本凭证一式三联，第一联（黑）抽样单位留存，第二联（绿）送被抽样单位，第三联（红）随检品送检验
　　单位。

附录 2 药品检验原始记录

检品编号_____检验依据_____

检品名称_____检品数量_____

生产单位或产地_____剩余数量_____

供样单位_____有（失）效期_____

批号_____收验日期_____

规格_____报告日期_____

包装_____仪器及型号_____

检验记录   _____年___月___日

检验者：   校对者：

　　　共　　页　　第　　页

附录3 药品检验报告书

报告书编号：

检品名称			
批　　号		规　　格	
生产单位或产地		包　　装	
供样单位		效　　期	
检验目的		检品数量	
检验项目		收检日期	年　　月　　日
检验依据		报告日期	年　　月　　日

检验项目　　　　　　　　标准规定　　　　　　　　检验结果

［性状］

［鉴别］

［检查］

［含量测定］

结论：

检验者　　　　　　　　　　　　　　　　校对者

附录4 （食品）药品检验所报告书示例

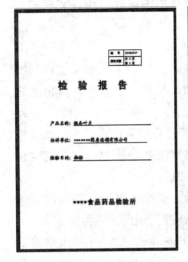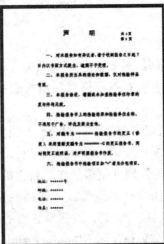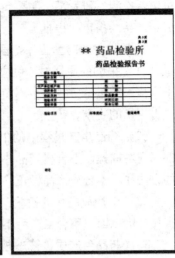

【思考题】

（1）现在中国的药品检验机构分几级？
（2）药品检验所的检品来源有哪些？
（3）药品检验所要开展工作须具备哪些资质？
（4）药品检验所的质量体系包括哪些部分？

实训二　药品生产企业

【实训目的】

（1）了解药品生产企业的质量管理体系（质量手册和组织机构）和实施《药品生产质量管理规范》（GMP）。
（2）了解药品生产企业质量控制过程、质量控制方法以及质量控制的依据。
（3）了解企业药品规范化生产过程。

【实训条件】

质量管理部，检验室（所），生产车间。

【实训内容】

1. 企业质量管理机构设置

（1）质量总监　主要职责：负责本企业的质量管理和控制，制定并实施本企业的质量方针，组织建设本企业质量体系并贯彻执行，负责建立其他的质量管理制度等。

（2）质量管理部　一般包括质控部和研发部，质控部的主要职能：全力协助企业质量体系的建立、运行和持续有效的改进。负责企业的日常质量控制、质量管理和质量监督检测。研发部：主要负责企业的新产品的开发，新技术的研究应用，并协助完成新产品的报审、报批等。

2. 质控部检验室工作范围

（1）采购的原辅料　供应部门通知质检部门抽检，采购的每一批次的原辅料都要求全检。质量总监或质量不负责人对不合格样品所代表的原辅料有权否决，作出退货或者更换的决定。

（2）药品生产过程中的中间质量控制（中间体）　生产过程中生产责任人通知质检部门现场抽检。不合格产品不能进入下一阶段的生产，必须查找分析原因，找到改进的方法并对不合格产品做正确的处理（销毁或者进行再加工）。

（3）生产成品药的检验　由生产者送检或者申请抽检。如果出现不合格产品必须查找分析原因，不合格产品不能进行销售，并进行正确的处理（销毁或者再加工）。

3.《药品生产质量管理规范》(Good Manufacturing Practice，GMP)　由世界卫生组织向各国推荐的适用于药品、食品及其他医疗产品的质量控制体系。它提供了药品生产和质量管理的基本准则，现在多个国家都遵循 GMP 的要求。中国卫生部于 1995年 7 月 11 日下发"关于开展药品 GMP 认证工作的通知"，现行 GMP 为 2010 年修订版，于 2011 年 3 月施行。《中华人民共和国药品管理法》规定药品生产企业必须按照 GMP 的要求生产药品，产品质量必须符合药品标准的规定。

附：药品生产企业检验报告示例

* * *公司检验报告书	编号　swkl20140625		页码　　1-1
	版本号　scsz14.1.1		装订号　kw20140625

请验单号 kss-5-20140625-1

检品名称	头孢噻肟分散片颗粒	规格	颗粒压片后 100mg/ 片
产品批号	20140625	包装	塑料袋
有效期	1 年	供样单位	抗生素车间第五班组
代表数量	2536.6g	取样数量	75g
取样日期	2014/02/15	检验日期	2014/02/15-2014/02/16
检验项目	水分、含量测定	报告日期	2014/02/16
检验依据	头孢噻肟分散片标准（标准号 szsw2010-1）（企业自拟标准）		

检验项目	标准规定	检验结果
性状	本品应为白色至微黄色颗粒	微黄色颗粒
水分	不大于15%	5.6%
含量	375.0~425.0　mg/g	406.5mg/g
结论	符合规定	

【思考题】

（1）药品生产企业进行药品生产必须取得什么证件？

（2）药品生产企业生产的药品要上市销售必须经过哪些程序？

（3）药品生产企业质量管理部门下设的检验室的检品来源包括哪些？

实训三　药品经营企业

【实训目的】

（1）了解 GSP 相关内容和 GSP 对药品经营企业的质量控制的作用。

（2）了解药品经营企业的经营活动。

（3）熟悉药品经营企业的质量控制（药品的验收及养护）。

【实训场所】

经营企业的办公场地，仓储场地，检验室。

【实训内容】

1. 药品经营质量管理规范（Good Supply Practice，GSP）　《中华人民共和国药品管理法》规定药品经营企业必须按照 GSP 进行药品经营活动。

（1）GSP 认证　国家药品管理局药品认证中心按照 GSP 认证标准对相应企业进行的检查验证，通过认证取得 GSP 证书。新版 GSP 认证标准规定了药品经营企业的经营方式、范围；企业的组织机构（包括质量领导组织和质量管理机构）和人员；质量管理机构（质量管理组、质量验收组，在新版的 GSP 中药品经营企业对药品检验实验室的设立不做强制要求，企业自主决定是否需要设立检验室）的职能、药品管理制度，仓储条件及经营场所的要求等内容。

（2）质量体系文件　质量方针、质量手册、管理职责、执行程序、质量记录等。

2. 药品经营企业的经营活动　主要包括药品的采购、验收、储存、销售运输；质量控制包括对贸易对象的考察、药品运输中的质量控制，药品到达后的质量验收，药品储存中的养护。

3. 药品经营企业的质量控制（药品的验收及养护）

（1）药品的养护　包括药品验收后的登记，入库码放、出库运输、仓储条件的控制（温湿度的控制和光线的控制）等。

（2）药品的验收　购进的药品必须进行检查验收，检查药品的合格证明，检查药品的有效期限，验收药品的外观包装是否整洁。

【思考题】

（1）药品经营企业是否必须设立药品检验实验室？

（2）药品经营企业经营药品必须取得什么证照？

（左承学）

附录 《药物分析》教学大纲

（药学及相关专业）

一、课程任务

《药物分析》是高职高专人才培养药学类专业的专业核心课程之一。本课程主要内容包括药物分析基本程序及基本方法，药物杂质检查、典型药物的分析，药物制剂分析、体内药物分析及生物检定技术简介、药品常规检验技术等。通过本课程的学习，使学生树立全面的药品质量观念，掌握药物分析方法的基本原理和基本操作技能，能够熟练查阅《中国药典》并完成常见药物质量分析的相关任务，初步具备运用现代分析技术对药物进行质量控制的能力，胜任药品生产和经营企业、临床药剂及研发岗位的相关质量管理技术工作。

二、课程目标

（一）知识目标

1. 掌握《中国药典》中常见分析方法的基本原理、应用及相关计算。
2. 掌握我国药品质量标准体系及药品检验工作的基本程序。
3. 掌握药物制剂常规检测项目分析方法的原理、操作及应用中的注意事项。
4. 掌握药品中杂质的含义、来源、分类、杂质限量检查方法及计算。
5. 熟悉药典常见鉴别方法的原理与应用。
6. 熟悉典型药物的鉴别、检查、含量测定的原理及方法，理解各类药物的化学结构、理化特性与分析方法之间的关系。
7. 熟悉药典各种分析仪器在药品检验中的应用及基本操作。
8. 熟悉药物制剂分析特点。
9. 了解体内药物分析特点及药品生物检测技术相关知识。

（二）素质能力目标

1. 全面树立药品质量第一、安全有效的观念。
2. 依据《中国药典》，具备基本判断药品"真伪、优劣"的能力。
3. 具备严谨的科学求实作风、规范化的药品检验程序、基本的分析和解决药品质量问题的能力。
4. 熟悉《中国药典》的沿革及内容结构，能够熟练查阅并应用。
5. 具备按照药品质量标准对药品进行全面质量检查。
6. 具备《中国药典》常见分析方法有关计算。
7. 具备常见药物特征官能团的分析方法。

8. 具备对常见药物制剂及辅料等的检验、操作技术。

9. 具备杂质限量检查的操作技术。

10. 具备常用药品物理常数的测定技术。

11. 初步具备常用生物样品采集、预处理和生物检定技术。

12. 学会各种检验记录、检验报告的正确书写。

13. 学会各种分析仪器的正确操作。

三、教学时间分配

教学内容	学时数		
	理论	实践	合计
一、绪论	2	2	4
二、药物分析基本知识	6	6	12
三、药物的杂质检查	4	4	8
四、巴比妥类药物分析	2		2
五、芳酸类药物分析	2	4	6
六、胺类药物分析	2	2	4
七、杂环类药物分析	4	4	8
八、生物碱类药物分析	4	4	8
九、抗生素类药物分析	4	4	8
十、维生素类药物分析	2	2	4
十一、甾体激素类药物分析	2	2	4
十二、药物制剂分析	6	6	12
十三、体内药物分析简介	2		2
十四、生物检定技术简介	4		4
校外课程综合实训		4	4
合　计	48	42	90

四、教学内容及要求

教学内容	教学要求	教学活动参考	参考学时	
			理论	实践
一、绪论			2	
（一）药物分析的性质与任务	熟悉			
（二）药品质量标准				
1. 制订药品质量标准的目的与意义	了解			
2. 药品质量标准的主要内容	熟悉	理论讲授 多媒体演示		
3.《中国药典》概述	掌握			
（三）药品检验工作的基本程序				
1. 药品检验工作的基本要求	掌握			
2. 药品检验工作的程序	了解			
实训一　《中国药典》的查阅应用、药品检验报告示例	掌握	技能实践		2

教学内容	教学要求	教学活动参考	参考学时	
			理论	实践
二、药物分析基本知识			6	
（一）药物的性状检查与鉴别方法			6	
1. 药物的性状	了解	自学		
2. 药物的鉴别试验	熟悉			
（二）常用物理常数测定法				
1. 相对密度				
2. 熔点				
3. pH 值				
4. 比旋度		理论讲授多媒体演示		
5. 吸收系数				
6. 折光率				
（三）药物含量测定方法				
1. 容量分析法	掌握			
2. 分光光度法	掌握			
3. 色谱分析法	掌握			
（四）药物分析方法的验证			1	
1. 分析方法验证的主要内容	了解			
2. 应用案例	了解			
实训二　药物鉴别技术 实训三　物理常数测定		技能实践		6
三、药物的杂质检查			4	
（一）药物中杂质及其来源	熟悉			
1. 杂质的来源				
2. 杂质的分类				
（二）药物的杂质检查	掌握	理论讲授多媒体演示		
1. 杂质的限量及计算方法				
2. 杂质的检查方法				
（三）一般杂质检查	掌握			
（四）特殊杂质检查	了解			
1. 杂质检查项目与限度				
2. 检查方法的选择与要求				
3. 常用的检查方法				
实训四　药物杂质检查	熟练掌握	技能实践		4
四、巴比妥类药物分析			2	
（一）结构与性质	掌握			
（二）典型药物分析实例	熟悉	理论讲授多媒体演示		
1. 鉴别方法				
2. 特殊杂质检查				
3. 含量测定				

教学内容	教学要求	教学活动参考	参考学时	
			理论	实践
五、芳酸类药物分析			4	
（一）结构与性质	掌握			
1. 苯甲酸类药物				
2. 水杨酸类药物				
3. 其他芳酸类药物		理论讲授 多媒体演示		
（二）典型药物分析实例	熟悉			
1. 鉴别				
2. 杂质检查				
3. 含量测定				
实训五　阿司匹林含量测定（滴定法）	掌握	技能实践		4
六、胺类药物分析			2	
（一）结构与性质	掌握			
1. 芳胺类药物				
2. 苯乙胺类药物				
3. 丙胺类药物		理论讲授 多媒体演示		
4. 磺胺类药物				
（二）典型药物分析实例	熟悉			
1. 鉴别				
2. 杂质检查				
3. 含量测定				
实训六　对乙酰氨基酚片溶出度的测定	掌握	技能实践		2
七、杂环类药物分析			4	
（一）结构与性质	掌握			
1. 吡啶类药物				
2. 吩噻嗪类药物				
3. 苯骈二氮杂卓类药物				
4. 喹诺酮类药物		理论讲授 多媒体演示		
5. 咪唑类药物				
（二）典型药物分析实例	熟悉			
1. 鉴别				
2. 检查				
3. 含量测定				
实训七　诺氟沙星滴眼液的含量测定（HPLC）	掌握	技能实践		4
八、生物碱类药物分析			4	
（一）概述	熟悉			
（二）结构与性质	掌握			
1. 苯烃胺类药物		理论讲授 多媒体演示		
2. 托烷类药物				
3. 喹啉类药物				
4. 异喹啉类药物				

教学内容	教学要求	教学活动参考	参考学时	
			理论	实践
5. 吲哚类药物		理论讲授多媒体演示		
6. 黄嘌呤类药物				
（二）典型药物分析实例	熟悉			
1. 鉴别				
2. 特殊杂质检查				
3. 含量测定				
实训八　氢溴酸山莨菪碱片的鉴别和含量测定	掌握	技能实践		4
九、抗生素类药物分析			4	
（一）概述	熟悉	理论讲授多媒体演示		
（二）结构与性质	掌握			
1. β-内酰胺类抗生素				
2. 氨基糖甙类抗生素				
3. 四环素类抗生素				
4. 大环内酯类抗生素				
（三）典型药物分析实例	熟悉			
1. 鉴别				
2. 杂质检查				
3. 含量测定				
实训九　头孢氨苄胶囊的含量测定	掌握	技能实践		4
十、维生素类药物分析			2	
（一）概述	熟悉	理论讲授多媒体演示		
（二）结构与性质	掌握			
1. 脂溶性维生素类药物				
2. 水溶性维生素类药物				
（三）典型药物分析实例	熟悉			
1. 鉴别				
2. 检查				
3. 含量测定				
实训十　维生素 C 片的鉴别及含量测定	掌握	技能实践		2
十一、甾体激素类药物分析			2	
（一）结构与分类	掌握	理论讲授多媒体演示		
（二）典型药物分析实例	了解			
1. 肾上腺皮质激素				
2. 雄性激素和蛋白同化激素				
3. 雌激素				
4. 孕激素				
实训十一　醋酸泼尼松片的含量测定	掌握	技能实践		2

续表

教学内容	教学要求	教学活动参考	参考学时	
			理论	实践
十二、药物制剂分析			6	
（一）药物制剂分析特点	熟悉			
1. 性状分析的特点				
2. 鉴别分析的特点				
3. 杂质检查的特点				
4. 含量测定的特点				
5. 复方制剂分析的特点				
（二）制药用水的分析				
1. 饮用水				
2. 纯化水				
3. 注射用水				
4. 灭菌注射用水				
（三）一般制剂的分析	掌握	理论讲授 多媒体演示		
1. 片剂				
2. 注射剂				
3. 胶囊剂				
4. 糖浆剂				
5. 颗粒剂				
6. 散剂				
7. 栓剂				
8. 滴眼剂				
（四）中药制剂分析简介	了解			
1. 中药制剂分析的特点				
2. 中药制剂分析的预处理				
3. 中药制剂分析实例				
（五）药用辅料、包装材料的质量分析	了解			
1. 药用辅料的质量分析				
2. 包装材料的质量分析				
综合实训一 葡萄糖注射液的分析 综合实训二 复方板蓝根颗粒的分析	熟悉	技能实践		6
十三、体内药物分析简介			2	
（一）体内药物分析概述	了解			
1. 体内药物分析的性质和任务				
2. 体内药物分析的特点及发展方向				
（二）常用生物样品种类、采集与储存	熟悉	理论讲授 多媒体演示		
1. 生物样品的种类				
2. 样品的采集				
3. 样品的储存				
（三）生物样品的制备	熟悉			
1. 样品制备方法的选择依据				
2. 样品备的方法				
（四）体内药物分析应用实例	了解			

教学内容	教学要求	教学活动参考	参考学时	
			理论	实践
十四、生物检定技术简介			4	
（一）无菌检查	掌握	理论讲授		
1. 常规技术要求		多媒体演示		
2. 培养基				
3. 方法验证试验				
4. 无菌检查法				
5. 无菌检查结果判断				
（二）微生物限度检查	熟悉			
1. 常规技术要求及检验量				
2. 样品供试液的制备				
3. 菌种及培养基				
4. 方法的验证试验				
5. 药品的微生物限度检验方法				
6. 《中国药典》四部中微生物限度标准				
（三）抗生素效价的微生物检定法	熟悉			
1. 检定原理				
2. 试验菌				
3. 管碟法				
4. 浊度法				
（四）生化药品效价检定法	了解	自学		
（五）药品的安全性检查	了解			
1. 异常毒性检查				
2. 热原检查				
3. 细菌内毒素检查				
4. 升压及降压物质检查				
5. 过敏反应检查				
校外课程综合实训 实训一　药品检验所 实训二　制药企业 实训三　药品经营企业	掌握	综合实训		4

五、大纲说明

1. 本教学大纲主要供高职高专药学专业教学使用，总学时为 90 学时，其中理论教学 48 学时，实践教学 42 学时。也可作为制药技术、药品检测技术、药物制剂等药学相关专业参考使用。

2. 教学要求

（1）本课程对理论部分教学要求分为掌握、熟悉、了解 3 个层次。其中"掌握"

指学生熟练应用该部分知识和技能，能够标准运用所学知识具备相应能力；"熟悉"指学生基本掌握和应用该部分的知识和技能，初步具备运用知识的能力；"了解"指学生能够理解该部分知识或知识面扩充。

（2）注重实践技能的培养，强化应用为教学重点，实践教学内容设置与现行药品质量标准、执业药师考试及质检岗位工作内容相联系。注重对学生基本分析操作技能的训练，通过一定学时的实训练，增强学生对实际工作的感性认识，能够按照药品标准独立完成药品常规检验工作，满足高等职业教育高素质应用型专业人才培养目标的特点。

3. 教学建议

该门课程应在开设有机化学、药物化学、分析化学和药物制剂课程教学基础上进行。教学中应以药品质量控制为切入点，紧密围绕药典标准，通过理论课与实训课突出"三基"，理论教学中应采取多种教学手段与方法，在注重本学科基础理论的前提下，讲授知识应侧重与实际接轨，并适度引入新技术新方法的应用，尽量以药品标准中的实例论证基本理论，强调理论与实际的有机结合；通过知识链接、知识能力检测、知识拓展和课堂互动等辅助手段，激发学生学习兴趣，帮助学生拓展视野、巩固所学知识，同时结合适量的课外作业、阶段测验、实训报告等形式，培养独立思考、自主学习的良好学习习惯。在学生掌握药典主要分析方法的原理及技术基础上，实践教学应注重学生基本实验技能的培养，强调药品标准操作的规范性，结合实际质检岗位工作的需要，进行实际应用的模拟训练；通过一定的综合实训，培养学生综合实验技能，实现知识技能与岗位对接，使学生具备熟练准确完成药品检验岗位的工作需要。学生成绩考核办法可采用平时成绩、课外作业、卷面考核、实训考核等形式综合评价。

参考答案

第一章 绪 论

一、单项选择题

1. C 2. A 3. D 4. C 5. B 6. D 7. C 8. E 9. B 10. A

二、多项选择题

11. AB 12. AB 13. ABCD 14. ABCDE 15. ADE

三、简答题

1. 保证用药安全、合理和有效性；新药研制开发和质量标准的研究制订；现代药物分析技术的发展。

2. 药品质量标准是药品生产、经营、使用、检验和监管部门共同遵循的法定依据。我国药品质量标准实行国家标准（《中国药典》、《国家食品药品监督管理局药品标准》）、其他药品标准（《临床研究用药品质量标准》、暂行或试行药品标准）和企业标准三类。

3. 正文部分。品名（中文名、汉语拼音名与英文名）、药物的结构式、分子式与相对分子质量、含量或效价规定、制法、性状、鉴别、检查、含量或效价测定、类别、规格、储藏及制剂。

第二章 药物分析基本知识

一、单项选择题

1. C 2. A 3. A 4. C 5. A 6. D 7. B 8. D

二、配伍选择题

9. B 10. C 11. E 12. C 13. D

三、多项选择题

14. ABE 15. AD

四、简答题

1. 化学鉴别法、光谱鉴别法、色谱鉴别法、生物学鉴别法。

2. 验证的主要内容包括：准确度、精密度（包括重复性、中间精密度和重现性）、专属性、检测限、定量限、线性、范围和耐用性。

五、计算题

$$标示量(\%) = \frac{m_x \times 单位制剂容量}{m \times S} \times 100\% = \frac{\dfrac{A}{E_{1cm}^{1\%}L} \cdot V \cdot D \times \dfrac{1}{100} \times 2}{2 \times 20 \times 10^{-3}} \times 100\%$$

$$= \frac{\frac{0.578}{580} \times 100 \times \frac{100}{5} \times \frac{1}{100} \times 2}{2 \times 20 \times 10^{-3}} \times 100\%$$

$$= 99.7\%$$

第三章　药物的杂质检查

一、单项选择题

1. C　2. B　3. B　4. C　5. B　6. A　7. C　8. B　9. D　10. C

二、多项选择题

11. BC　12. BE　13. ABC　14. ABCDE

三、计算题

解： $L = \frac{c \times V}{S} \times 100\%$

$$V = \frac{L \times S}{C} = \frac{4.0 \times 1}{2 \times 10^{-10}} \times 10^{-10} = 2.0 \text{ml}$$

第四章　巴比妥类药物分析

一、单项选择题

1. D　2. D　3. A　4. A　5. A　6. E　7. B　8. B　9. A　10. A　11. D

二、简答题

非水酸量法、紫外分光光度法、高效液相色谱法。

三、计算题

（1）溴滴定液配制：溴酸钾 3g、溴化钾 15g 加水适量溶解成 1000ml，摇匀。操作加酸，溴酸钾与溴化钾反应产生定量 Br_2。在本法中不需要标定。

（2）本法采用的是剩余滴定法，空白实验的目的是确定加入滴定液的量，以便求出反应的滴定液的量。

（3）计算：标示量（%）= $\dfrac{(V_0 - V) \times T \times F \times 10^{-3} \times w}{m \times S} \times 100\%$

$$= \frac{(25.22 - 17.05) \times 13.01 \times 0.992 \times 10^{-3} \times \frac{2.7506}{20}}{0.1385 \times 0.1} \times 100\%$$

$$= 104.91\%$$

第五章　芳酸及其酯类药物分析

一、单项选择题

1. A　2. B　3. A　4. B　5. B　6. A　7. C　8. A　9. A

二、简答题

1. 泛影酸含有机碘，将其还原后成为碘离子，可用硝酸银滴定。

2. 苯甲酸合成过程中产生的杂质。

三、案例分析

氯贝丁酯结构：

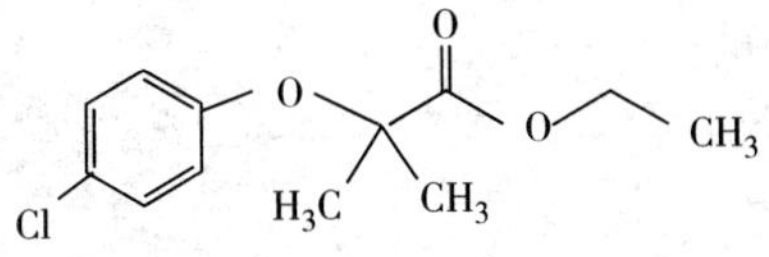

氯贝丁酯分子中不含酸性集团，不能用直接酸碱滴定法测定，但氯贝丁酯含酯键，可在碱性溶液中定性水解，故可用剩余滴定法测定含量。此法可用于其他酯类药物测定。方法中"用氢氧化钾钠滴定液（0.1mol/L）滴定至粉红色"是为了中和氯贝丁酯中其他酸性杂质。

$$含量\% = \frac{(V_0 - V) \times T \times F \times 10^{-3}}{m} \times 100\%$$

第六章　胺类药物分析

一、单项选择题

1. B　2. D　3. A　4. A　5. D

二、配伍选择题

6. A　7. C　8. B

三、多项选择题

9. ABC　10. ABC

四、简答题

1. 水解反应；IR 法；氯化物反应；芳香第一胺反应。

2. 检查方法为紫外−可见分光光度法，依据酮体在 310nm 波长处有最大吸收，而药物本身在此波长几乎没有吸收。

五、计算题

$$含量(\%) = \frac{\dfrac{A}{E_{1cm}^{1\%}} \times \dfrac{1}{100} \times V \times D}{m} \times 100\%$$

$$= \frac{\dfrac{0.592}{715} \times \dfrac{1}{100} \times 250 \times 20}{0.041} \times 100\%$$

$$= 100.3\%$$

第七章 杂环类药物分析

一、单项选择题

1. C   2. D   3. A   4. E   5. C

二、配伍选择题

6. E   7. A   8. C   9. C

三、多项选择题

10. ACD   11. BC

四、简答题

1. 结构：苯并噻嗪衍生物，含硫氮杂蒽母核。

性质：强还原性；弱碱性；共轭体系；与金属离子的反应性。

应用：①吩噻嗪环上的2价硫原子具强还原性，能被氧化剂氧化，产物随取代基不同呈现不同颜色，可用于鉴别和含量测定；②吩噻嗪环上的氮原子碱性极弱，可用非水溶液滴定法进行含量测定；③吩噻嗪环具共轭体系，有较强紫外吸收，可用于鉴别和含量测定；④母核中未被氧化的硫可与Pd^{2+}等金属离子形成有色配合物，用于鉴别和含量测定。

2. 《中国药典》（2015年版）采用TLC法进行异烟肼中游离肼的检查。硫酸肼为对照品，异烟肼和硫酸肼的混合液作为系统适用性试验溶液，硅胶G薄层板，异丙醇–丙酮（3∶2）为展开剂，喷以乙醇制对二甲氨基苯甲醛试液，15min后检视。

五、计算题

$$含量（\%）= \frac{C_R \times \dfrac{A_x}{A_R} \times V \times D}{m} \times 100\%$$

$$= \frac{m_R \times \dfrac{A_x}{A_R}}{m} \times 100\%$$

$$= \frac{0.015\ 2 \times \dfrac{0.491}{0.507}}{0.0149} \times 100\%$$

$$= 98.79\%$$

根据《中国药典》（2015年版）规定，本品按干燥品计算，含奥沙西泮（$C_{15}H_{11}ClN_2O_2$）应为98.0%～102.0%，故该供试品的含量测定结果符合规定。

第八章 生物碱类药物分析

一、单项选择题

1. A   2. D   3. B   4. B   5. B

二、配伍选择题

6. A　7. B　8. D　9. C　10. E

三、多项选择题

11. ACD　12. ACE　13. AD

四、简答题

1. 在适当的 pH 介质中，生物碱类药物（B）可与氢离子结合成阳离子（BH$^+$），一些酸性染料在此介质中能解离为阴离子（In$^-$），上述阳离子和阴离子可定量地结合成有色配位化合（BH$^+$In$^-$），即离子对，可被某些有机溶剂定量地提取，形成有色溶液。在一定波长处测定该有机相中有色离子对的吸光度，即可计算出生物碱药物的含量。

2. 氢卤酸在冰醋酸介质中的酸性较强，反应不能完全进行，对滴定终点有干扰，因此不能直接滴定，需要先加入过量的醋酸汞冰醋酸溶液，使形成难以电离的卤化汞，而氢卤酸盐变为可测的醋酸盐，再用高氯酸滴定，

五、计算题

$$含量（\%）=\frac{(V-V_0)\times T\times F\times 10^{-3}}{m}\times 100\%$$

$$=\frac{(7.08-0.03)\times 20.17\times\dfrac{0.101\,0}{0.1}\times 10^{-3}}{0.145\,0}\times 100\%$$

$$=99.0\%$$

第九章　抗生素类药物分析

一、单项选择题

1. D　2. B　3. B　4. E　5. D

二、配伍选择题

6. A　7. C　8. B

三、多项选择题

9. CD　10. AC

四、简答题

1. 此为链霉素水解产物链霉胍的特有反应。本品水溶液加氢氧化钠试液，水解生成链霉胍。链霉胍和 8-羟基喹啉（α-萘酚）分别同次溴酸钠反应，其各自产物再相互作用生成橙红色化合物。

2. 四环素类抗生素在化学结构上都具有四个并苯或萘并萘环结构。性质：酸碱性、旋光性、紫外吸收和荧光性质、与金属离子形成配位化合物、稳定性。

第十章　维生素类药物分析

一、单项选择题

1. E　2. A　3. B　4. C　5. C

二、配伍选择题

6. B 7. D 8. E 9. B 10. D 11. A

三、多项选择题

12. ABCD 13. ABCD 14. BC 15. AD

四、简答题

1. 与硝酸银的反应、与2, 6-二氯靛酚反应、红外光谱鉴别法

2. 维生素C具有较强的还原性，在醋酸酸性条件下，可被碘定量氧化。根据消耗碘滴定液的体积，即可计算维生素C的含量。

3. 硫酸铈滴定液直接滴定；比色测定、荧光测定、气相色谱法。

第十一章 甾体激素类药物分析

一、单项选择题

1. A 2. E 3. B 4. E 5. B 6. B

二、配伍选择题

7. E 8. B 9. A 10. D 11. C 12. D 13. E 14. C 15. A

三、多项选择题

16. CDE 17. AB

四、简答题

1. 与斐林试液反应；水解产物的反应；HPLC法；IR法；有机氟化物反应；TLC法。

2. 与亚硝基铁氰化钠反应是黄体酮的灵敏、专属鉴别方法；因黄体酮结构中含有C_{17}-甲酮基，能与亚硝基铁氰化钠反应，生成蓝紫色配位化合物，其他常用甾体激素均不显蓝紫色，或不显色。

五、计算题

$$醋酸泼尼松龙片标示量（\%）=\frac{\dfrac{A}{E_{1cm}^{1\%}}\times\dfrac{1}{100}\times V\times D\times\bar{w}}{m\times标示量}\times100\%$$

$$=\frac{\dfrac{0.386}{370}\times\dfrac{1}{100}\times100\times\dfrac{100}{5}\times\dfrac{0.730\,8}{20}}{0.153\,0\times0.005}\times100\%$$

$$=99.66\%$$

第十二章 药物制剂分析

一、单项选择题

1. D 2. E 3. C 4. D 5. B 6. E 7. D 8. D 9. D 10. A

二、配伍选择题

11. A 12. B 13. C 14. D 15. C 16. A 17. D

三、多项选择题

18. ACDE 19. ABCD 20. ABCD

四、简答题

1. 与原料药相比，制剂分析在质量控制项目、质量指标、分析方法及药品预处理方法上不同，在含量限度的表达方式上也不同。

2. 提取方法主要有：萃取、冷浸、回流、连续回流、超声、超临界流体萃取、水蒸气蒸馏；纯化方法主要有：萃取、色谱法。

第十三章　体内药物分析简介

一、单项选择题

1. A 2. C 3. C 4. C 5. B 6. B

二、多项选择题

7. ABC 8. AB

三、简答题

1. 体内药物分析，是通过分析手段了解药物在体内数量与质量的变化，获得各种药物动力学参数、代谢的方式和途径等信息。凡是体内药物到达之处，如各种体液、器官、组织和排泄物等，都是体内药物分析的对象。

2. 溶剂提取应注意样品的来源，以及药物及代谢物自身的 pH，根据相似情况选定相应的 pH 范围。

3. 体内药物分析是借助于现代化的仪器与技术来分析药物在体内数量与质量的变化，以获得药物在体内的各种药代动力学参数、代谢方式、代谢途径等信息。目前，用于体内药物分析的方法有很多，归纳起来主要有以下几类：①色谱分析法；②联用分析法；③免疫分析法；④光谱分析法；⑤电化学分析法等。

第十四章　生物检定技术简介

一、单项选择题

1. A 2. B 3. D 4. B 5. C 6. A 7. C 8. B 9. C 10. C

二、多项选择题

11. ABCD 12. BCDE 13. ABDE

三、简答题

1. 无菌检查法系指检查药品、敷料、缝合线、无菌器具及适用于药典要求无菌检查的其他品种是否无菌的一种方法。无菌检查在洁净度 100 级单向流空气区域或隔离系统内进行，其全过程应严格遵守无菌操作，防止微生物污染。单向流空气区与工作台面，必须进行洁净度验证。

2. 微生物限度检查法系检查非规定灭菌制剂及其原料、辅料受微生物污染程度的方法。检查项目包括细菌数、霉菌数、酵母菌数及控制菌检查。

参考文献

［1］国家药典委员会．中华人民共和国药典．一部（2015 年版）．北京：中国医药科技出版社，2015

［2］国家药典委员会．中华人民共和国药典．二部（2015 年版）．北京：中国医药科技出版社，2015

［3］国家药典委员会．中华人民共和国药典．（2010 版第二增补本）．北京：中国医药科技出版社，2013

［4］国家食品药品监督管理总局执业药师资格认证中心．国家执业药师资格考试应试指南药学专业知识（一）．北京：中国医药科技出版社，2014

［5］傅强，周筠．国家执业药师资格考试考点评析与习题集药学专业知识．北京：中国医药科技出版社，2014.

［6］孙莹，吕洁．药物分析．第 2 版．北京：人民卫生出版社，2013

［7］牛彦辉．药物分析．北京：人民卫生出版社，2008

［8］刘文英．药物分析．第 7 版．北京：人民卫生出版社，2007.

［9］杭太俊．药物分析．第 7 版．北京：人民卫生出版社，2012

［10］张骏，方应权．药物分析．第 2 版．北京：高等教育出版社，2012

［11］刘斌．药物分析．第 2 版．北京：高等教育出版社，2012

［12］张士清，孟彦波．药物分析．第 3 版．北京：科学出版社，2015

［13］徐宁，刘燕．药物分析．武汉：华中科技大学出版社，2013

［14］欧阳卉，梁颖．药物分析．第 2 版．北京：中国医药科技出版社，2013

［15］彭红，文红梅．药物分析．北京：中国医药科技出版社，2015

［16］梁颖．药物检验技术．北京：化学工业出版社，2008

［17］张虹．药品质量检测技术综合实训教程．北京：化学工业出版社，2007

［18］刘静，等．北沙参的碳-13 核磁共振指纹图谱研究。山东科学，2012，25（2）：26-29